三采中醫館

Suncolor Health Life

Suncolor Health Life

圓滿的人生，由健康而來，
健康的身心，從養生開始！

三采中醫館

Suncolor Health Life

Suncolor Health Life

三采中醫館 7

糖尿病自療事典

Health Guide of Diabetes Mellitus

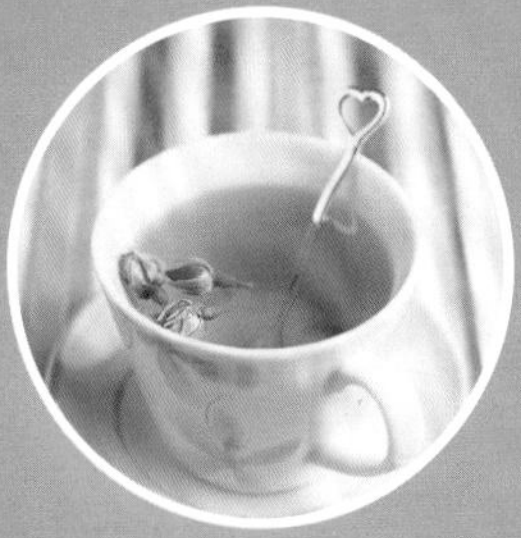
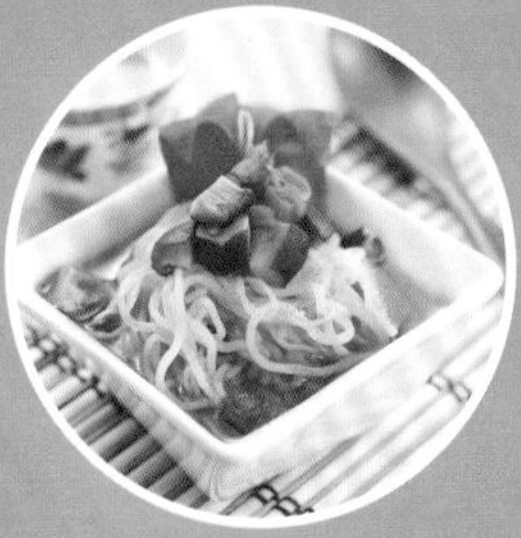
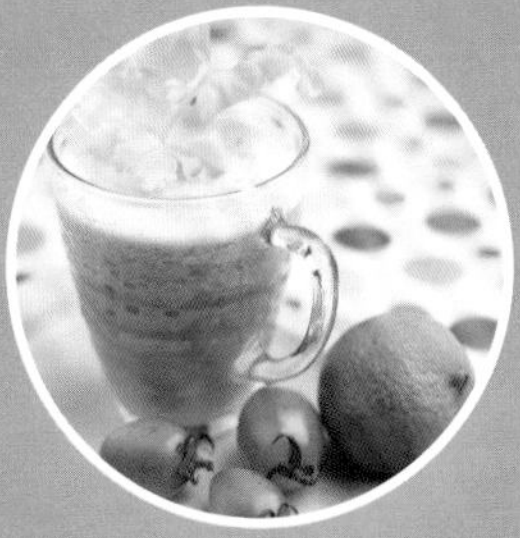

推薦序一

中國醫藥大學中醫藥展示館館長／蘇奕彰醫師

結合現代與傳統醫療的糖尿病諮詢專書

蔡嘉一醫師是我回中國醫藥學院中醫學系任教第一年的優秀醫學生，在校期間即對中西醫學的結合特別專注，並常參與義診及大眾醫療刊物寫作等服務工作。取得中、西醫師執照後，繼續在學校附設醫院中醫部完成內科住院醫師訓練，並擔任中醫內科主治醫師。他是一位親切、認真的醫者，在忙碌的臨床工作之餘，撥空完成了醫學碩士學位，特別在西醫循環、代謝與中醫體質學研究上別有專長。

國內中醫師資養成過程相當漫長與艱辛，尤其要將艱澀之中醫古典內涵與現代醫學進行結合與闡述相當不易，西元二千年起在我擔任中國醫藥學院中醫學系主任期間，推動中醫學現代教育改革，其中作為基礎溝通工具的中醫古文、中醫英文課程之教學就由蔡醫師承擔。我相信以其專業的學養，加上醫學語文教學的經歷，當能對民眾糖尿病專病醫療提供完善之諮詢建議。

這本書內容豐富完整，看得出作者之用心，雖為民眾醫療諮詢用書，也不失其專業性，值得中、西醫師臨床參考，畢竟以病人為中心、現代與傳統醫療參酌並用，是這個世紀的醫療主流。

蘇奕彰 醫師

- 中西醫師、醫學博士
- 中國醫藥大學副教授兼立夫中醫藥展示館館長
- 中國醫藥大學中醫基礎學科主任
- 前中國醫藥學院中醫學系系主任

推薦序二

中國醫藥大學附設醫院中醫部主任／陳建仲醫師

完整認識糖尿病全療法

糖尿病是新陳代謝疾病的一種、文明病的一種，除了體質遺傳上的因素外，隨著經濟條件的進步，高油脂和高醣類飲食習慣的改變，人類營養過剩所引發的肥胖問題，運輸工具便利性和生活方式的改變而減少了運動習慣，競爭社會所造成生活上的壓力，以及疾病因素所引發胰臟的病變等因素，更容易誘發糖尿病的發生。

糖尿病患者若血糖長期控制不好而引發慢性問題，包括血管硬化、眼睛視網膜病變、早期白內障、慢性腎臟病變、末梢神經病變等，會造成個人健康和生活上的困擾；而血糖數值嚴重過高者，會因此導致高滲透壓和酮酸血症，對糖尿病患者造成生命上立即的危險。因此，一般人對糖尿病的預防保健常識，以及糖尿病患者的血糖控制和平時生活上的自我調養，是很重要的工作。

蔡嘉一醫師是位具有中醫和西醫兩者素養兼修的醫師，在台灣法令限制下，目前蔡醫師以從事中醫業務為主，不僅學識豐富，更是一位體貼病人的好醫師。本書的內容非常完善，不僅介紹了現代醫學對糖尿病的認識，更難得的是提供了傳統中醫學對糖尿病的認識、以及自我保健的方法。

本書從中醫和西醫兩種兼備的觀點，分別介紹糖尿病的定義、疾病發生原因、生理病理機轉、臨床診斷方法、併發症、和治療方法等，更提供了中醫學在生活上和飲食上的調養方法，特別是蔡醫師將其一生所學的氣功和中國導引之方法貢獻出來，這是本書另外一個特色。

中國醫學非常注重個人化的醫療，同是糖尿病患者，因為不同的臨床證型應有不同的治療方法；同樣的，不同體質的人，也應採取不同的調養保健方法。這本書的內容相當豐富，是本相當值得推薦的好書，相信讀者看完這本書後，對糖尿病將會得到中西醫學的完整知識，對自我保健或對他人提供寶貴意見，會有相當大的助益。

陳建仲 醫師

- 中西醫師、醫學博士
- 中國醫藥大學附設醫院中醫部主任
- 中國醫藥大學副教授暨中醫臨床學科主任
- 中藥臨床試驗中心聯合執行小組執行秘書
- 中區健保局證據醫學小組召集人
- 中華民國中西整合醫學會監事

作者序　中國醫藥大學附設醫院中醫部專任主治醫師／蔡嘉一醫師

為受糖尿病所苦的患者盡點心力！

三年前，進入全台灣唯一醫學中心的中醫內分泌新陳代謝專科服務，後又承三采文化出版社的邀稿，撰寫這本同時從中西醫觀點出發為糖尿病病人設計的衛教專書，可說是一連串的因緣際會。動筆之初，原想，趁此機會把自己在臨床和學術研究中所累積的知識經驗做一回顧整理，又可對糖尿病病人有所幫助，何樂不為？

於是便著手將平時所儲存的資料一一整理，間或參以心得體會。撰稿期間，心力分配於醫院與學校診務、教學和研究上的工作，左支右絀，常有焦頭爛額之嘆，只能埋頭往目標前進。沒想到這一開頭，等到收尾，匆匆一年已過！

本書的完成要感謝恩師蘇奕彰主任的指導，張鈺鑫學長的大力支援，謝慶良副院長以及陳建仲部主任的鼎力支持，以及傅茂祖主任，王子源醫師，黃國欽醫師，葉桂梅、黃琪豫衛教師所提供的寶貴協助，尤其要感謝的是楊美都主任、林國誠組長領導的臨床營養科團隊通力配合。而三采的編輯詠蓁和政賢高度的專業精神在在使我印象深刻。

特別要感謝內人洪慧玲女士無怨無悔的照顧家庭，讓我免於後顧之憂，以及苦心培養我的父母親—蔡隆三先生和洪阿觀女士，希望兒子沒讓您倆失望！

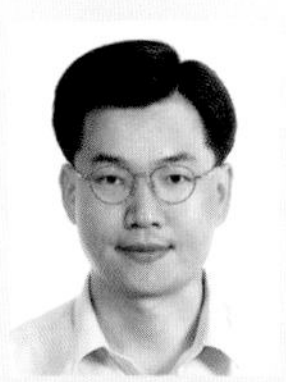

蔡嘉一　醫師

- 中國醫藥大學附設醫院中醫部專任主治醫師
- 中國醫藥大學中國醫學研究所醫學碩士
- 中國醫藥大學中醫學系部定講師
- 中國醫藥大學專技人員特考中醫師訓練班講師
- 考選部典試委員

（負責單元：基礎診斷篇、漢方治療篇、生活調養篇、附錄）

作者序　中國醫藥大學附設醫院臨床營養科主任／楊美都醫師

糖尿病友攝食有祕訣！

隨著國人飲食精緻化與西式化，加上生活壓力增加、活動量減少，使得慢性疾病罹患率逐年增加。所謂新陳代謝症候群：高血壓、高脂血症、高尿酸和高血糖等發生在年輕族群更是常見。糖尿病是極為慢性的疾病，根據統計，無論男女，體型肥胖者較易得糖尿病。如果將身體質量指數（BMI）男性超過27、女性超過25定義為肥胖，那麼女性糖尿病中有將近45 %，男性糖尿病患中有近18 %屬於肥胖族群。依據衛生署資料，糖尿病死亡率已由1978年每十萬人口中6.5人，上升至1995年的33.97人，增加了五倍。1996～2002年糖尿病健保資料庫，分析糖尿病盛行率發現，糖尿病盛行率由1996年的3.19%上升至2002年的4.56%、而且從1979年以後長據十大死亡原因的第五位，若以死亡率增加的幅度來看，則為十大死因之首。

治療糖尿病目的主要為減輕症狀、改善生活品質、防止急性及慢性併發症、治療或改善併存之疾病、及減少死亡率等。糖尿病治療原則是綜合各種治療的方法，包括：飲食、運動、教育、和藥物。在各種慢性疾病的預防及治療過程中，飲食治療著實扮演最重要的角色，特別是在糖尿病的治療上。許多糖尿病患者常有錯誤的觀念，認為得到糖尿病後就該拒絕甚至放棄所有美食。其實，只要學會飲食治療，配合運動和藥物控制，糖尿病患者亦能健康地享受佳餚。

本書在營養治療上，以現代營養學為基礎，搭配中醫藥材的養生保健觀念，在醫師和營養師細心討論及規劃後，以深入淺出方式介紹糖尿病飲食上需要注意的事項和原則，教導大家如何自製飲食計劃，均衡地攝取六大營養素，並且指引在外食時選擇適合的餐點，同時針對血糖控制不良的病患，提供自我檢視的技巧，讓您的血糖控制更完善。此外，為讓讀者能輕鬆製作簡單精緻的餐點，在營養師的巧思下，選用了高纖的食材，搭配低糖、低油的烹調方式，並佐以對血糖控制具療效之中藥材入菜，設計了五十多道精美菜餚做為糖尿病調養食譜，讓您在享受美食之餘，亦能達到飲食治療的保健功效。

您還在為血糖控制不佳或無法享受美食佳餚而煩惱嗎？希望您和家人善加運用本書各種祕訣，幫您擺脫「放棄美食」的夢魘，為您的人生增添更美麗幸福的色彩。

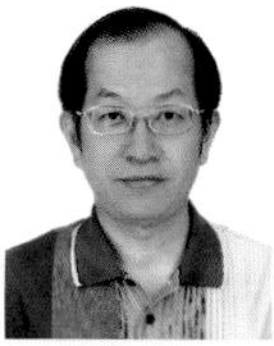

楊美都 醫師

- 中國醫藥大學附設醫院消化外科主任
- 中國醫藥大學附設醫院臨床營養科主任
- 台灣腸道暨靜脈營養醫學會理事
- 台灣消化外科醫學會監事
- 前台中榮民總醫院外科主治醫師
- 台北醫學大學醫學系醫學士
- 中國醫藥大學醫學研究所碩士
- 靜宜大學食品營養研究所博士班研究生

（負責單元：飲食調養篇）

本書營養師團隊

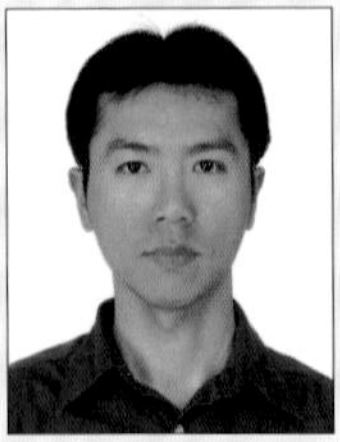

林國誠

- 中國醫藥大學附設醫院臨床營養科營養師
- 台中市營養師公會監事
- 實踐設計管理學院食品營養系畢業

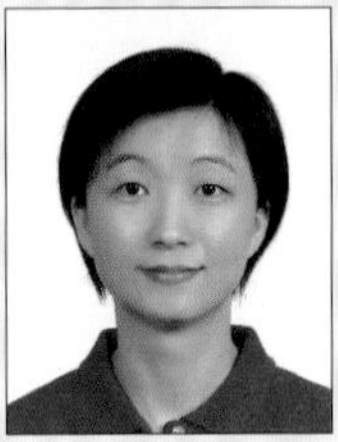

林秀萍

- 中國醫藥大學附設醫院臨床營養科營養師
- 中山醫藥學院營養學系畢業

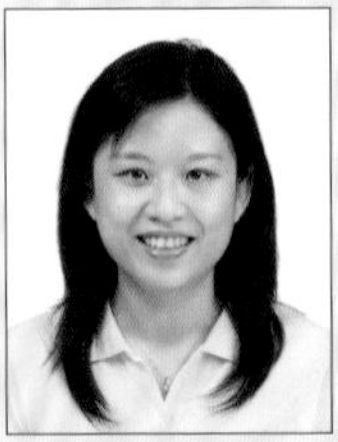

呂孟純

- 中國醫藥大學附設醫院臨床營養科營養師
- 輔仁大學食品營養所營養組碩士

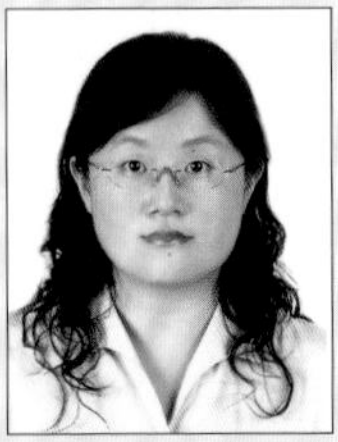

陳子玲

- 中國醫藥大學附設醫院臨床營養科營養師
- 中山醫學院營養學系畢業

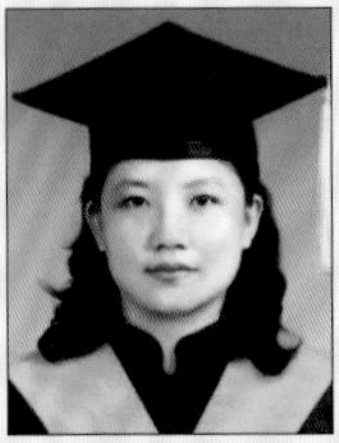

傅心梅

- 中國醫藥大學附設醫院臨床營養科營養師
- 中台技術大學、親民技術學院等兼任講師
- 中山醫學院營養科學研究所碩士

（營養師團隊負責單元：糖尿病調養食譜）

C o n t e n t s

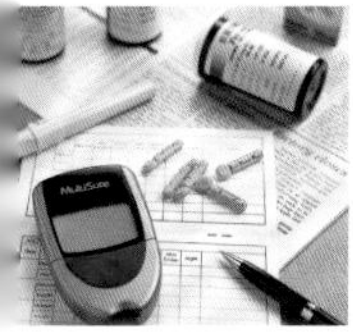

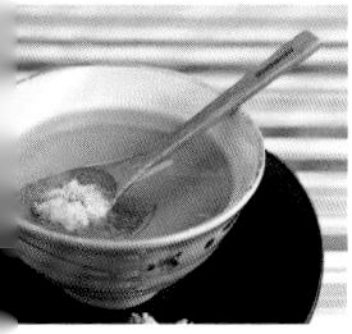

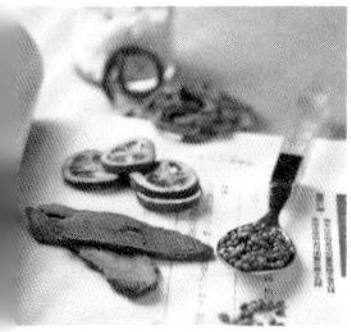

Contents

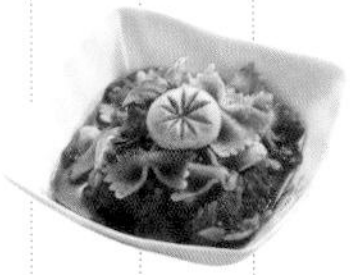

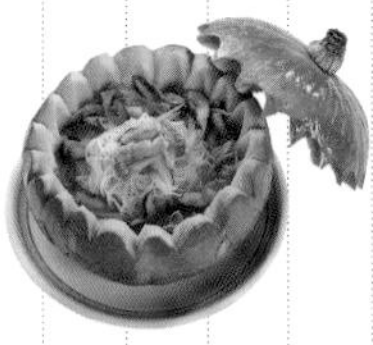

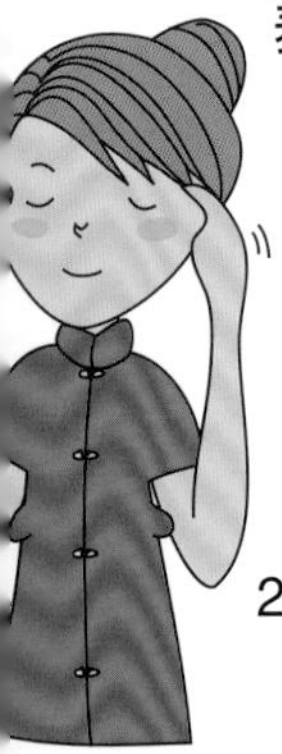

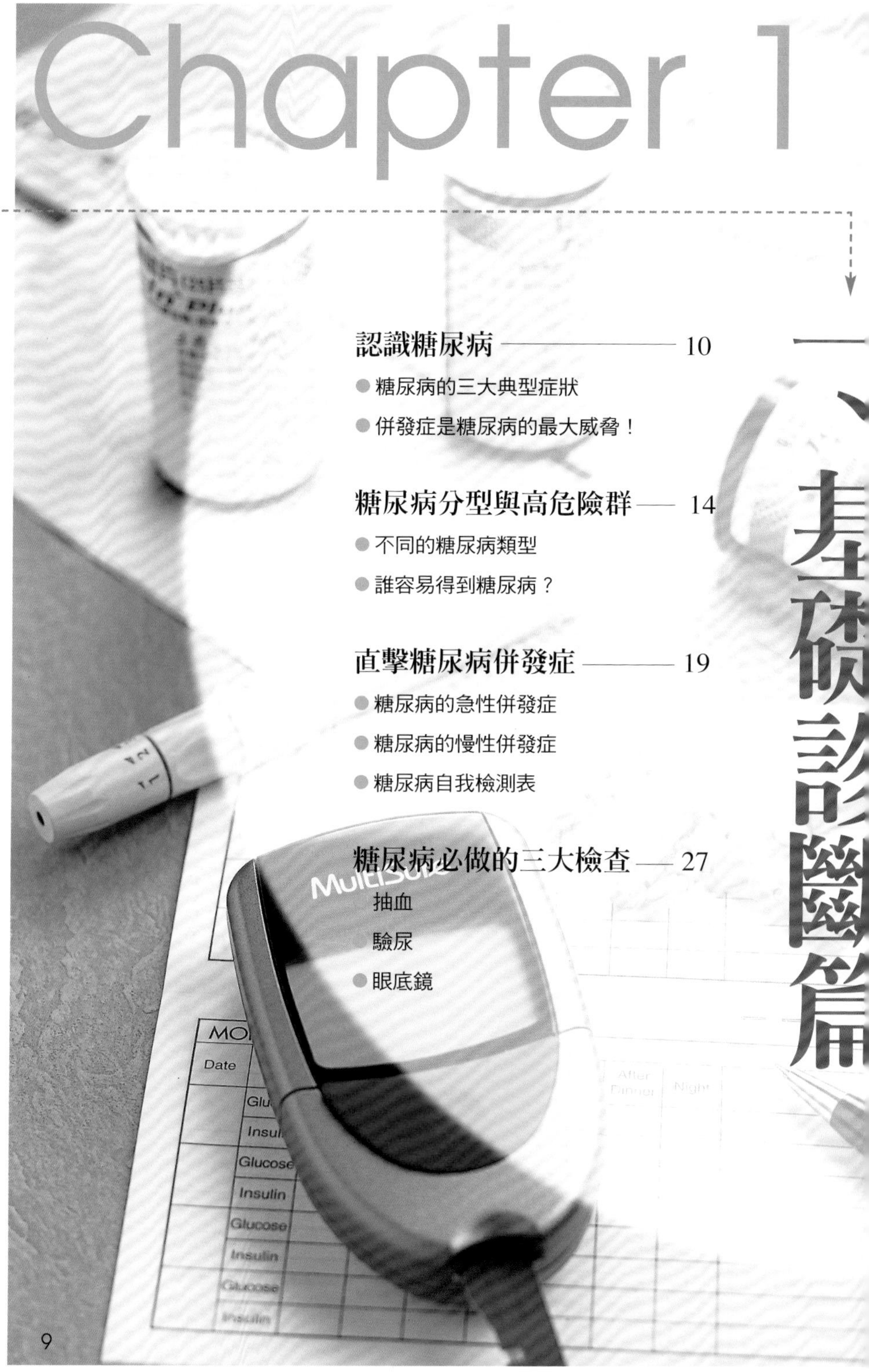

Chapter 1

一、基礎診斷篇

解構新世紀文明病

認識糖尿病

根據WHO的估計，到了二〇三〇年，全球糖尿病人將增加一倍！面對這個無分地域日趨流行的慢性病，我們首先要認清它的真面目。

糖尿病是一種慢性的內分泌代謝失常的疾病，以血液中含糖量過多、尿糖為基本特徵，是十分常見的文明病。初期沒有明顯症狀，容易引發多種嚴重的併發症，藝人石松就因糖尿病引發的傷口而截肢，顯見現代人對糖尿病應該保持高度的警覺性。

但糖尿病也並非不治之症，只要經過妥善治療與照護，一樣可以體驗精采的人生，例如奧斯卡影后荷莉貝瑞，她二十多歲時即被診斷患有糖尿病，但堅持治療至今，仍無損她的生命光采。

糖尿病的三大典型症狀：三多一少

雖然糖尿病初期沒有明顯症狀，但生活中仍有一些蛛絲馬跡的現象可供民眾自我警覺，這就是大家耳熟能詳的「三多一少」：多吃、多尿、多飲與體重減少。

出現三多一少症狀的人，一定要即時到醫院接受檢查。

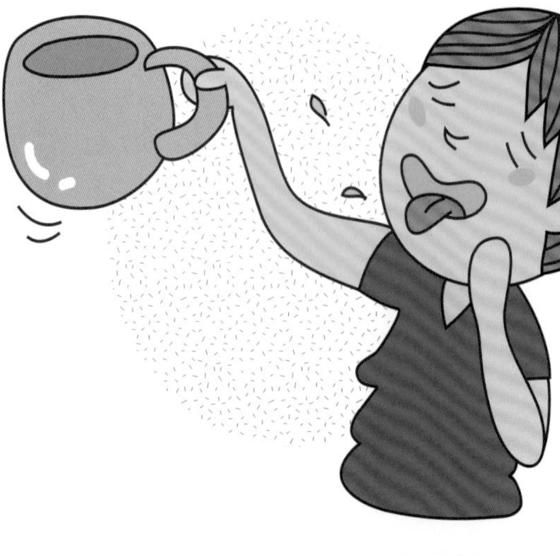

● **多吃：**因為無法充份利用糖分，而又需要補充熱量，所以食慾大增。

胰島素分泌與作用圖

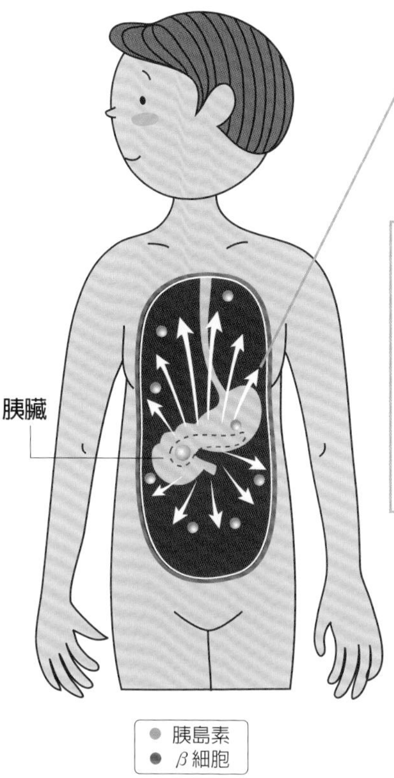

胰島素是一種分子量較小的蛋白質，作用十分廣泛，如果分泌不足或不能正常作用，就會產生糖尿病。胰島素由胰臟中的β細胞分泌，然後再透過血液將胰島素分泌送往全身循環。

正常人的胰島素分泌與在細胞中的作用方式：胰島素附著到細胞後，使葡萄糖能夠進入細胞，轉化成身體所需能量。

正常人的胰島素作用圖

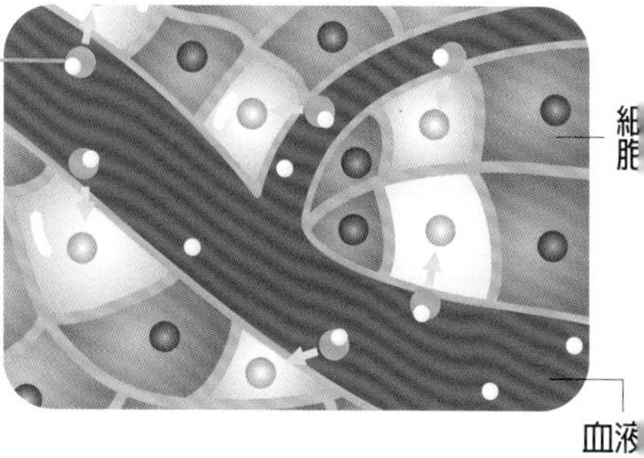

多尿：腎臟為了將不能運用的糖分排到尿中，一併將水分排出，所以多尿。

多飲：人體滲透壓增高，而水分排出的量多，因此想補充更多水分，所以多飲。

體重減少：血糖雖然增多，吃喝的量也增多了，但無法運用，身體得不到充足的能量，而使體重下降。

糖尿病如何形成？

我們每天所攝取的醣類食物（如米飯、麵等含碳水化合物的主食），在胃腸道被消化後，會分解產生葡萄糖，經血液運送進入組織細胞中，轉變為細胞活動的能量，而多餘的能量會被貯存在肝臟、肌肉或脂肪中。

胰臟分泌的胰島素就負責代謝葡

萄糖，產生人體可用的能量。一般來說，吃得少，胰島素就分泌得少，吃得多，分泌量就會增多，使人體血糖濃度維持在均衡的狀態。

但是當人體因為各種原因導致胰島素分泌不足或作用不良時，葡萄糖則不能被有效地轉化為平常生活所需要的能量。產生得多，消耗轉化得少，過多的血糖便會積聚在血液中，並使體內蛋白質及脂肪代謝發生紊亂。

當血糖超過腎臟所能回收的極限（一八〇mg／dl）時，葡萄糖便會從尿液中排出，所以稱為「糖尿病」。

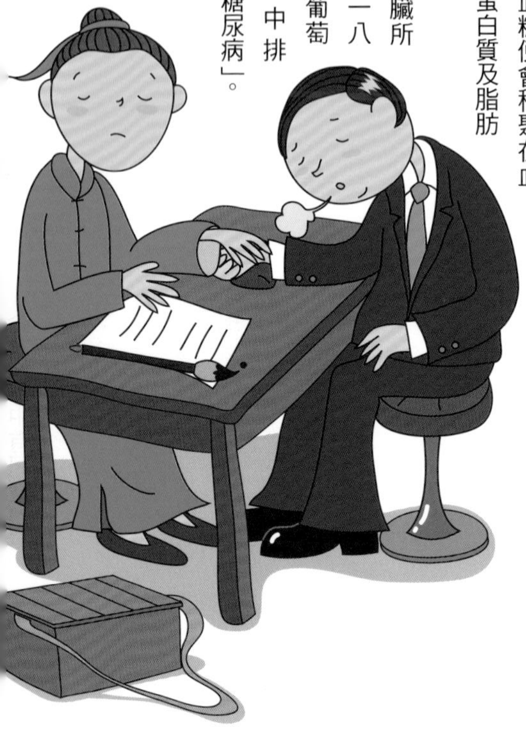

併發症是糖尿病的最大威脅！

除非體內積存的血糖很高，否則糖尿病患者不會有明顯的不適症狀，因此容易受到忽略，然而人體器官如果長期沈浸在高血糖的狀況裡，不免要受到損壞，而產生多種併發症，其中又以神經病變、血管病變、腎臟病

血糖是什麼？

血液中所含的葡萄糖稱爲血糖。一般人血糖濃度較爲穩定，用完餐後血糖會暫時升高，但一般不會超過180mg/dl，空腹時血糖濃度比較恆定，正常值約在70~110mg/dl之間。

血糖的主要來源有下列3項：

1. 飯、麵等澱粉類食物與砂糖（蔗糖）、水果（果糖）、乳類（乳糖）等，經人攝取消化後，轉變成葡萄糖，被腸道吸收進入血液，成爲血糖。
2. 肝臟裡的肝醣原與肌肉中的肌醣原分解成葡萄糖進入血液，成爲血糖。
3. 食物中所含的蛋白質、乳酸等非糖物質經由糖異化作用而轉化爲葡萄糖。

變最為常見，會導致腦中風、冠心病、尿毒症等嚴重疾病。因此糖尿病患者要控制血糖，避免身體其它組織受到嚴重破壞。

中醫視糖尿病為「消渴」

中醫古時沒有糖尿病的病名，但對「消渴病」的認識與糖尿病基本上相同。

《內經》中有記載如下：「此人必數食甘美而多肥也，肥者，令人內熱，甘者，令人中滿，故其氣上溢，轉為消渴。」

那麼什麼是「消渴」呢？「渴」是指容易口渴，「消」則是有消化、烹燒、消耗的意思，所以依病機來說，消渴證就是具有火、虛的特性。

消渴證通常又分為上消、中消、下消。口渴多飲為上消；容易飢餓為中消；小便量多或渾濁為下消。有些人會出現一、二項症狀，有些人會出現全部的症狀，因此常合併討論，又稱為「三消」，也通稱為「消渴」。

中醫從五臟六腑、氣血津液的整體關係來瞭解糖尿病，認為其基本的形成原理為陰虛燥熱。因為飲食無度、情志失調、先天稟賦不足、氣血不暢、縱慾過度等各種原因，使人體內的精微物質（陰津、津液）減少，導致燥熱內生，產生消渴的病症。

在病況的發展過程中，陰虛、燥熱互為因果、互相影響，使病情複雜，加上各人不同的情況，而會有不同分型。

消渴症＝糖尿病？

中醫典籍《黃帝內經》、《金匱要略》中對「消渴症」的記載與症狀幾乎與現代醫學的糖尿病完全一致。不過消渴症並不完全等於西醫的糖尿病，因爲中醫並非以血糖高低，而是根據患者出現的症狀來診斷是否罹患消渴病。

中醫消渴症的範圍，除了西醫中的糖尿病，還包括了同樣會出現多飲、多尿症狀的尿崩症，因此有一部份會與「抗利尿激素」的失衡有關，而西醫則認爲糖尿病主要是「胰島素」失衡所造成的。

你得的是哪一種糖尿病？

糖尿病分型與高危險群

糖尿病也分好幾種，超過百分之九十五的患者罹患的是第二型糖尿病，以中高齡、肥胖、有家族病史者為高危險群。

不同的糖尿病類型

一般來說，糖尿病分為原發性糖尿病、續發性糖尿病兩大類。原發性糖尿病被視為與遺傳關係密切，其中又分為第一型、第二型。

原發性糖尿病

※胰島素依存型糖尿病

又稱為「第一型糖尿病」，佔糖尿病患中的少數，多發生在三十歲以下，或於幼年時發病，也稱為「幼年型糖尿病」，此類型三多一少的症狀明顯，發病迅速、病情重，體重會明顯減輕，患者體內的胰島素絕對缺乏。這一類型的病人必須依賴胰島素治療，否則當血糖控制不穩定時容易引起酮酸中毒（註）。

※非胰島素依存型糖尿病

非胰島素依存型糖尿病又稱為「第二型糖尿病」，九成以上的糖尿病患皆屬於此型，多發生於四十歲以後

第一型糖尿病
胰島素依存型糖尿病

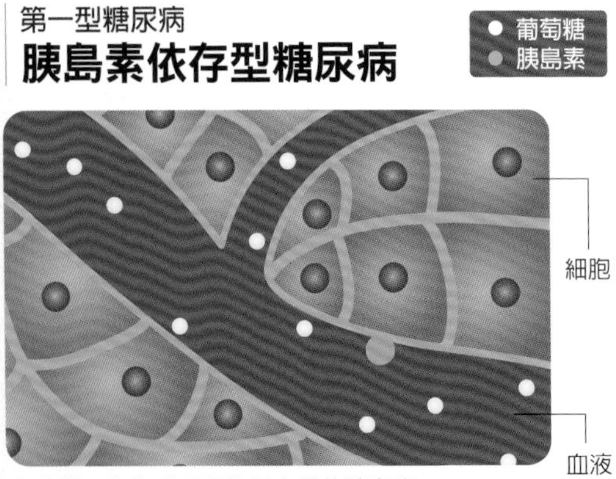

◎胰臟不產生或只產生極少量的胰島素，葡萄糖無法進入細胞提供能量。

的中老年人，而且多數是肥胖者，發病緩慢，病情輕。肥胖者分泌的胰島素較常人多一點，多數病人初發病時，體內胰島素分泌數量並不少，有的甚至高於正常，但胰島素抗阻性大（身體組織對胰島素不敏感），長久下來，就會導致胰島素分泌失調，並使人體組織無法充份運用血糖，形成惡性循環。

初期可以不用胰島素治療，容易因為嚴重感染或是腦中風等誘因引發高滲透壓非酮體性昏迷。本書討論的糖尿病即以第二型為主。

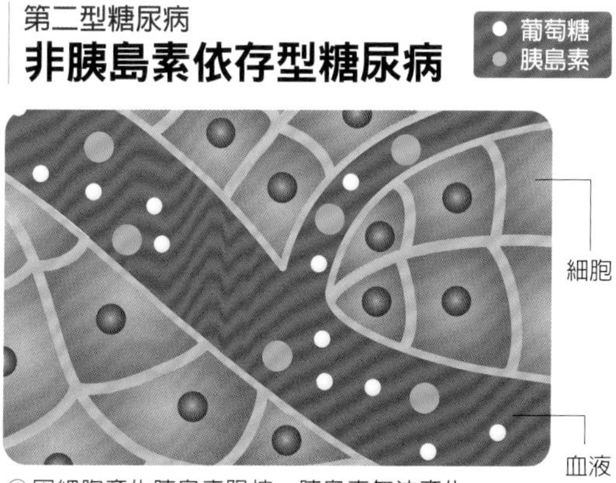

◎因細胞產生胰島素阻抗，胰島素無法產生效果，血中葡萄糖無法進入細胞中利用。

續發性糖尿病

是糖尿病中的少數，主要是由其它疾病引起，包括胰臟疾病、內分泌疾病，長期服用藥劑或化學物質，也可能成為誘因。

妊娠糖尿病

這是一種較為特殊的糖尿病，發生於懷孕期間，原本來沒有糖尿病的孕婦，在懷孕時才發現罹患，這是因為有部份女性過度肥胖（標準體重大於百分之二十）、因為遺傳、以及懷孕期間胎盤所分泌的激素等因素，導致懷孕時罹患糖尿病。這類患者生產後就會康復。在台灣的罹患率為孕婦的百分之二左右。

至於原來就有糖尿病的患者懷孕，則稱為「糖尿病伴隨懷孕」。

妊娠與糖尿病會互相影響，可能會造成死胎、流產，或使母體受到危險，因此須依循醫師指導，並做好自我監控，才能確保母子均安。

兒童糖尿病

兒童糖尿病一般是指十四歲以下罹患糖尿病的兒童與青少年，遺傳、病毒感染都可能引發。這類型的糖尿病

（註）酮酸中毒：需要注射胰島素的患者如果停止注射，此時因為身體無法使用葡萄糖作為能量來源，就會分解脂肪，經過代謝會產生酮體，若酮體太多就會引發酮酸中毒。

具有發病快、多飲、多尿、體重減輕、食慾不振、四肢無力，容易發生酮酸中毒、昏迷等特徵，初期不容易被發現，常要檢查多次後才能確定。兒童糖尿病只要能妥善控制血糖，一樣能正常發育，否則除了可能出現各種併發症之外，還會有智能成長遲緩的問題。

誰容易得到糖尿病？

肥胖者

肥胖的人由於胰島素代謝能力較差，所以容易罹患糖尿病。糖尿病的初發病例中約有百分之六十是肥胖的人，肥胖已經成為第二型糖尿病的主因。一般來說，BMI大於二十四，就已經超重。超重的公斤數愈多，罹患糖尿病的機會就愈大。

你超重了嗎？

身體質量指數BMI（kg/m^2）

$$BMI = \frac{體重（公斤）}{身高^2（公尺）}$$

BMI≧24定義為肥胖

偏食肉類及澱粉類食物者

平常飲食不定量，常常吃得太多，又喜歡吃高脂肪、多醣飲食的人，患病的機率高於一般人，吃得愈多患病的機會愈大。這一類型的人，多生於富裕國家，飲食不知節制，往往體重超過正常標準，因此糖尿病又有富貴病之稱。

有家屬得到糖尿病者

原發性糖尿病與遺傳密切相關，雖然到目前為止，還不清楚糖尿病的遺傳方式，但若家屬或親戚中有人患有糖尿病，則自己患病的機會則會提高。尤其是父母兄弟姐妹等一等親若罹患，機會最高。糖尿病患者的親屬患病機會是一般人的五倍以上，因此若家族中有人得到糖尿病，應該提高警覺，定期接受檢查，才能早期診斷，即時治療。

超過四十歲的中老年人

一般來說，超過四十歲的中老年人最容易罹患糖尿病，這是因為多數的中年人經濟事業具有一定的基礎，生活較為富裕，除了較要求精緻飲食之外，運動量不如以前，吸收的熱量比以前多，消耗的熱量卻減少，多吃少動的生活型態易造成肥胖，進而成為觸發糖尿病的誘因。

再加上人過中年以後，身體的組

糖尿病的高危險群

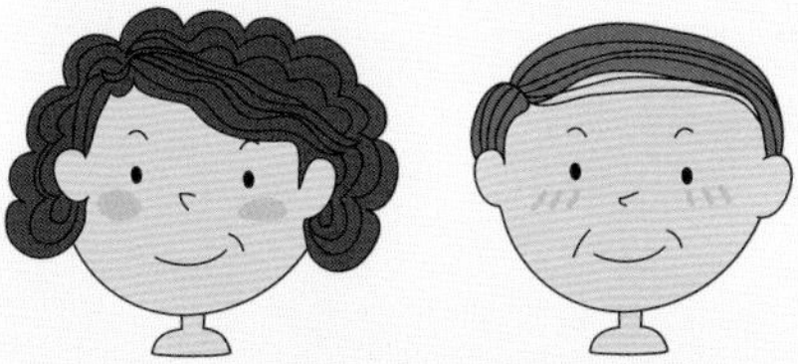

◎ 有家屬得到糖尿病者

家族中若有父母兄弟姐妹等一等親罹患糖尿病，患病機會是一般人的5倍以上！要及早檢查預防。

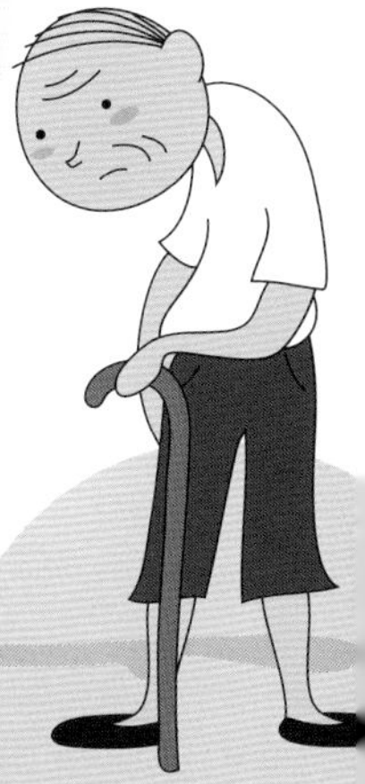

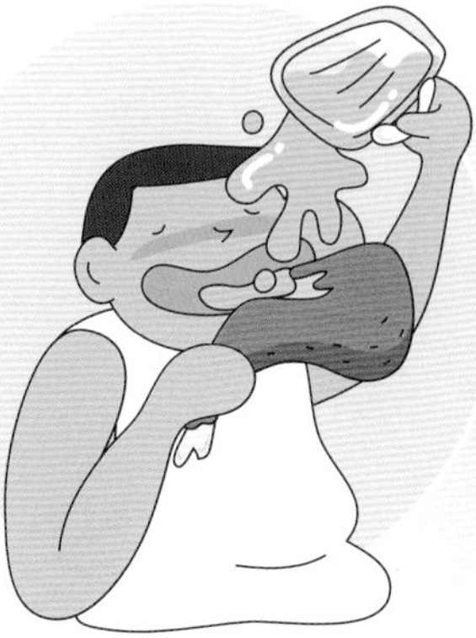

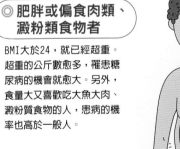

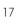

糖尿病

◎ 超過四十歲的中老年人

人過中年以後，喜食精緻食物卻不愛運動，身材逐漸中廣，再加上胰臟製造胰島素的機能也逐漸退化，因此增加了患病的機率。

◎ 肥胖或偏食肉類、澱粉類食物者

BMI大於24，就已經超重。超重的公斤數愈多，罹患糖尿病的機會就愈大。另外，食量大又喜歡吃大魚大肉、澱粉質食物的人，患病的機率也高於一般人。

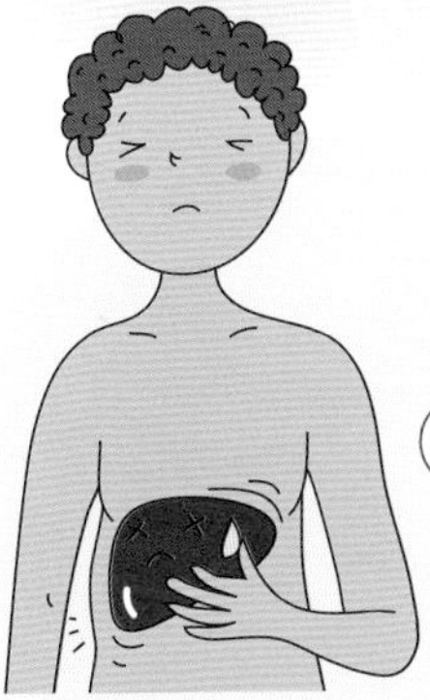

◎ 曾罹患其他疾病者

胰臟如果受過外傷，或藥物、毒破壞、患有慢性胰臟炎、肝硬化都會對胰臟正常分泌胰島素的功造成負面影響，有以上病史的人要定期檢查，以提早預防。

織器官逐漸老化衰退，胰臟製造胰島素的機能也一併退化，因此增加了患病的機率。

曾罹患其他疾病者

造成糖尿病的關鍵在於胰臟，因此，胰臟如果曾經受過外傷，或受到藥物、毒物破壞、或患有慢性胰臟炎、肝硬化，都會對胰臟正常分泌胰島素的功能造成負面影響，所以有以上病史的人對糖尿病也不宜掉以輕心。

此外，女性曾經生產大於四・一公斤的巨嬰，或患有高血壓、高血脂症或空腹血糖值偏高的人，也較容易罹患糖尿病。

為什麼糖尿病患者會不斷增加？

全球糖尿病患者不斷增加，主要是因爲人類飲食與及生活方式的改變。隨著社會文明的進步，原本以勞力活動爲主的生活型態，逐漸轉變爲以腦力活動爲主，愈來愈富裕的生活，使人們隨時都可以攝取精緻、美味、高熱量的食物，長時間維持食多動少的生活型態，易使胰島素分泌失常，誘發糖尿病，這也就是爲何開發中國家進入已開發國家之林時，人民的糖尿病罹患率就會往上攀升的原因。

此外，糖尿病具有遺傳的特性，通常父母中有一人罹患第二型糖尿病，子女的罹病率就會上升至15%，若父母都是糖尿病患者，子女罹病的機率更會大幅提高到45%。生活習慣與遺傳因子的相互影響下，使糖尿病患者不斷增加。

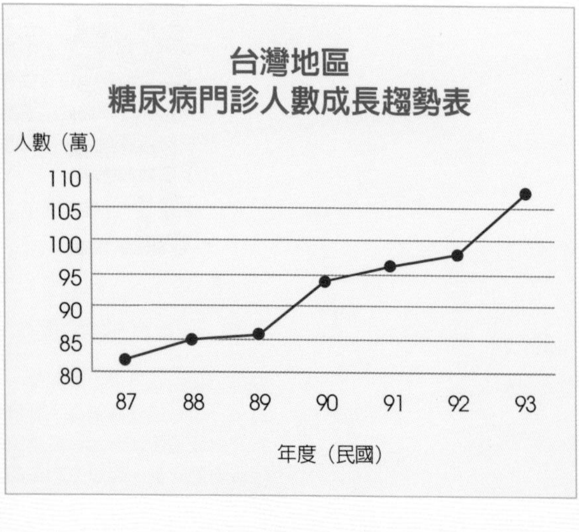

對健康危害最大！
直擊糖尿病併發症

糖尿病被百病之母，雖然它本身不會致命，但它引發的併發症卻成為國人健康的一大殺手，病友與家人需要小心防範。

初患糖尿病的人，往往看來與常人無異，但為何糖尿病在十大死因中常名列前茅呢？糖尿病是引發人體內血糖長時間高於正常標準的疾病，高血糖正是它可怕的地方。人體的組織器官長期受到高血糖的影響，就像長期泡在糖水裡一樣，就會產生各種病變，引發全身性的併發症。這些併發症種類繁多，可大約分為急性與慢性兩大類，包括神經、心血管、腎臟、下肢、眼睛等各部位，所以糖尿病才會被稱為「百病之母」。

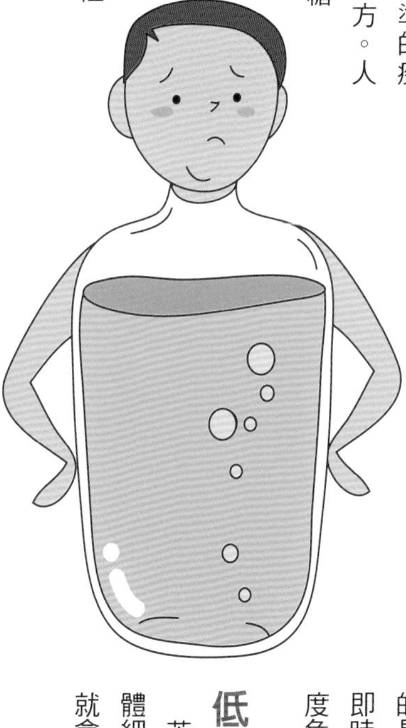

糖尿病的急性併發症

在糖尿病急性併發症方面，最普遍的是低血糖與糖尿病昏迷，如果沒有即時給予適當的治療，會有致死的高度危險。

低血糖

若血糖降得太低，無法及時供給身體細胞進行生理活動時所需的能量，就會產生低血糖的現象。通常發生在接受降血糖治療的糖尿病病人，特別是需要嚴格控制血糖、血糖值起伏很大、尤其是在接受胰島素注射治療的人，特別容易發生。病史長的糖尿病病人的低血糖症狀可能不易察覺，因此需要特別小心留意相關症狀及應對辦法。低血糖併發症患者，會有飢餓、發慌、頭暈、手足發抖、冒汗、心悸、噁心等症狀，嚴重者會出現昏昏欲睡、意識不清、抽筋、昏迷的症狀，可能會造成生命危險。

低血糖的預防對策

- 糖尿病患者應養成規律的飲食習慣。
- 做額外活動時，記得適時補充碳水化合物。
- 定期檢查血糖含量。
- 身邊最好都能帶著糖果，以備不時的需要。

低血糖發生的原因可能是：

- 胰島素使用過量。
- 沒有按時用餐進食或根本沒吃。
- 活動量增加而飲食用藥沒有配合增減。
- 生病、嘔吐、腹瀉、情緒亢奮激動、飲酒、劇烈運動所引起。

糖尿病昏迷

以酮酸血症、高滲透壓非酮體性昏迷較為常見。

＊酮酸血症

糖尿病患者如果自行停止注射胰島素、血糖控制不佳、患有急症如中風、心肌梗塞，有感染、外傷、精神壓力過大、飲酒過度，就有可能使血糖過高，導致體內酮酸攀高，使三多症狀加重，並有全身無力、肌肉痠痛、厭食、噁心等症狀，嚴重會導致呼吸急促，呼氣有爛水果味、昏迷。

＊高滲透壓非酮體性昏迷

可能是因為嚴重的感染、燒傷、嘔吐、腹瀉、中暑、內分泌疾病、不當使用藥物與血液透析所引起，症狀與酮酸血症相似。

以上兩者都會對人體造成極大的傷害，必須馬上急救。確實預防的方法，無非血糖控制得當，定期檢測，一旦覺得身體出現異狀，就要特別注意或就醫，才能將發生上述急症的機率降至最小。

糖尿病的慢性併發症

糖尿病患者易出現的慢性併發症

糖尿病的全身慢性併發症

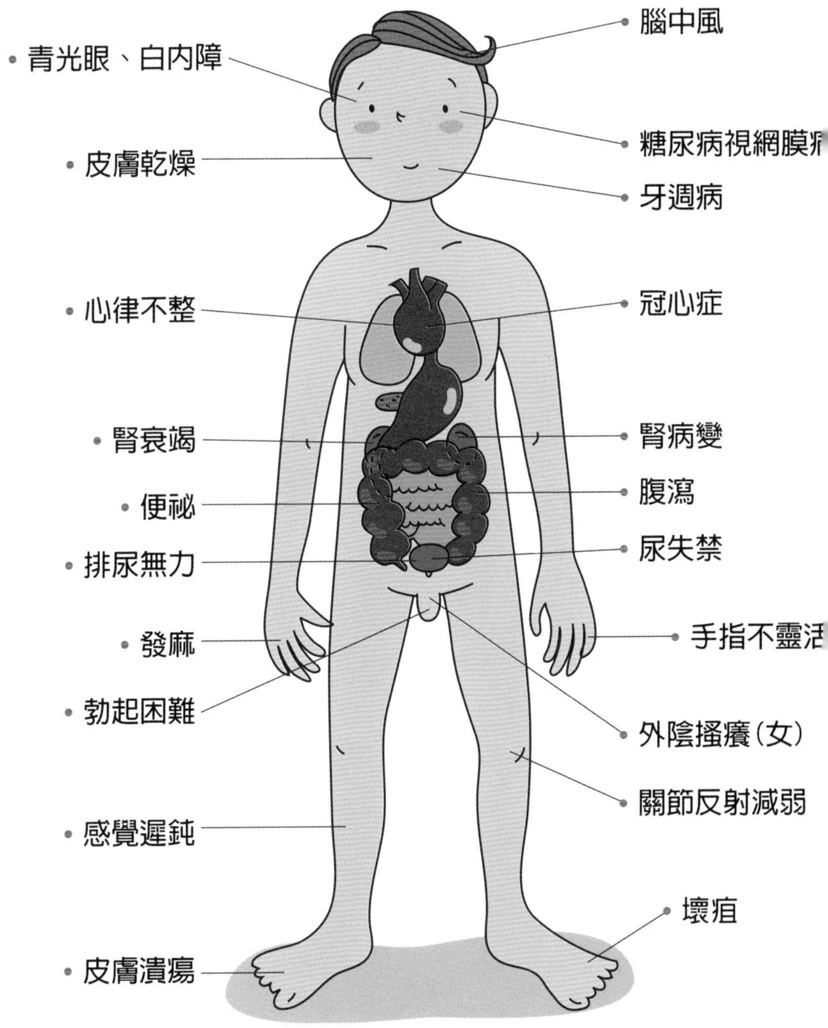

有神經、心血管、腎臟、下肢、眼睛、口腔病變。

眼睛病變

糖尿病容易導致全身血管病變，包括動靜脈與微血管。這些病變不僅會導致白內障與青光眼，也會破壞血管壁使其變得脆弱。在視網膜上產生的血管病變就是糖尿病視網膜病變。

視網膜富含微小血管，這些血管受到傷害，會使體液從血管滲出，視力自然受損；情形嚴重時，因為視網膜局部缺血，會形成許多脆弱的新生血管，這些血管很容易出血，往往因為出血後血塊結疤等併發症，導致突發性失明。

視網膜病變三類型

1 **非增殖性**：視網膜上的血管形成小血管瘤，有體液滲出的現象，從視網膜上發現點狀出血，水腫等症狀，屬於初期病變。這類患者，視力上不一定會受到影響，多是在定期體檢中檢查出來，此時，患者仍以血糖控制良好，做爲第一要務。

2 **增殖性**：視網膜上出現增生的新生微細血管，常有視力受損的情形。這種病人須接受積極的全視網膜雷射治療，若合併有視網膜剝離或玻璃體出血，還需手術治療。

3 **黃斑部病變**：視網膜上感光細胞的集中區域爲黃斑部，如果發現液體從血管滲出或出現水腫，對視力有很不良的影響。

非增殖性和增殖性視網膜病變在每年例行的視網膜散瞳檢查中可以發現。黃斑部病變則需要以視網膜立體攝影或螢光素血管攝影術才能查出。

微血管破裂導致眼底出血

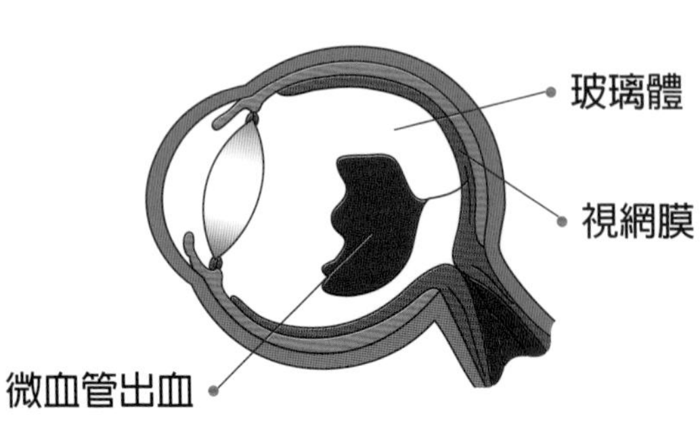

糖尿病友罹患白內障、青光眼、屈光改變、眼瞼發炎以及視網膜病變的機會大增，甚至較非糖尿病人高出一倍，可能與眼壓升高、血糖控制不佳有關，嚴重的有導致失明的危險。

腎臟病變

糖尿病病發初期，腎臟會發揮代償作用，使腎小球肥大，以維持正常的生理機能，因此腎臟體積會增大。但時間久了之後，患者的高血糖濃度，就會慢慢使腎小球發生微血管病變，造成腎小球硬化，損害腎機能，形成糖尿病腎病。

糖尿病腎病變會影響到腎血管、腎小球、腎小管和腎間質，其中以腎小球硬化最為普遍，對糖尿病患者有很高的危害性，是導致第一型糖尿病患者死亡的最重要原因。此外，由於患者內分泌紊亂，原本維持均衡關係的賀爾蒙數量也失去常軌，有些賀爾蒙還需腎臟才能順利代謝。這些因素長期刺激腎臟，一步步造成傷害。

約有百分之五至十的糖尿病患者會產生糖尿病末期腎臟病變，需接受血液透析治療。長時間血糖控制不良、長期大量服用藥物、各種感染都可能造成腎臟受損，引發糖尿病性腎病，糖尿病為引起末期腎臟病變最常見的原因之一。而糖尿病患者也很容易因為腎小球硬化引發腎衰竭導致死亡，或使腎功能喪失，惡化為尿毒症。

心血管病變

糖尿病患者常伴有高血壓，高血壓不僅容易誘發冠心病，也會使眼睛內的微小血管受損，造成視力障礙，甚至失明，糖尿病性高血壓的防治也不能輕忽。

這是因為糖尿病患者的血液除了含有高血糖，還容易有高膽固醇、高三酸甘油酯，黏稠度高的問題，過多的膽固醇、脂肪聚黏在血管上，會造成血管硬化，使血管失去彈性，減少血液流量。這種情況，發生在冠狀動脈，就會變成冠心病，發生在腦血管，會形成血管栓塞，也就是所謂的腦中風。

糖尿病併發的心血管病變常與各項成人病糾纏不清，所以患者更要積極防治。

心血管病變嚴重威脅糖尿病患者的生命，據統計，約有六成以上的糖尿病患者，是因為心血管病變而死亡。

神經病變

這是是糖尿病常見的慢性併發症之

一，其發病率高達九成以上。因長時間的高血糖易使糖尿病患者併發神經病變，在慢性併發症中，具有發病率最高、出現較早、自覺症狀多的特點。

病因是源於患者血糖升高，神經系統產生異變，並加上微血管病變造成的缺氧，使神經活動細胞的活動速度變慢，最後導致神經細胞的破壞，造成糖尿病神經病變。

這類病變包括感覺神經、自律神經、運動神經病變。

● **感覺神經病變**：會使患者覺得手腳發麻、喪失疼痛感與觸感，有時會有刺痛感。

● **自主神經病變**：會造成流汗太過、過少的異常現象、皮膚乾燥、眼睛對光線適應不良、起立性低血壓、心律不整、常感到尿急、排尿無力，有時還會尿失禁，並使腸胃功能失常，引起腹瀉、便祕，對性功能也會造成影響，出現性慾減退、勃起困難、不能射精等症狀。

● **運動神經病變**：主要表現於手指、腳指的靈活度降低、肌肉無力、關節反射減弱、上下樓梯吃力、走路步伐不穩。

足部病變

糖尿病長期控制不佳，易使動脈硬化，當硬化的情形發生於四肢時(主要為下肢)，加上足部的血液供應減少，就會出現下肢大血管和微血管病變，造成下肢缺血、缺氧以至壞疽發生，不僅會使足部的觸覺、痛覺變得遲緩，往往受傷而不自覺，同時因為血液循環不佳，傷口不易癒合、常會使感染惡化，嚴重者為了避免引起敗血症，甚至到了必須截肢的程度。

台大醫院曾公布驚人數據，全球每三十秒，就有一位糖尿病患得截肢，光在台灣，一年就有四千多人遭到截肢。只要身上有一點點小傷口，都有可能引發截肢的嚴重後果，因此糖尿病患者需嚴格控制血糖，細心照護足部，嚴防足部病變。

皮膚與口腔病變

皮膚

一些女性病友會產生外陰搔癢症，或是許多患者到了冬季，身上搔癢難忍。這是因為糖尿病患身體微循環障礙、神經功能紊亂、汗液分泌減少，皮膚表層乳脂狀膜無法形成，皮膚角質層失去保護，於是皮膚變得乾燥粗糙，一旦受到外界刺激，容易誘發皮膚搔癢。

同時，代謝物不能隨著汗液排出體外，堆積在表皮細胞內外和神經末梢，刺激神經末梢，也會引起搔癢。因為糖尿病患傷口不易癒合，因此發生皮膚搔癢時最好求醫及進行生活調養，也易使皮膚損破，以免引起感染症狀。

✻ 口腔

糖尿病患者因血液循環不佳、細菌容易附著、抗菌力低、唾液分泌少，清除口內雜物的能力也一併降低，同時也易使發炎症狀惡化，所以容易發生牙周病。

牙周病可能使糖尿病控制惡化。嚴重的牙周病會增加血液中血糖濃度，口腔感染也會增加患者對胰島素使用的抗性，增加糖尿病控制的困難。

糖尿病患者在牙周病控制良好的情況下，不僅可以減少血液中血糖的濃度，也能減少胰島素的需要量。

糖尿病在10大死因中排名第4

糖尿病本身對人體並沒有直接致死的威脅性，眞正危險的是高血糖引起的全身性併發症。糖尿病患者死亡率中有7成以上是肇因於併發症。

根據衛生署民國63年的統計資料指出，糖尿病佔全國死亡原因的第15名，到了76年高居爲第5名，至民國91年以後成爲國人10大死亡原因的第4名。實際上，10大死因中的心臟病、中風、高血壓與糖尿病也密切相關，糖尿病併發心臟病是糖尿病患者死亡原因中的第1名。通常患有心臟病、中風、高血壓的患者，如果同時患有糖尿病，也會提高他的死亡率。

糖尿病患者由於容易出現併發症，因此壽命統計較常人爲低。一般而言，糖尿病患的壽命約較一般人壽命減低5到10年。但一般來說，初期的第二型糖尿病患者，只要經過適當治療，就可以將藥物使用量降至最低。大部份的糖尿病患者，只要注意飲食、血糖控制良好，避免引起併發症，也可以過與常人相同的生活。

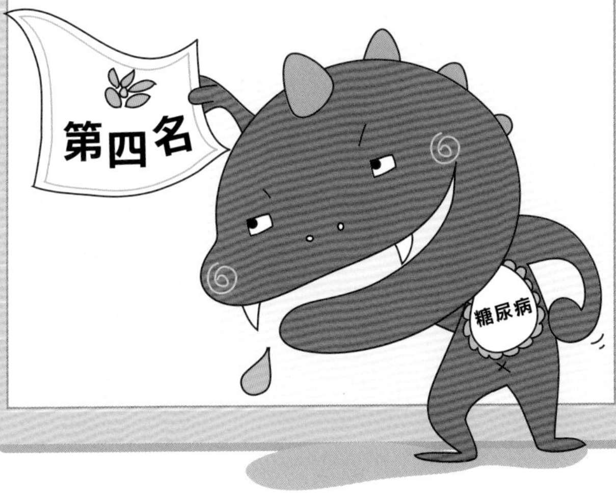

糖尿病危險指數 自我檢測

- **勾選3至4項者** ⟶ 有機會罹患糖尿病。
- **勾選6項以上者** ⟶ 必須加強密切觀察。
- **勾選12項以上者** ⟶ 罹患糖尿病機會非常高，應即時前往醫院抽血受檢，積極治療。

- ☐ 年齡超過40歲。
- ☐ 體重過重（體重超過標準20%，BMI≧24）。
- ☐ 一等親包括父母兄弟姐妹曾罹患糖尿病。
- ☐ 女性曾有妊娠糖尿病史，或生產過重於4.1公斤的嬰兒。
- ☐ 有多食、多尿、多飲、不明原因的體重突然減輕。
- ☐ 夜尿次數增多，經常出現排尿無力、尿急、尿痛的情形。
- ☐ 就算已經補充水分，仍然容易口乾舌燥。
- ☐ 容易有原因不明的皮膚或外陰部搔癢或感染。
- ☐ 四肢常感到麻木或有刺疼痛感，對冷熱的敏銳度下降。
- ☐ 傷口不易癒合。
- ☐ 性功能減退、性慾下降。
- ☐ 眼睛常覺得發癢、視力變得模糊減退，而無法解釋原因。
- ☐ 是否有腎臟功能失調的問題。
- ☐ 爲高血壓患者（BP ≧ 140/90）。
- ☐ 爲高血脂症患者（CHOL≧200；TG≧200；HDL≦35；LDL≧130）。

糖尿病嚴重度 自我檢測

若總分在7分以上屬於控制良好，4分以下則需再加強控制：

- ☐ 空腹血糖數值120mg/dl以下→**3分**
- ☐ 空腹血糖數值121~140mg/dl→**2分**
- ☐ 空腹血糖數值141~160mg/dl→**1分**
- ☐ 空腹血糖數值161mg/dl以上→**0分**
- ☐ 早飯前尿糖驗試爲陰性。→**1分**
- ☐ 努力保持標準體重，不過胖→**2分**
- ☐ 注意飲食攝取，重視質量均衡→**1分**
- ☐ 以運動配合治療→**1分**
- ☐ 沒有嚴重併發症→**1分**
- ☐ 生活作息保持規律正常→**1分**

● 相加總分 ____________________

早期發現早期治療

糖尿病必做的三大檢查

糖尿病初期多無明顯症狀，但是對身體的破壞已經在悄悄進行中。要預防糖尿病及可怕的併發症，早期發現早期治療是最好的方法。

一旦出現糖尿病典型症狀，多尿、口渴、多吃與原因不明的體重減輕，就要馬上接受檢查。而早期糖尿病症狀不明顯，如果出現右頁自我檢表中的任何一項，就可能是身體發出的警訊，也應該到醫院接受進一步的檢查。

接受治療的糖尿病患者，至少每三個月受檢一次，以瞭解血糖與血脂變化的中長期趨勢，也要定期檢查尿蛋白並量血壓，以了解是否有腎臟病變與高血壓的情形。此外，每天都要檢查足部一次，看是否有外傷或感染，還有，糖尿病易引起視網膜病變，每年至少要檢查眼睛一次。

檢查項目之一

◎抽血

檢查血糖

人體所含的血糖，會隨身體狀況而有高低的改變，但都會維持在正常的範圍。糖尿病患者由於胰島素分泌失調，使血糖無法被充份利用，造成濃度過高。檢查血糖濃度可以進一步判斷是否罹患糖尿病，並瞭解病情的發展。

到醫院受檢時，主要檢查糖化血色素、飯前血糖、飯後血糖三項。如果有需要，則可以再做葡萄糖耐受試驗，能診斷出沒有明顯症狀的早期、輕微型的糖尿病患者。

糖化血色素

紅血球在血液中運行時，血中的葡萄糖會進入紅血球中而依附在血紅素上，形成糖化血色素。糖化血色素ＨｂＡ１ｃ能監控血糖控制的情形，若高於正常值，則會提高心臟病變、視網膜病變、腎病變等併發症發生的機會。

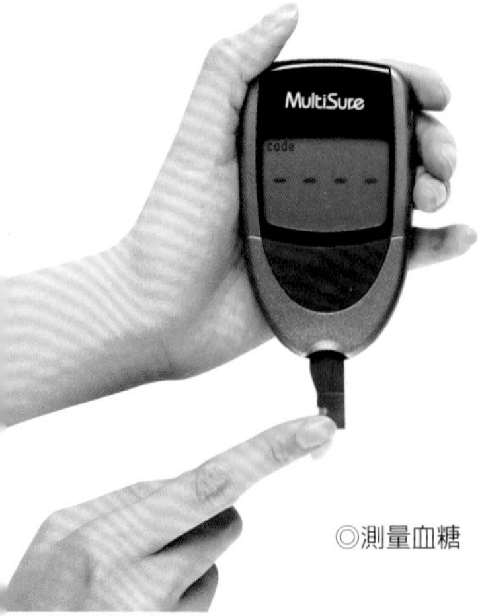

◎測量血糖

飯前血糖

飯前血糖（ac sugar）是最常用的即時血糖狀況監控數值，也稱為空腹血糖，為使抽血依據準確，需空腹八小時以上，會要求患者晚上十點後禁食，第二天未吃早餐前抽血化驗。

飯後血糖

飯後血糖（pc sugar）是飯後二小時的血糖數值，正常值是一四〇mg／dl以下，如果數值高於二〇〇，則可以診斷為糖尿病，在一四〇～二〇〇之間的人，則屬於容易罹患糖尿病的高危險群。飯後血糖也被用來監控降血糖藥物的用藥劑量是否足夠。

檢查血脂

糖尿病患者因為體內代謝失常，常有高血脂症。抽血時可一併檢查，確認是否患病，一般需檢查膽固醇、低密度脂蛋白膽固醇、三酸甘油酯、高密度脂蛋白膽固醇。通常需空腹十二小時以上。此外，還可檢查血液中的ＧＰＴ與Cr值，ＧＰＴ能瞭解肝臟是否受到影響而發炎，Cr可知道腎臟是否產生病變。

膽固醇

代表總體的血脂肪高低情形。也與心血管疾病發生率有關。

三酸甘油酯

數值愈高者，愈容易併發急性胰臟炎。

低密度脂蛋白膽固醇

會沈積於血管壁，造成血管硬化，屬於有害膽固醇，含量愈多，愈容易產生心血管疾病。

高密度脂蛋白膽固醇

可將多餘的膽固醇回收至肝臟儲存，屬於有益的膽固醇。數量愈多，愈能發揮保護心血管的作用。

檢查方式

抽靜脈血。

檢查前的注意事項

為了獲得準確的血糖測量值，測量前一天應保持心情平穩，並有充足的睡眠，如果查驗出血糖值過高，最好第二天再做一次，使診斷更為確定。

看懂你的抽血檢查數值

- 飯前血糖（ac sugar）
  正常值＜110 mg/dl
- 飯後血糖（pc sugar）
  正常值＜200 mg/dl
- 糖化血色素（HbA1c）
  正常值＜6.5%
- 膽固醇（Cholesterol）
  正常值＜200 mg/dl
- 三酸甘油脂（Triglyceride.TG.）
  正常值＜200 mg/dl
- LDL低密度脂蛋白膽固醇
  正常值＜130 mg/dl
- HDL高密度脂蛋白膽固醇
  正常值＞35 mg/dl
- GPT肝功能指數：
  正常值＜30~40 mg/dl
- Cr腎功能指數：
  正常值＜1.4 mg/dl

檢查項目之二

◎驗尿

檢查尿糖與尿蛋白

糖尿病患者的血液中含有高量的糖分，血液流到腎臟會將糖分過濾到尿中，使尿中含有大量的糖，一般來說，血糖濃度大於一八〇mg／dl尿液中就會出現糖分。

糖尿雖然是糖尿病的指標之一，但是尿中有糖未必就患有糖尿病，因為一次大量吃下很甜的食物、身體過度緊張或勞累促進腎上腺素分泌、甲狀腺機能亢進、懷孕後半期、肝硬化、低血鉀症都可能產生糖尿，因此為了確定是否罹患糖尿病，還需要進行抽血檢查。

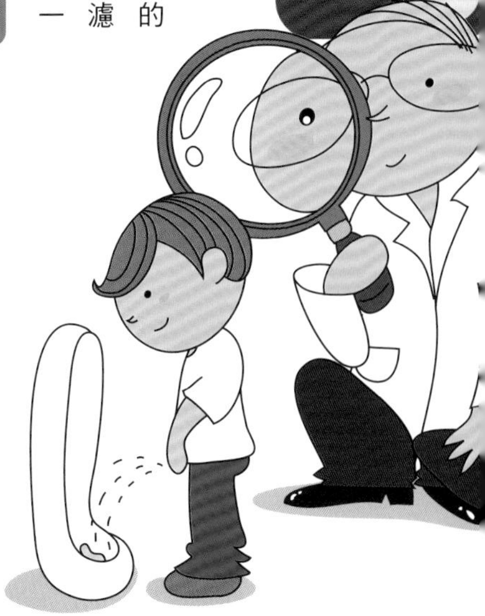

尿液檢查除了可檢查是否有糖尿之外，還能得知是否有酮酸中毒（不管是尿中或是血中出現酮體都表示可能有酮酸中毒的現象）、糖尿病腎小球病變（如果尿中出現微量的蛋白尿，可能表示有早期的腎病變）或是泌尿道感染（糖尿病患者內分泌失調，免疫力下降，容易有各種感染，特別是上了年紀的女性），建議年過四十歲的人，應每半年作一次尿液檢查。

看懂你的驗尿檢查數值

- 試紙由黃變綠，表示尿中有糖，化驗單上以+號表示，+號愈多，表示糖分愈多，顏色也愈深。
- 如果有ketone body+的標記，並有發燒、腹痛、神智不清等症狀，則可能爲酮酸中毒。
- 化驗單上有WBC＞2~4顆，bacteria＞1+的標記，可能爲泌尿道受到感染。
- 化驗單上重覆出現Protein+的註記，可能爲糖尿病腎病。

檢查方式

檢查尿糖可在家中以自購的試紙進行，要檢查是否有酮酸中毒需至醫院受檢，一般需取飯後二小時後或空腹時取的新鮮中段尿液。

檢查前的注意事項

維生素C會成為尿液檢查呈現含糖的假性結果。婦女在月經期間、一天內的運動、熬夜、感染、發燒、充血性心臟病、嚴重性高血壓或血糖數值過高，都可能出現假性蛋白尿。如果有上述的這些情況，受檢時應告知檢查人員。

檢查項目之三

◎眼底鏡

確認是否有糖尿病視網膜病變

眼底就是眼睛底部，當我們直接注視他人的眼睛時，僅能看到瞳孔與自己的倒影，但是透過光線的照射，就能看到視網膜與血管。

視網膜病變是糖尿病患者常見的併發症之一，約有三至四成的人，在被診斷出患有糖尿病時，眼底已經產生了一些變化。初期或輕微的糖尿病網膜症可能發生少數微細血管瘤、出血點、脂性滲出斑及輕微黃斑部水腫。此時患者本身並不會有明顯的感覺，也不會有視力模糊的情況。若有視網膜新生血管、出血、視網膜剝離，或視網膜缺血，則屬於比較嚴重的情形，都應該積極治療。

透過眼底鏡的檢查，可以儘早發現與治療，避免失明的危險。一旦發覺視野中央出現暗影、中心視力下降、眼前有黑影飄動與視物變形等症狀時，就要即刻接受檢查，每年至少檢查眼睛一次。如果是糖尿病患者，而沒有做過眼底鏡檢查，應該馬上接受檢查。

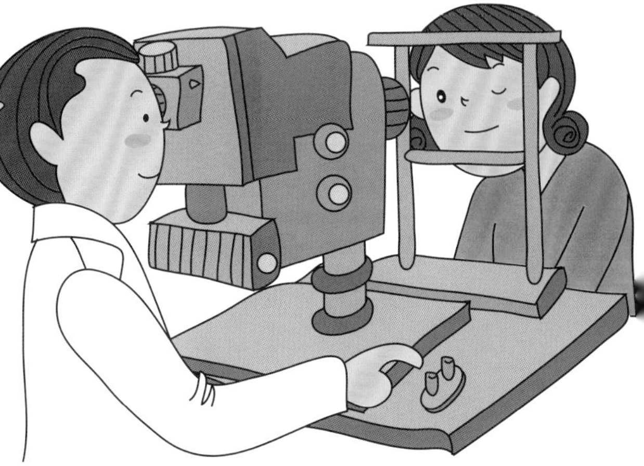

檢查方式

至眼科接受眼科醫師檢查，通常會先檢查患者的視力，測量眼壓，然後局部點入散瞳劑，使瞳孔散大，再經由眼底鏡或特殊鏡片，配合顯微隙裂燈，即可瞭解是否有出血或滲出物等視網膜病變的症狀。

檢查前的注意事項

進行檢查前，一般需要點入散瞳劑。散瞳劑發生作用需時半到一小時，點入散瞳劑之後，因為藥物發揮作用，會出現畏光、流淚、視力模糊等反應，所以最好有家人陪同受檢，更不宜自行開車，以避免危險。

看懂你的眼底鏡檢查數值

如果你的檢驗報告中出現以下的名詞，越往下代表越嚴重：

1. NDR無視網膜病變：代表正常。
2. non- PDR非增殖性視網膜病變：代表初期病變。
3. pre-PDR前增殖性：代表中期病變。
4. PDR增殖性視網膜病變：代表嚴重病變，常伴有眼部出血以及組織剝離。

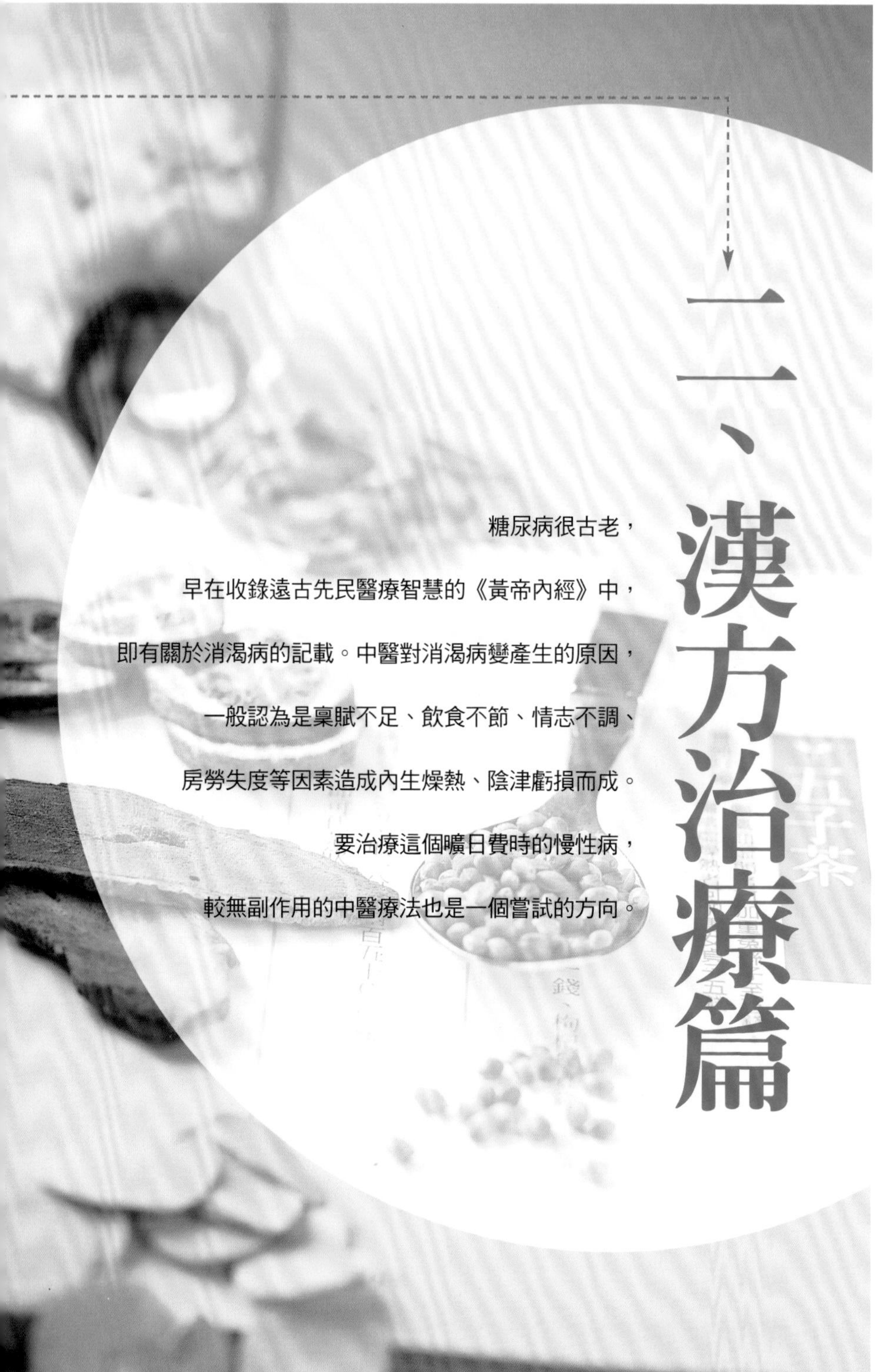

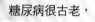

二、漢方治療篇

糖尿病很古老，

早在收錄遠古先民醫療智慧的《黃帝內經》中，

即有關於消渴病的記載。中醫對消渴病變產生的原因，

一般認為是稟賦不足、飲食不節、情志不調、

房勞失度等因素造成內生燥熱、陰津虧損而成。

要治療這個曠日費時的慢性病，

較無副作用的中醫療法也是一個嘗試的方向。

Chapter 2

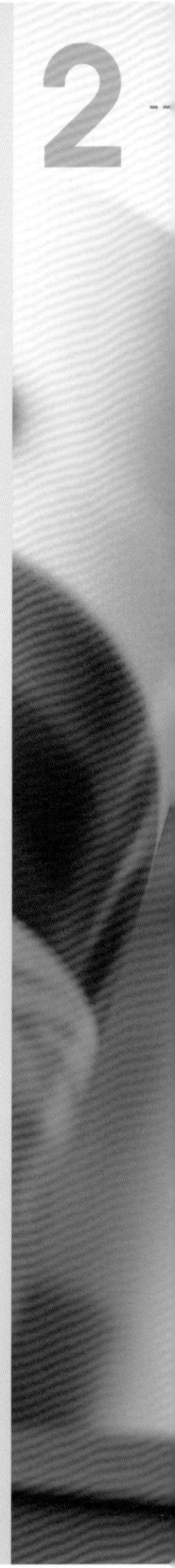

以控制病情為主

中西醫治療糖尿病現況

糖尿病人持續在增加，這個世紀「富貴病」是否有根治的可能？中西醫對於糖尿病的治療現況又是如何？

糖尿病可以治癒嗎？

糖尿病是胰島素分泌失常，導致人體內持續維持高血糖狀態的疾病，到目前為止，不論中西醫都尚未找到完全根治的方法，因此糖尿病的治療，以控制病情、不使病況惡化為主要目的。只要透過飲食、運動、藥物與生活調養的多方配合，大部份的糖尿病患者都能有效地控制病情。

一般來說，當血糖值出現略微偏高的異常狀況時，多先以飲食與運動等非藥物療法改善；如果效果不明顯，則應施予口服降血糖藥治療。若仍然無法有效控制時，才會施予胰島素治療。

西醫如何治療糖尿病？

第一型糖尿病治療以注射胰島素為主，第二型糖尿病治療則主要使用口服降血糖藥物。第一型糖尿病患者終身都需要接受胰島素注射治療，第二型糖尿病患者有效控制血糖值之後，則能逐漸減少藥物的使用劑量。

糖尿病患者不論使用何種藥物，都需要配合進行飲食控制與運動療法，避免體重過重，讓藥效逐漸降低。另外，有少數的第二型糖尿病患也必須透過注射胰島素才能有效控制血糖。

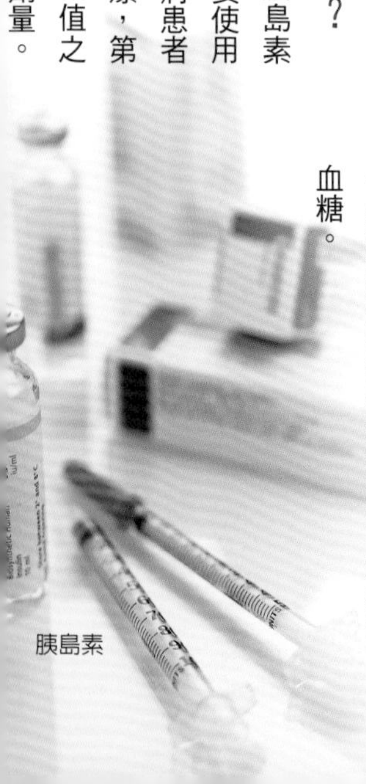
胰島素

移植胰臟就能一勞永逸？

糖尿病既然是胰臟分泌功能失常導致，如果進行胰臟移植手術，換上新的胰臟，是否就能一勞永逸，擺脫糖尿病的糾纏？

胰臟移植一般分爲三種：胰臟整體移植、胰島移植、胰島細胞移植。進行胰臟移植之後，血糖值有可能在短時間內恢復爲正常值，也不必注射胰素，能大幅提昇糖尿病患者的生活品質，每年全世界約有上千個胰臟移植的例子。

●胰臟移植的副作用

不過，並不鼓勵一般的糖尿病患者進行胰臟移植手術，因爲器官移植的患者都要長期服用抗排斥藥，即所謂的免疫抑制劑。這些藥主要是用來降低人體的免疫力，所以服用抗排斥藥的病人比一般人更容易得到感染及癌症。胰臟移植是解決了第一型糖尿病患者胰島素注射的不便及改善或減緩其合併症，但又帶來了長期服用抗排斥藥的不便及其潛在的副作用問題。

因此通常只有少數尿毒症患者，嚴重低血糖患者或腎功能急速惡化者，會考慮接受胰臟移植手術。

●與人體幹細胞研究結合前景可期

除了進行胰臟移植，醫界也使用胰島細胞移植術治療糖尿病患者，實際作法是從人體取出製造胰島素的胰島細胞，注射至患者的肝臟內，在肝臟內存活的胰島細胞會產生胰島素，幫助人體代謝。胰島細胞移植術也有免疫排斥的問題，有些患者還會出現新的糖尿病，稱爲「移植後糖尿病」，特徵與第二型糖尿病較爲接近。目前胰島移植術的效果雖然還不令人滿意，但已經與人體幹細胞的研究互相結合，後續的發展值得觀察。

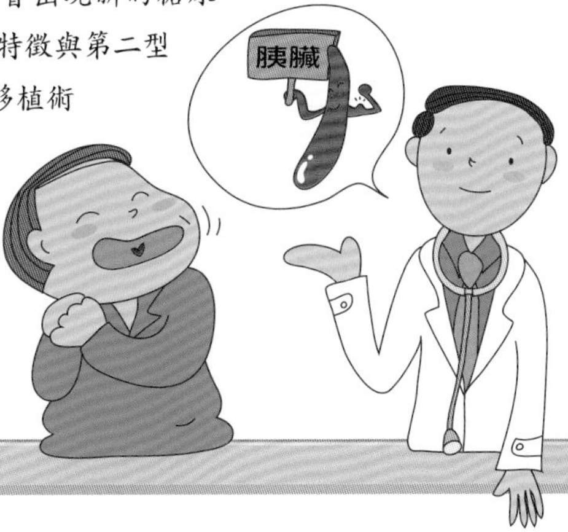

長期血糖控制未達理想標準的糖尿病患者，出現併發症的機會也較血糖控制良好者高出許多，常見的併發症包括心血管病變、腎病變、神經病變、眼睛病變等等。到目前為止，西藥雖然可控制血糖值，將血糖值控制在一個穩定正常的標準範圍裡，可以避免病人產生急性的併發症，並藉由良好的血糖控制減少慢性併發症產生的機會，但是不免會出現沒有食慾、頭暈頭脹、嘔心噁吐、手腳痠麻或抽筋、口乾口苦、便祕、浮腫等等的副作用。

因此結合中醫、飲食、運動、生活調養的治療方式，才能將糖尿病的危害降到最低。

中醫如何治療糖尿病？

中醫從人體五臟六腑的整體觀念認識糖尿病，治療消渴證，著重於調整失衡的臟腑生理功能，進而消除失眠、多夢、夜尿頻繁、便祕腹瀉反覆發作、容易疲倦、手腳易麻、抽筋、口渴、眼睛痠澀、全身痠痛等等的症狀，使患者的血糖不受波動，易於穩定控制，進而提高生活品質。

一般來說，第一型糖尿病起病急、病情重，容易產生酮酸中毒等急性併發症，因此較不適合以中醫為主進行治療。第二型糖尿病多發於四十歲以上身體肥胖的中老年人，病情發展緩慢，加上多數患者胰臟仍具有一定的分泌功能，因此以中醫進行調養治療，更容易發揮療效。

中醫治療糖尿病強調標本兼治，採用清熱瀉火、補益腎脾等治療方法，不僅要治療具體的症狀，更需要找出致病原因，以辨證論治的方式，消除病根。此外，中醫治療糖尿病，也十分重視飲食療法、運動鍛練，除了施以藥物，依患者證型，也一併施用針灸按摩、氣功療養等綜合療法，一般來說，治療時間較長，療效和緩持久，不易產生副作用。

中西醫配合調養模式

單以降血糖藥物、胰島素等西藥治療糖尿病，雖然可以控制血糖值，以減少急性併發症的發生機會，但西藥對糖尿病引起的慢性併發症，療效未見理想，而且具有一定的副作用，

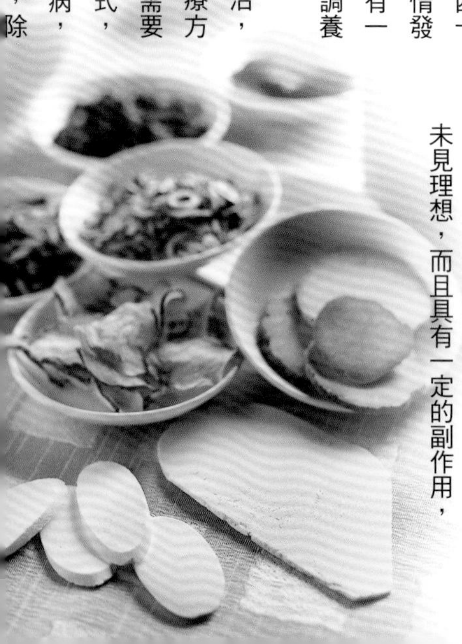

若以中醫中藥配合治療，則能補其不足。

已經在服用西藥的患者也可以同時使用中藥。中藥的藥效較緩，冒然停止服用降血糖藥物，易使血糖升高，因此應該循序漸進，中西藥並用。我們可以將療程略分為三個階段：

第一階段：剛開始以中藥進行治療時，原本服用西藥應繼續定量定時服用，當飯前血糖值可以控制在一四〇～一三〇mg／dl之間，就可以進入第二階段。

第二階段：一方面服用中藥，一方面逐步少量減少西藥的使用量，當飯前血糖達到一三〇～一二〇時，可以進入第三階段。

第三階段：西藥減量至完全停止，以中藥調養做為主要的治療手段，當飯前血糖已小於或等於一二〇時，中藥劑量也可以慢慢減量。

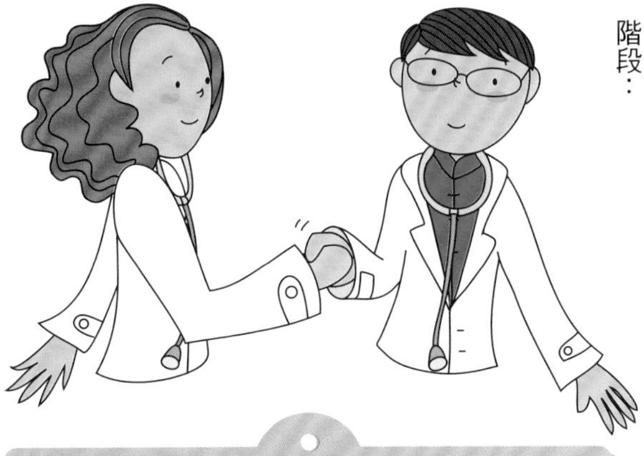

我適合以中醫治療糖尿病嗎？

大多數第二型糖尿病患者都可以用中醫藥進行治療，特別是下列幾種人，中醫治療糖尿病能發揮最佳的效果：

1. 飯前血糖值較穩定，一般在180~150之間或以下的人。須注意第一型糖尿病患者血糖值不穩定，不適合以中醫爲主的治療方式。
2. 有意願使用中西醫配合治療調養的方式，瞭解中西醫不同的治療特點，能依循醫師用藥指示，並可以確實配合飲食控制、運動治療的人。
3. 使用西藥會產生噁心、沒有食慾等副作用，希望藉由中醫治療，以降低西藥使用劑量的人。
4. 已經使用西藥，但是血糖控制情況不穩定的人。
5. 容易有頭暈、心悸、胸悶、口乾舌燥、食慾不振、腹脹、便祕、尿頻、排尿無力、四肢麻木、抽筋、眼睛乾澀、視力變差等不適症狀與併發症的人。

辨證論治的科學

糖尿病中醫八大證型

早在收錄遠古先民醫療智慧的《黃帝內經》中，即有關於消渴病的記載。以中醫治療糖尿病，先人也累積了不少經驗，值得參考。

中醫治療糖尿病歷史久遠

據說傳自黃帝時代的《黃帝內經》是最早記載「消渴病」的中醫典籍，書中已有「數食甘美而肥胖，易患消渴」的記載。

《靈樞—五變篇》中記載「五臟皆柔弱者，善病消癉」（癉是指患者有內熱），說明古人已經觀察到糖尿病消渴的主要症狀與致病原因。醫聖張仲景所著《傷寒雜病論》中，也提出以白虎加人參湯的配方治療消渴病。直到了金元時期，四大家的劉完素依消渴病的症狀分出上、中、下三消，張從正、李杲、朱丹溪等名醫也各自提出治療的配方與法則，至此，中醫對消渴病的認識與治療趨於完備。

中醫治療糖尿病成趨勢

中醫對消渴病變產生的原因，一般認為是稟賦不足、飲食不節、情志不調、房勞失度等因素，造成內生燥熱、陰津虧損而成。在疾病發展的過程中，陰津、燥熱互為因果，相互影響轉化，而產生各種症狀。

消渴病的症狀以多飲、多食、多尿等三多為主，多飲明顯稱上消，多食突出稱中消，多尿顯著稱下消，有時患者三多症狀都會出現，有時會出現一、二種，並依個人情況，分出多種證型以便治療。

目前較不建議以中醫單獨治療糖尿病，一般多以中西醫合併治療為主。至門診就醫的患者，通常抽血檢查確認為糖尿病或是葡萄糖耐受不良後，再至中醫門診尋求治療。

中醫治療消渴症，依患者個別情況以及症狀輕重的不同，可分為八種類型：

上消

患者以多飲為主要症狀，以肺熱津傷為主要證型。

證型一 肺熱津傷

● **症狀**：口乾舌燥、雖然大量喝水，依然覺得口渴、排尿次數與數量增多、舌邊尖紅、舌苔薄黃、皮膚乾燥，缺乏光澤。

● **病因**：肺位於上焦，具有調節宣發全身津液的作用，體內過於燥熱導致傷肺，會使陰津不足，調節失常，產生口渴、尿多的現象。

● **治法**：清熱潤肺，生津止渴。常用消渴方或沙參麥門冬湯等方劑進行治療。

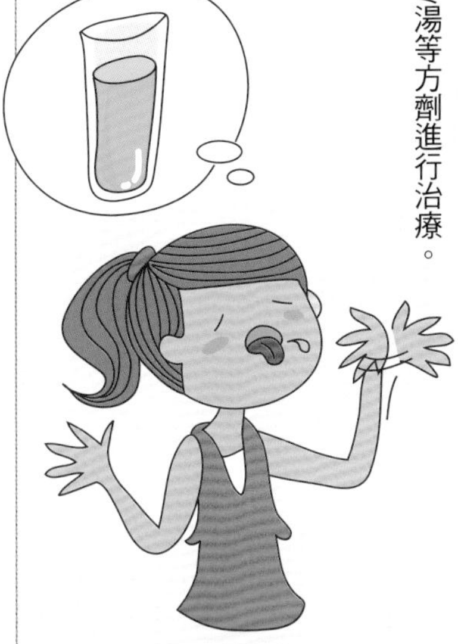

中消

食慾旺盛，吃得多卻容易餓，以胃熱熾盛為主要的證型。

證型二 胃熱熾盛

● **症狀**：胃口大又好，但又常覺得飢餓，不明原因的身體消瘦、大便乾燥或便祕，有時會有口臭、口苦、牙齦腫痛的症狀，舌紅苔黃。

● **病因**：胃的主要作用是消化飲食，如果火熱邪氣停滯於胃，則會消耗掉食物的精微物質，人體組織吸收不到營養，便會日漸消瘦。此外胃熱津傷，大腸得不到潤澤，會使大便乾燥而祕結。口臭、口苦、牙痛等症狀也都是胃熱太盛引起。

● **治法**：清瀉胃火，養陰增液。常用玉女煎或一貫煎等方劑進行治療。

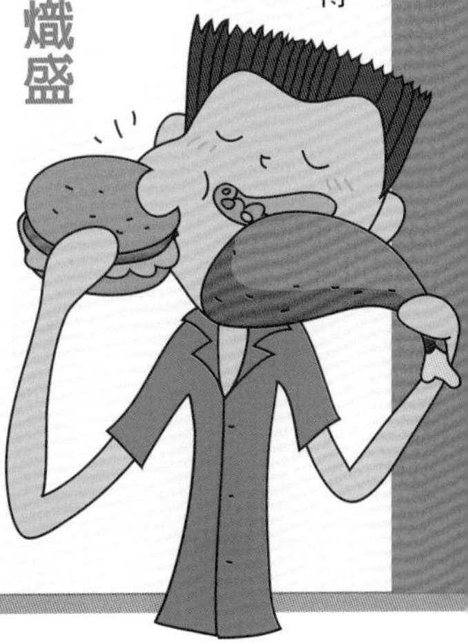

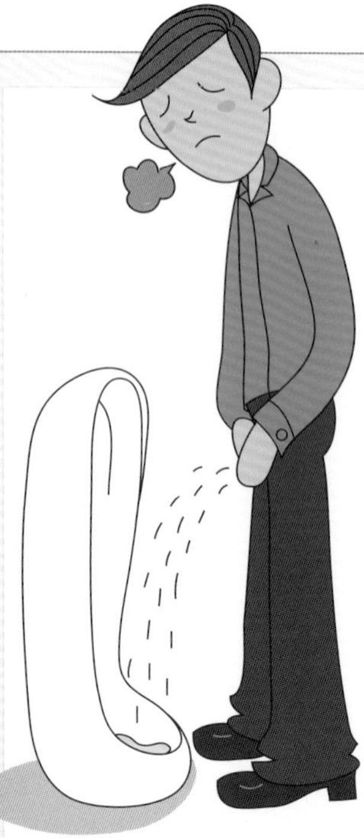

證型三 腎陰虧虛

● **症狀**：排尿次數、量大增或是不利，尿液混濁如膏具有甜味，口乾舌燥，形體消瘦，睡眠品質差，舌紅質乾，舌瘦少苔。

● **病因**：大小便正常排泄是腎的主要作用之一，腎陰虧虛，使開合能力失常，會使尿頻或不利，腎失固攝，無法吸收的飲食營養便會滲入尿液中，使小便混濁如膏，帶有甜味。

● **治法**：滋陰固腎。常用六味地黃丸或左歸飲等方劑進行治療。

證型四 陰陽兩虛

● **症狀**：排尿次數大幅增加，尿液混濁如膏，夜尿頻繁，腰膝痠軟無力，全身畏寒、四肢冰冷，出現性功能障礙，稍一活動就覺得氣喘疲累，舌淡苔白。

● **病因**：腎陰、腎陽相互依賴，腎陰虧虛的狀態維持一段時間，腎陽就會連帶受到影響，變成腎陰腎陽兩虛，使小便頻繁、混濁味甜、腰膝痠軟、陽萎不舉。

● **治法**：滋陰固澀、溫陽固腎。常用八味地黃丸或右歸飲等方劑進行治療。

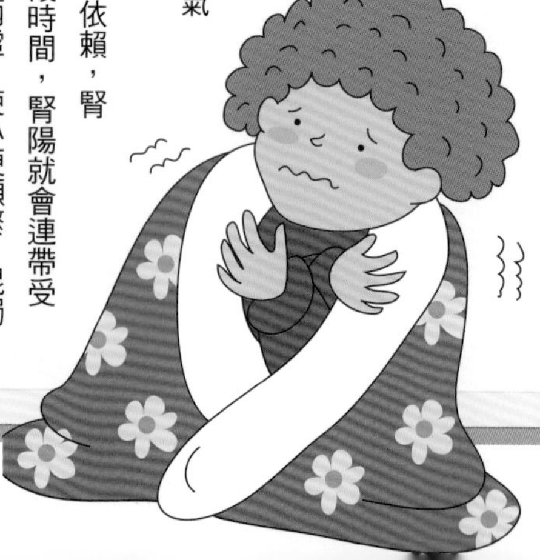

其它

其它另有四種常見證型，不歸入三消證型中。

證型五 肺胃燥熱

●**症狀**：吃得多、喝得多，常覺得口渴飢餓，排尿頻繁而且量多，尿液混濁呈黃色，身體日漸消瘦，舌紅苔黃。

●**病因**：平時飲食不知節制，使火熱邪氣積滯於胃，時間久了以後上薰於肺，使津液耗損，所以會一直想喝水，但因為腎已經不具備固攝的能力，營養物質隨尿排出，因此尿液混濁色黃。胃則因為燥熱過盛，消化食物、析出營養的能力衰退，使形體日漸消瘦。

●**治法**：清熱生津。常用白虎加參湯或甘露飲等方劑進行治療。

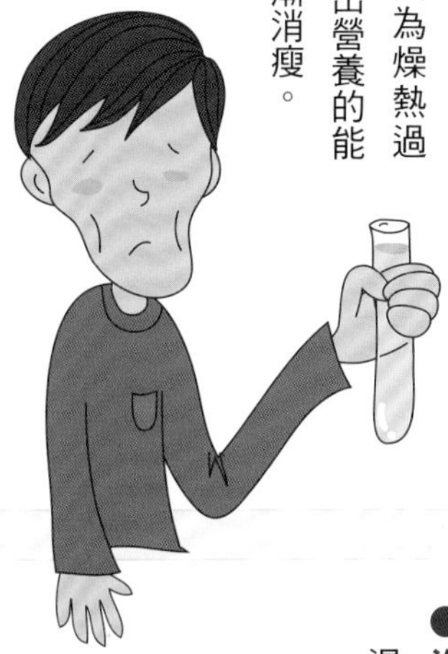

證型六 脾胃氣虛

●**症狀**：口渴想喝水，沒有食慾，進食後容易腹脹，大便溏薄，四肢乏力，精神疲憊，舌淡、舌邊有齒痕。

●**病因**：長時間飲食寒涼不知節制，或久服藥物，苦寒、滋膩傷脾，造成脾胃氣虛。因為以氣虛為主要症狀，所以口渴、多尿的情況不像燥熱證型明顯。脾胃氣虛不能運化食物營養，所以會使原本的多食變成沒有食慾，容易腹脹便溏。

●**治法**：健脾益氣。常用參苓白朮散或香砂六君子湯等方劑進行治療。

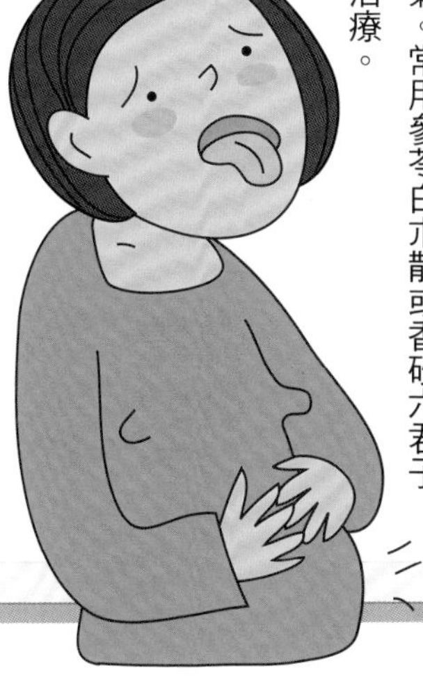

證型七 濕熱中阻

●**症狀：**口渴欲飲與多食的情況不明顯，而有上腹部悶脹、腹脹、胸悶噁心、手腳沉重的情形，並有皮膚搔癢、便祕、溏薄，舌紅苔黃膩的症狀。

●**病因：**罹患糖尿病時間一長，對脾的運化功能影響愈大，脾虛不能運化水濕，就會蘊而化熱，變為濕熱中阻之證。濕鬱難化，脾氣不升，津液不能正常運轉，就會口渴想喝水。濕熱內阻，使氣運轉不暢，則會導致脘痞腹脹、胸悶噁心。體內的濕熱表現於肌膚，即出現皮膚搔癢、手腳沉重的症狀。體內熱濕互相角力，濕盛則大便溏薄，熱盛則大便乾結。

●**治法：**清熱化濕。常用溫膽湯或甘露消毒丹等方劑進行治療。

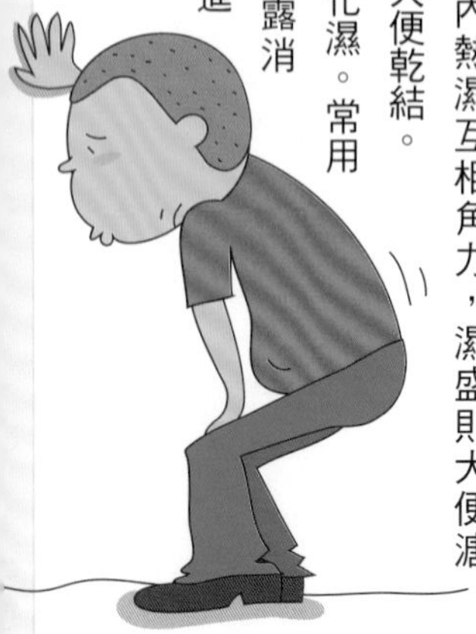

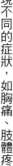

證型八 瘀血內停

●**症狀：**口乾舌燥，口渴想喝水，容易飢餓，小便量多的情況明顯，伴有頭痛、胸痛、脅痛，面色紫黯，四肢有疼痛或麻木的感覺，舌紫或有瘀斑。

●**病因：**罹患糖尿病時間一久，瘀血阻滯，導致氣血運行難暢，津液不能由氣載送上行，所以會覺得口乾舌燥，一直想喝水。同時因為瘀血阻滯的部位不同，會出現不同的症狀，如胸痛、肢體疼痛麻木等等。

●**治法：**活血化瘀。常用血府逐瘀湯或當歸四逆湯等方劑進行治療。

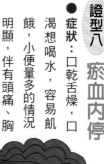

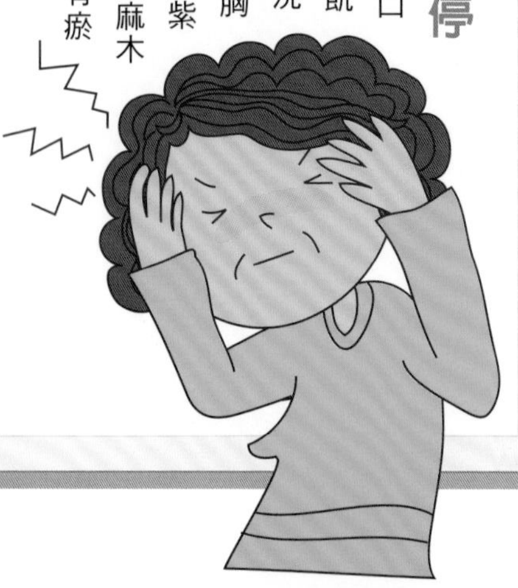

腎、肝、脾、胃皆需調養

中醫如何解讀糖尿病併發症

中醫認為，糖尿病發展至出現多種併發症的階段，會有氣血逆流、血脈瘀阻的特徵，各種急慢性病變會逐漸發生。

糖尿病的併發症有急性與慢性之別。一般來說，急性併發症不建議以中醫治療，主要的原因在於酮酸中毒時，體內酸鹼值發生嚴重失衡，此時必須快速建立靜脈輸液管道，大量補充生理食鹽水並且輸入調整酸鹼的藥物，否則恐怕發生危及生命的嚴重後遺症。

不過若當病患陷入昏迷時，除了緊急送醫之外，家屬可以把握時間在病患的人中、眉心以及湧泉穴位按摩，以升陽開竅，提振氣機。

慢性病變則可分為早、中、晚三期。由於每個人的情況不同，各種併發症的發生情況也不會完全一樣，有時會單獨出現一種併發症，有時會多種同時併發。

糖尿病早期併發症

●**病因**：氣陰兩傷，人體經脈因為沒有得到應有的滋養，再加上內熱影響，使經脈出現瘀阻現象。

●**症狀**：常常覺得腰痠背痛、四肢麻木；視力衰退，不能看清楚東西；不明原因的胸口鬱悶、心跳加速；不時感到頭暈，忘東忘西的次數增加；性慾減退。這個時期的糖尿病患者，臟腑雖然受損，但還能發揮代償作用，能維持一定的運作，原有的工作與生活略受影響。

糖尿病中期併發症

●**病因**：隨著患病時間的歷久綿長，導致體內氣血逆流，經脈瘀阻的情況惡化為痰瘀互結。

●**症狀：**患者常覺得欲振乏力、精神萎靡；胸悶的頻率愈來愈多，並有心跳加速、心痛的症狀；咳嗽帶有黏稠的痰液，常常會覺得頭暈目眩、四肢涼冷，並有麻木疼痛的感覺；下肢、顏面出現浮腫；視力減退，看不清楚；男性出現性功能障礙，女性有經閉的現象；腎功能衰竭，血色素下降；有些患者身上會發生肢體壞疽、肌肉萎縮的情況。這個階段的患者已不能如常工作與生活。

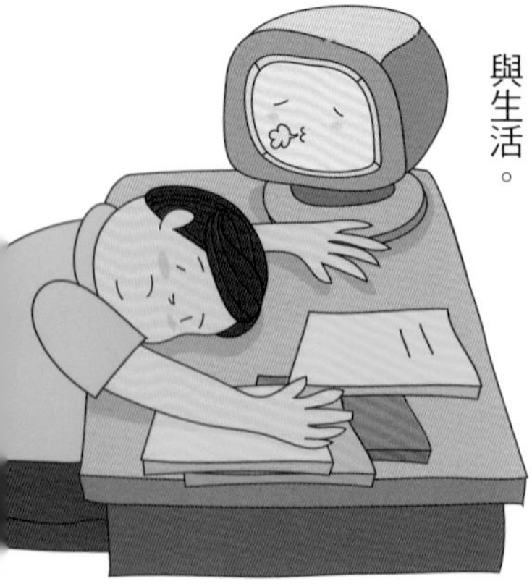

糖尿病晚期併發症

●**病因：**糖尿病沒有得到妥善治療，血糖值控制不良，使氣血逆亂的情況嚴重，導致痰濕瘀鬱互結惡化，使體內的氣血陰陽完全失去控制，原有的生理機能幾乎停擺。

●**症狀：**這個階段的糖尿病患者，臟器功能嚴重受損，甚至威脅到生命的延續。原來併發的冠心病發展為心肌梗塞，或更嚴重的心律紊亂、心力衰竭；腎臟病變惡化為必須洗腎的尿毒症；腦部病變導致腦血栓、腦出血等。

中醫如何治併發症？

中醫治療糖尿病併發症，著重於調整臟腑與經絡的功能，因為糖尿病併發症的產生與腎、肝、脾、胃等多個臟腑功能失調息息相關，所以中醫強調內治與外治相結合，藥物治療與食療相結合，並配合適當的運動療法，重視整體性的綜合治療，並針對個體差異，進行辨證論治。

中醫以活血化瘀、益氣養血、溫通經絡為主要的治療重點。首先強調消除四肢麻木感、視力模糊、容易流淚、容易頭暈、頭痛、健忘、胸悶、倦怠無力與性功能障礙等症狀，並且進行體質改善。

雖然中醫藥降血糖的效果，沒有西藥來得快，但是中藥注重整體生理機能的調節控制，臨床症狀的改善與生活品質的提高，而且能夠平穩地降低血糖，不易反彈，對糖尿病併發症的防治更具有顯著的作用。

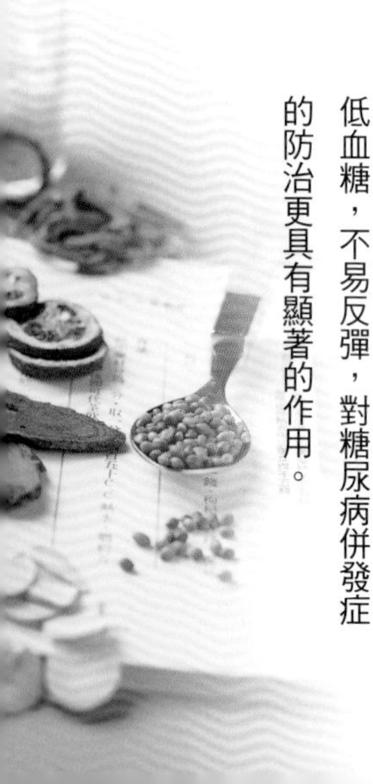

癰瘡、眼疾、心腦疾病、水腫、四肢麻木

中醫如何治療五大併發症？

在中醫裡，糖尿病的慢性併發症約分為五大類，與西醫的分類名稱略有不同。

糖尿病併發症可以約分為五類，分別為癰瘡、眼疾、心腦疾病（心痛、眩暈、中風）、水腫、四肢麻木等多種，依病因進行治療。

一、四肢麻木（神經病變）

※症狀

會有心悸、腹脹、便祕、腹瀉、失禁、排尿困難、姿態性低血壓、性功能障礙，剛開始手腳會有微微發麻的感覺，隨著病情發展，再加上未經適當治療，就會出現異常的疼痛反應，到了晚上症狀更形嚴重，白天或行走後能減輕不適感。有些患者會表現出肢體痿軟，步履困難，感覺也會變得遲鈍。

※病因

糖尿病併發神經病變屬中醫的「血痹」、「麻木」、「痛證」範疇。主因為氣血瘀滯，血行不暢，氣血不能暢達於四肢末梢，肌肉筋脈得不到濡養所致。

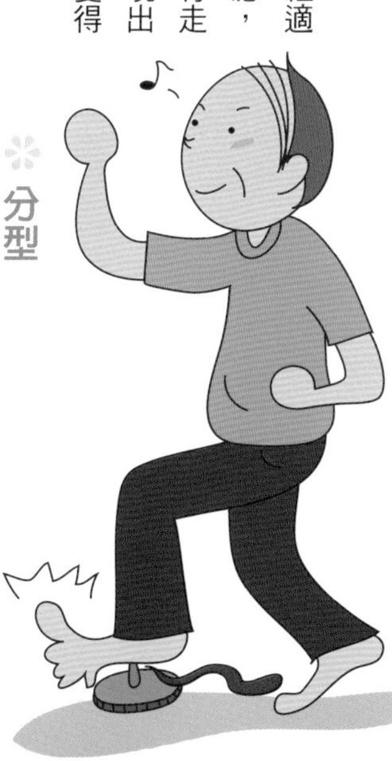

※分型

神經病變的糖尿病患者主要有經脈虧虛、痰瘀內阻兩種辨證類型。

- **經脈虧虛者**：有四肢欠溫、斷斷續續的疼痛、身體無力、怕冷畏風的症狀。
- **痰瘀內阻者**：出現四肢麻木、針

刺痛感、持續疼痛、舌暗瘀斑的特徵。

✻治療重點

益氣養陰、養血通絡。

✻治法

- **經脈虧虛者**：多用黃耆桂枝五物湯或補陽還五湯。
- **痰瘀內阻者**：多用血府逐瘀湯或桃紅四物湯。

二、眼疾（眼睛病變）

✻症狀

會出現視力模糊、視力減退、影像扭曲等視力障礙。糖尿病引起的眼睛障礙包括視網膜病變、白內障、視神經改變、青光眼、屈光改變等等。其中最常見的是糖尿病性視網膜病變，它是糖尿病導致失明的重要原因，其次為糖尿病性白內障，也是糖尿病嚴重破壞視力最常見的併發症。

✻病因

糖尿病併發的視網膜出血，中醫屬「暴盲」、「視瞻」等範疇，糖尿病發展以陰虛為病理基礎，肝腎與眼睛密切相關，肝腎陰虛，陰精不能滋養眼部，就看不清楚東西。氣陰兩虛，氣虛使血液不能正常運行，時間一久就會造成血瘀阻於目絡變成血管瘤。血瘀狀況不改善則化熱生火，肝火上亢就會引起視網膜出血。

✻分型

眼睛病變的糖尿病患者主要有肝腎陰虧、血瘀絡阻兩種辨證類型。

- **肝腎陰虧者**：出現眼睛乾澀、怕光流淚、目糊飛矇、口乾舌燥的症狀。
- **血瘀絡阻者**：有面色紫黯、舌質紫斑、脈澀不暢、視網膜血塊明顯的症狀。

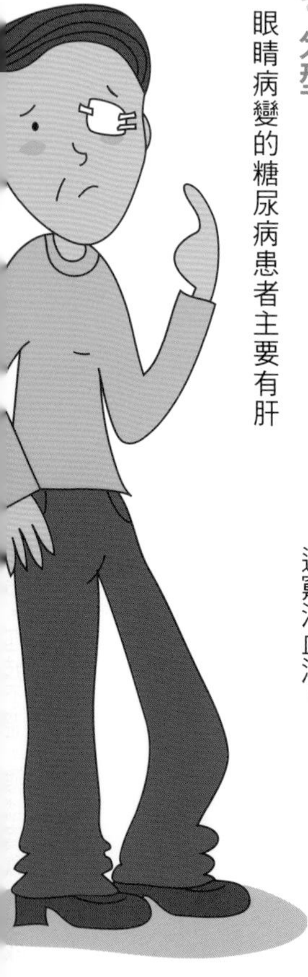

✻治療重點

補益肝腎、活血化瘀。

✻治法

- **肝腎陰虧者**：多用明目地黃丸或杞菊地黃丸。
- **血瘀絡阻者**：多用血府逐瘀湯或通竅活血湯。

三、水腫（腎病變）

症狀

據統計，在中年糖尿病患者中，糖尿病性腎病的發病率為百分之二十，老年患者可達百分之六十五。患者會出現水腫、蛋白尿、夜尿、血壓上升等症狀，甚至腎衰竭引起尿毒症，而需以洗腎維生。

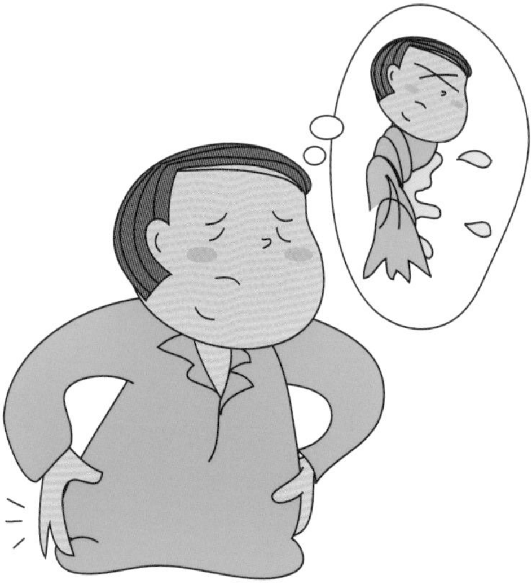

病因

中醫認為肝、脾、腎受到糖尿病性腎病影響最大，並與氣血濕熱有關。糖尿病病史愈長，腎臟功能受損的情況也愈嚴重，腎臟調節水液、封藏精微物質的作用減弱，就會形成水腫、蛋白尿、暈眩等症狀。如果病況沒有改善，由於臟腑失去應有的濡養，就會導致氣血虛弱，陰陽失調、脾腎虧虛，痰瘀內阻，使人體原有的生理機能大幅衰退。

分型

腎病變的糖尿病患者主要有肝腎陰虛、脾腎虧虛、痰瘀內阻，三種辨證類型。

- **肝腎陰虛者**：有兩目乾澀，五心煩熱，口乾喜飲，腰痠腰痛，大便乾結，舌紅少苔的症狀。
- **脾腎虧虛者**：有氣少乏力，納少腹脹，四肢不溫，腰膝痠軟，夜尿清長，舌淡邊有齒痕、體胖大的種種症狀。
- **痰瘀內阻者**：有噁心嘔吐、舌苔滑膩、身體重著、小便渾濁有泡沫的症狀。

治療重點

補益肝腎、除痰化瘀。

治法

- **肝腎陰虛者**：多用六味地黃丸或二至丸。
- **脾腎虧虛者**：多用五苓散或真武湯加參耆、肉桂。
- **痰瘀內阻者**：可用溫膽湯或小半夏加茯苓湯。
- **有明顯的蛋白尿症狀**：加重黃耆用量，另外還可以斟情添進山藥、白茅根等藥材。
- **有血尿症狀**：常常加入生荷葉、地榆炭。

- **乏尿、水腫：**多添車前草、萆薢等藥材。
- **嚴重浮腫：**常用桂附地黃湯。
- **嚴重貧血、面色蒼白、全身乏力：**用參耆四物湯多添何首烏、枸杞子、白朮等藥材，有補益氣血，健腎生精的作用。

以上證型者除用藥外並配合適當的運動、飲食控制，以進行治療。

四、心腦疾病（心血管病變）

症狀

糖尿病引起的心血管病變，以動脈粥狀硬化、冠心病、心肌梗塞、高血壓居多，其中又以併發冠心病的比率最高，患者會出現心悸、胸悶、胸痛、心律不整、心絞痛等等的症狀。

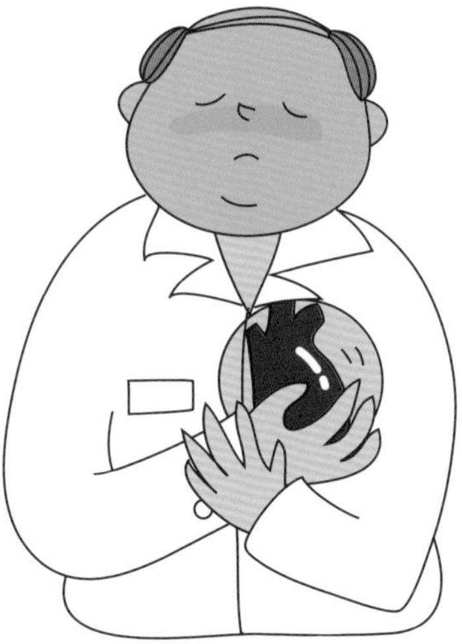

病因

糖尿病所引發的心血管病變，它的核心病理變化是「動脈粥狀硬化」，中醫認為這是因為負責身體代謝的器官「脾胃」功能低下，無法把多餘的營養排出體外，因而形成了體內廢物「痰濁」的堆積。當它的堆積到達某一程度，就會阻塞在血管當中，造成「瘀血阻絡」，因而形成糖尿病性冠心病、高血壓等心血管病變。

分型

●糖尿病性冠心病

中醫辨證糖尿病性冠心病，以氣滯血瘀、氣陰兩虛兩類為主。

- **氣滯血瘀者：**容易因為焦躁動怒，引起心絞痛，常常覺得胸悶，稍一運動就覺得氣喘疲累，並引發心絞痛，多食易餓的症狀明顯。
- **氣陰兩虛型者：**多半具有較長的糖尿病史，常覺得口乾舌燥、胸口疼痛，口渴欲飲、多尿的症狀明顯，體態也比較瘦。

●高血壓

一般以肝陽上亢、陰陽兩虛兩種證型最為普遍。

- **肝陽上亢者：**有易怒、頭暈、頭痛、面紅眼赤、多食、便祕的特徵。

- **陰陽兩虛者**：除了頭暈、頭痛、心悸、睡眠障礙的症狀明顯，並有手腳發冷、肢體痠軟、怕冷、夜尿、性功能障礙。

治療重點

補益氣陰、活血化瘀。

中醫療法

●糖尿病性冠心病

- **氣滯血瘀者**：多用血府逐瘀湯或加味逍遙散。
- **氣陰兩虛者**：常用生脈飲或天王補心丹改善症狀。

●高血壓

- **肝陽上亢者**：常用天麻鉤藤飲或知柏八味丸進行治療。
- **陰陽兩虛者**：可用金匱腎氣丸或濟生腎氣丸。

以上除用藥並配合適當的運動、飲食調養，能發揮更好的效果。

五、癰瘡（足部病變）

症狀

糖尿病併發的足部病變，會造成間歇跛行（行走時足部發生間歇性疼痛）、靜息痛（不走路時也會發生疼痛）、肢端壞疽（肢體末端出現潰瘍糜爛）、足部冰冷、足部易感染、傷口癒合緩慢、肌肉萎縮、指甲增厚等症狀。

病因

中醫認為，糖尿病併發足部病變主要有陰寒下注、瘡毒侵襲兩種辨證類型。

- **陰寒下注者**：有四肢欠溫、皮膚暗沉、怕冷明顯、麻木不仁的症狀。
- **瘡毒侵襲**：有傷口發紅、摸起來發熱、腫脹疼痛、化膿不收的特徵。

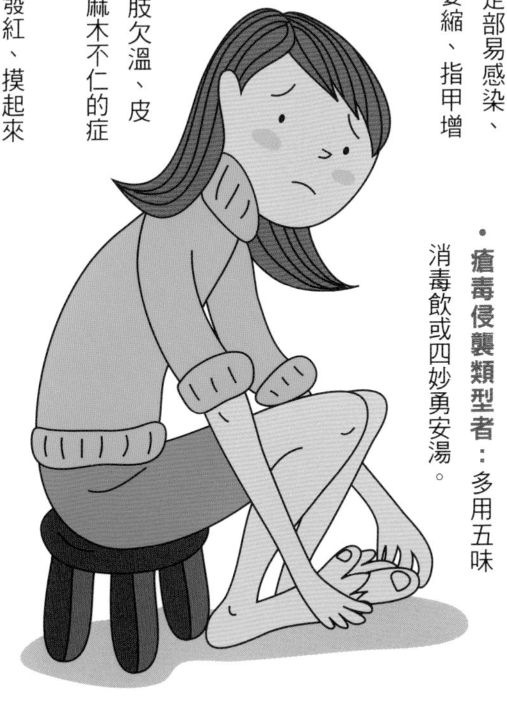

治療重點

溫通經絡、清熱解毒。

中醫療法

- **陰寒下注者**：多用陽和湯或當歸四逆湯。
- **瘡毒侵襲類型者**：多用五味消毒飲或四妙勇安湯。

自古流傳的漢方智慧

治療糖尿病的12大方劑

糖尿病是個古老的疾病，因此同樣歷史悠久的中醫也累積了不少有效的藥方，這裡列出中醫師最常用的12種方劑。

加味逍遙散

● **藥材：**柴胡、當歸、白芍、白朮、茯苓、甘草、薄荷、生姜、丹皮、梔子。

● **功效：**具有舒肝解鬱，健脾理氣的作用。能改善糖尿病患者腹脹、容易緊張的症狀。柴胡、白芍、薄荷能調理肝氣；當歸、白朮、能增強氣血；丹皮、梔子用來降火解熱，能預防患者因為氣鬱、陰虛導致的熱疾。

● **注意事項：**患者經辨證為肝鬱化熱，不宜放入容易使氣體堵住的白朮，應以清熱養陰的天花粉代替，如果內熱症狀明

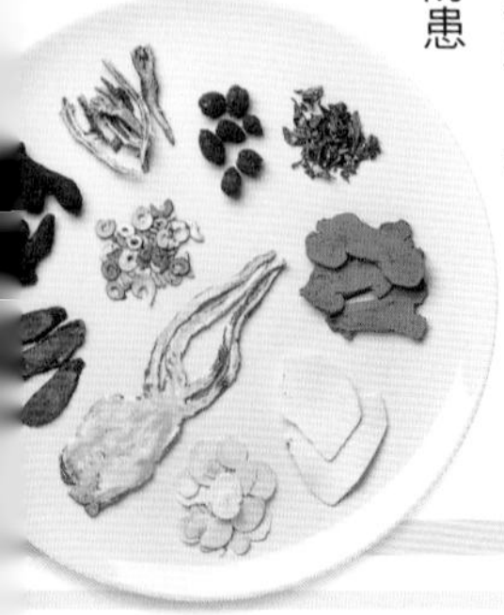

白虎加人參湯

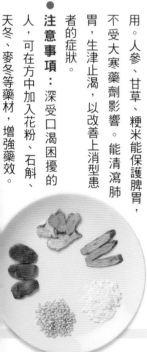

● **藥材：**石膏、知母、人參、粳米、甘草。

● **功效：**石膏辛甘大寒，具有清瀉肺胃、消除煩熱的作用，是本劑的主藥，知母的性質滋潤，能滋潤身體的燥性，作為輔藥，兩藥相互合作，能發揮更大的清熱作用。人參、甘草、粳米能保護脾胃，不受大寒藥劑影響。能清瀉肺胃，生津止渴，以改善上消型患者的症狀。

● **注意事項：**深受口渴困擾的人，可在方中加入花粉、石斛、天冬、麥冬等藥材，增強藥效。

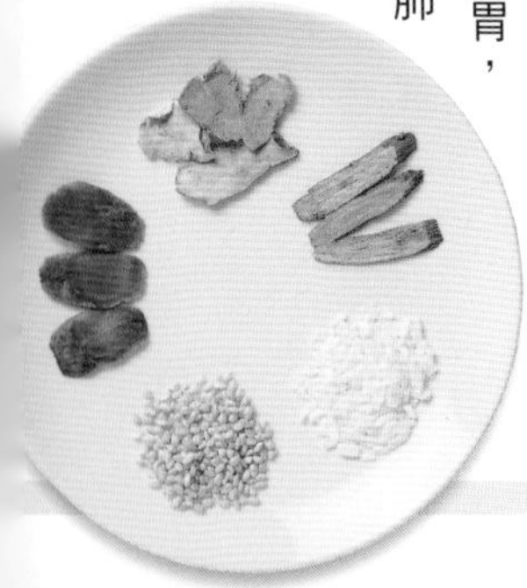

玉女煎

●**藥材：**石膏、熟地、知母、麥冬、牛膝。

●**功效：**清胃瀉火，養陰保津，適用於中消。適合易飢多食症狀明顯的糖尿病患者。方中石膏寒性較強，能清胃火，作為主藥；熟地滋水作為輔藥；知母、麥冬各為佐藥。石膏、知母合用可清胃火；熟地、麥冬合用可滋腎陰；再搭配牛膝可引導熱氣下行，發揮清胃滋陰的作用。

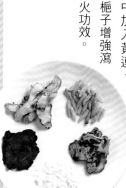

●**注意事項：**胃火太盛的人，可於方中加入黃連、梔子增強瀉火功效。

六味地黃丸

●**藥材：**熟地黃、山藥、山萸肉、茯苓、澤瀉、丹皮。

●**功效：**適合下消型糖尿病患者使用，以熟地黃為主藥，搭配山萸肉、山藥能補益腎陰。茯苓、澤瀉、丹皮有去掉多餘廢物的作用，能緩和主輔藥材的藥性，共用能滋陰固腎、消瀉腎火。

●**注意事項：**腎陰不足，腎火過旺，有煩躁，失眠等症狀明顯的人，可加龍骨、牡蠣、黃柏等藥材。

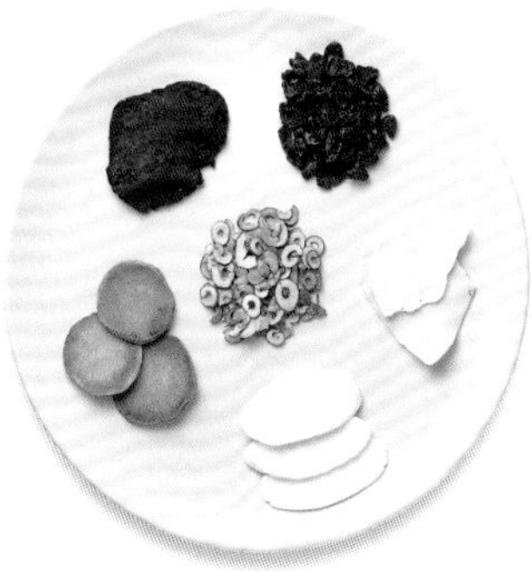

金匱腎氣丸

●**藥材：**桂枝、附子、熟地黃、山萸肉、山藥、茯苓、丹皮、澤瀉。

●**功效：**本方是將六味地黃丸加上附子、桂枝而成。以滋陰補腎的熟地黃為主藥，輔以山萸肉、山藥，並以少量的附子、桂枝溫陽暖腎；茯苓、澤瀉、丹皮為佐，有調協肝脾的作用。各藥合用，能溫補腎陽，滋腎固攝，適用於下消型的糖尿病患者。

●**注意事項：**本方適合氣血虛弱的下消型患者，特別是腎陽虛型。

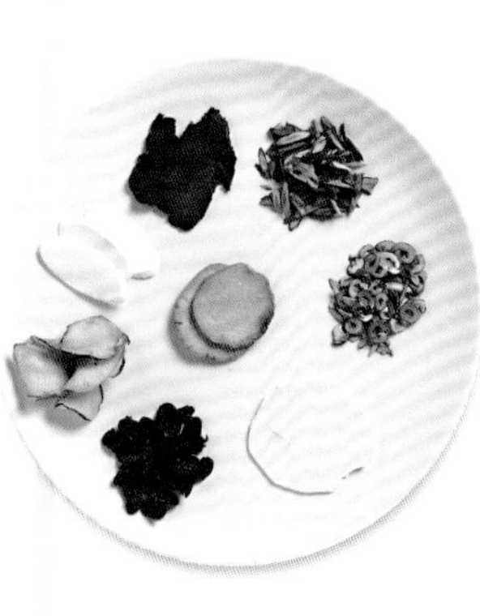

香砂六君子湯

- **藥材：**黨參、白朮、茯苓、炙甘草、半夏、陳皮、砂仁、木香。
- **功效：**能補強脾胃，化濕理氣。本方是以四君子湯為基礎，搭配其它藥材而成。半夏、陳皮能除痰化濕；砂仁、木香相加能暢理氣機。多用來治療精神萎靡、食欲不佳的糖尿病患者。
- **注意事項：**如果出現舌紅少苔、便祕等陰虛症狀，可以加上玄參、生地黃等，以增加補陰效果。

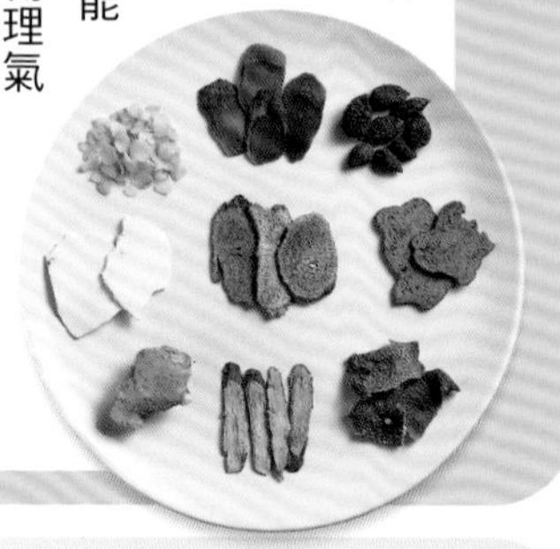

加味溫膽湯

- **藥材：**半夏、陳皮、茯苓、甘草、枳實、竹茹、黃連。
- **功效：**半夏、陳皮、茯苓、甘草能除濕祛痰，枳實、竹茹有清膽瀉胃熱的功效，黃連則能清熱降火。各藥合用，能發揮清利溼熱，調和膽胃的作用。能改善糖尿病患者口乾舌燥、舌苔厚的症狀。
- **注意事項：**加入天花粉、麥冬，對口渴症狀明顯者，更

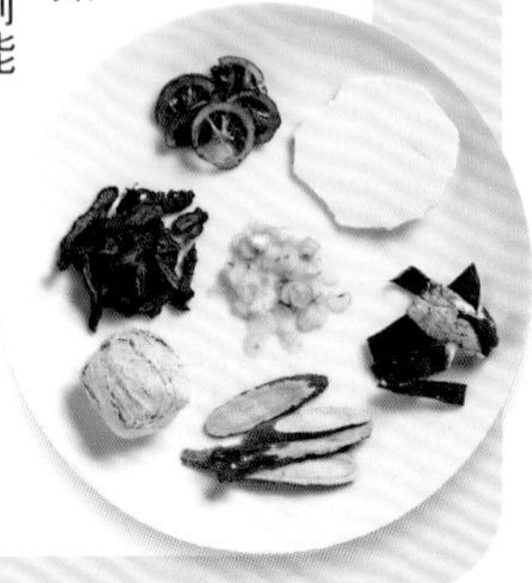

麻子仁丸

- **藥材：**大黃、枳實、厚朴、杏仁、白芍、火麻仁。
- **功效：**常用來治療糖尿病患者的便祕症狀，具有清熱、滋陰、增液的作用。方中大黃、枳實、厚朴性苦寒，具有瀉下的效用，能治療便祕。杏仁、白芍、火麻仁作為輔藥，有增津潤腸的功能。
- **注意事項：**曾經因為腹腔手術過後而引起便祕的人，不宜長久使用。

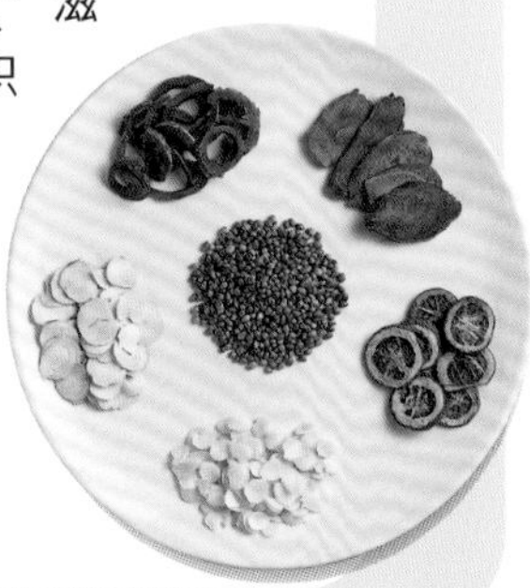

消渴方

- **藥材：**黃連、花粉、生地黃、藕汁。
- **功效：**黃連能降火，花粉能清熱，生地、藕汁能生津，有清熱潤肺、生津止渴的作用，適用於上消型患者。
- **注意事項：**上消型患者屬肺腎陰虛的人，可以再加上知母、麥冬以補腎養陰、清熱解渴。

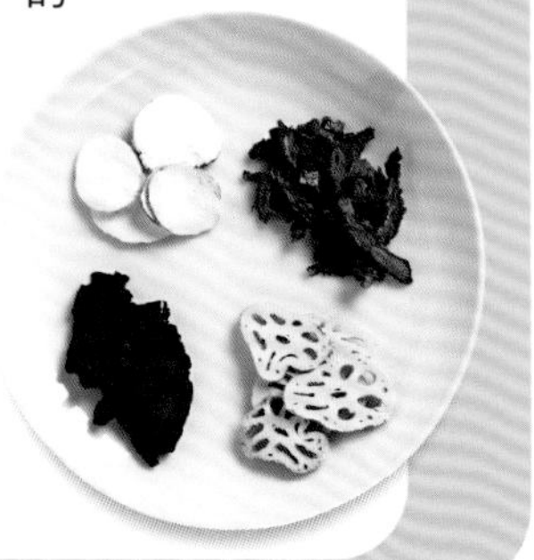

五味消毒飲

● **藥材：**金銀花、野菊花、蒲公英、紫花地丁、紫背天葵。

● **功效：**具有清熱解毒，消疽散結的作用。金銀花是清熱解毒、消腫的主藥，紫花地丁、紫背天葵、蒲公英、野菊花也都具有清熱解毒，治療癰瘡的功效，互為輔助，各藥共用，能發揮清熱解毒，消癰散結的最佳功效。適用於糖尿病引起的傷口歷久不癒、傷口紅腫。

● **注意事項：**拉肚子、腹脹、食慾不振的人，不宜使用。

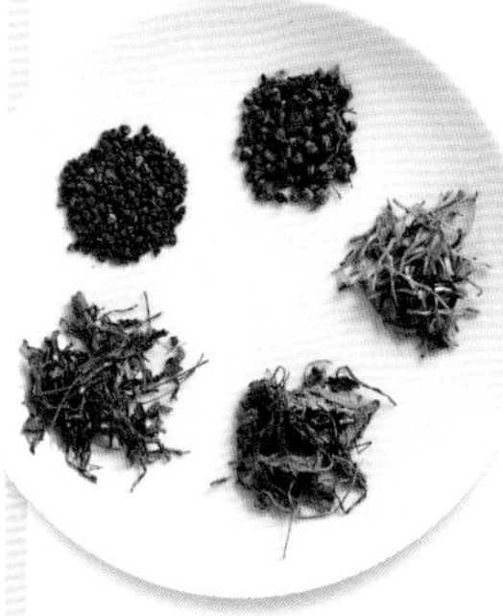

明目地黃丸

● **藥材：**熟地黃、生地黃、山藥、澤瀉、山萸肉、丹皮、柴胡、茯神、當歸、五味子。

● **功效：**本方以六味地黃丸為基礎，搭配其它藥材合成。生地黃、熟地黃共用，能增強滋補效力；五味子、當歸能補血益精；柴胡能引氣上行，使各種藥效上達頭部。適用於糖尿病併發的視神經病變，具有滋補肝腎，益精補血的療效。

● **注意事項：**有視力模糊困擾的人，可以加入決明子、密蒙花。

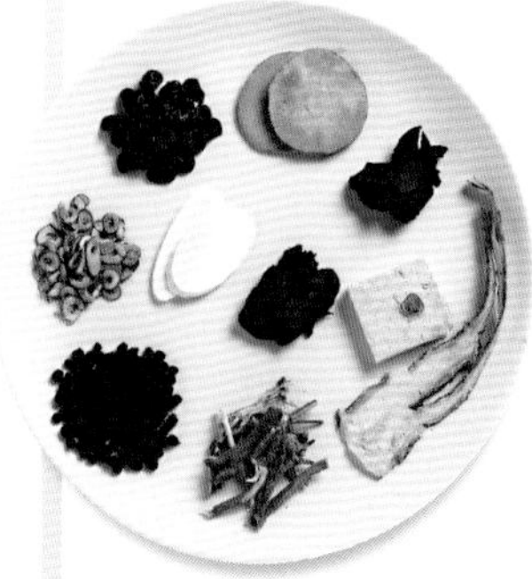

血府逐瘀湯

● **藥材：**枳殼、赤芍、柴胡、甘草、桔梗、桃仁、紅花、當歸、川芎、生地、牛膝。

● **功效：**糖尿病患容易因為冠心病、血液循環差，造成的血瘀阻於經絡，導致胸悶、胸痛與四肢末端麻木、疼痛，本方有活血祛瘀、行氣止痛的作用，具有抗凝血、擴張血管、解除痙攣以及鎮靜的效果。

● **注意事項：**活血祛瘀的藥材，可能過度加強氣血的運行速度，孕婦不宜使用。在不確定是否有瘀血的症狀，也不宜使用。

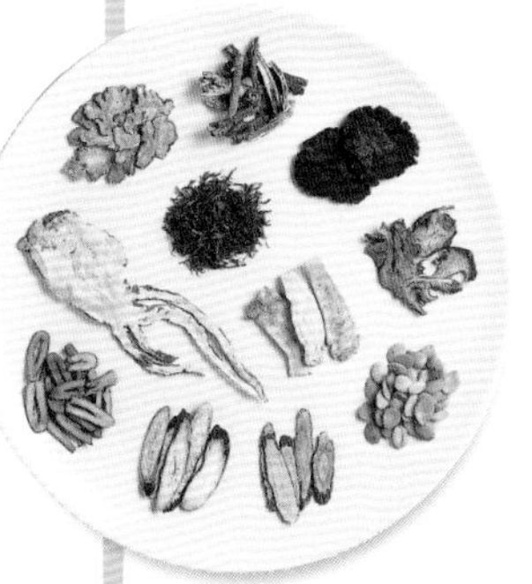

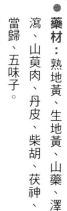

常見的糖尿病治法

西醫如何診治糖尿病？

以西醫治療糖尿病是目前醫界的主流。西醫的治療原則是什麼？最新的發展為何？又可能引發什麼副作用？本章有清楚的解答。

治療現況與最新發展

胰島素注射治療是治療糖尿病的重要方法，第一型糖尿病患者需要注射胰島素，第二型糖尿病患者雖然以飲食控制、運動鍛練、口服降血糖藥物等治療方式為主，但隨著病情改變，也可能會到需要注射胰島素的階段。

傳統治療糖尿病，多先從服用單一降血糖藥開始，再依病情變化採用多種口服降血糖藥，之後再視需要搭配注射胰島素，完全以胰島素進行治療，通常是最後階段。

通常患者注射胰島素，一天需打二針，令不少患者感到麻煩，但現在也有不少長效型胰島素，一天只要打一針，不僅較為方便有效，並能大幅降低血糖產生的風險。治療糖尿病的方式也有改變，不一定循序漸進，可能在治療初期合併使用降血糖藥物與胰島素注射，視想要達到的目標進行治療。口服治療合併二十四小時長效型基礎胰島素新療法的發表，即為成功的例子。

目前國外正在研究吸入型的乾粉狀胰島素，與植入式的人工胰臟(或稱胰島素幫浦機，能隨時偵測血糖變化，自動釋出胰島素以調整血糖濃度)，成功以後，可以提供患者更多的治療選擇，並能為糖尿病患者創造更佳的生活品質。

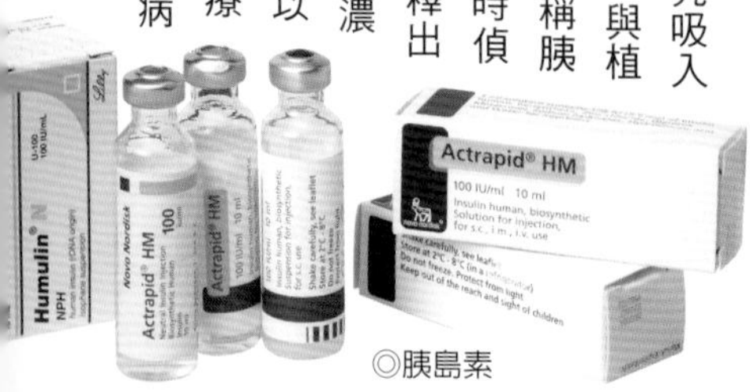

◎胰島素

第一型糖尿病

治療重點～注射胰島素

第一型糖尿病患者體內胰島素嚴重缺乏，必須注射胰島素進行治療，否則易引起嚴重的急性併發症，危及生命。

適合以胰島素進行治療的人：

● 第一型糖尿病患者。

● 糖尿病婦女的妊娠期與分娩期。

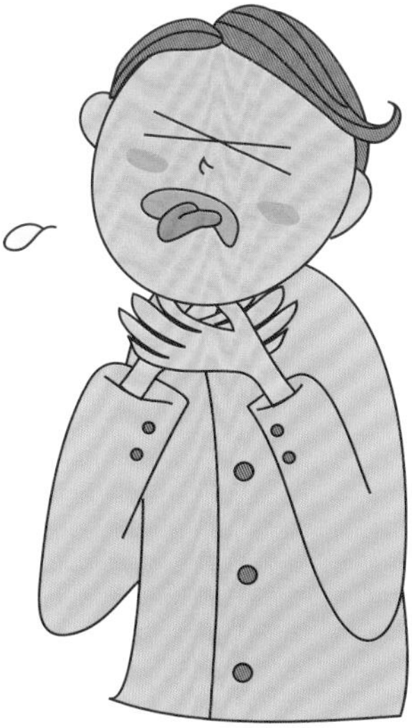

● 糖尿病併發酮酸中毒及高滲透壓非酮體性昏迷時。

● 第二型糖尿病經口服降糖藥治療一段時間後，血糖仍然居高不下，療效不彰，可以改用胰島素來治療。

● 糖尿病患者病情較重，出現各種併發症，如視網膜病變、神經病變、糖尿病腎病等。

● 糖尿病人有重度感染、需進行外科大手術等情況時。

● 肝腎功能不佳的糖尿病患者。

可能的副作用及對策

● 出現低血糖反應，特別是患者肚子餓卻沒有即時進食時，應立刻進食緩解；若陷入昏迷，應該馬上就醫。

● 出現全身性、局部性皮膚紅腫、水腫等過敏反應時，可變換注射位置，或針對過敏進行治療。

● 出現手腳、臉部的水腫症狀時，可使用一些利尿劑改善。

● 出現皮下脂肪萎縮，因為皮下脂肪營養不良，造成表面的皮膚凹陷，此時每天變換注射位置有預防作用。

注意事項

不適合注射胰島素的人：

● 還可以口服降血糖藥控制血糖濃度與糖化血色素指標者。

● 患者自己或家人，無法學習自行在家注射胰島素者。

● 患者自己或家人，無法辨認或處理低血糖狀態者。

● 患者體質容易過敏，而有全身性蕁麻疹或是過敏性休克現象者。

在應用胰島素時，每日三餐前及睡前需作尿糖、尿量、進食量的記錄，根據尿糖變化調整藥物用量。如果患者的腎功能不佳，則需要定期觀察血糖。

第二型糖尿病

治療重點～降血糖藥

一般的第二型糖尿病患者，在發病初期多能透過飲食、運動療法控制將血糖控制在標準範圍之內，如果不能有效控制，才建議進行口服降血糖藥物治療。肥胖者使用雙胍類藥物，非肥胖者使用磺醯尿素類藥物，部份飯後高血糖症的糖尿病患者則使用阿爾發葡萄糖苷酶抑制劑，抑制多醣類分解，以降低飯後血糖。

要良好控制此型糖尿病，需要飲食、運動、和口服降血糖藥三者間的互相配合。若能將空腹血糖值控制在八〇～一二〇mg／dl，飯後兩小時血糖值控制於八〇～一六〇mg／dl之間，最為理想。

服用降血糖藥物之前，患者需確認肝、腎功能正常，如果肝、腎功能不佳，人體不能正常排泄掉這些藥物，會引起嚴重的低血糖症，具有致命的危險。

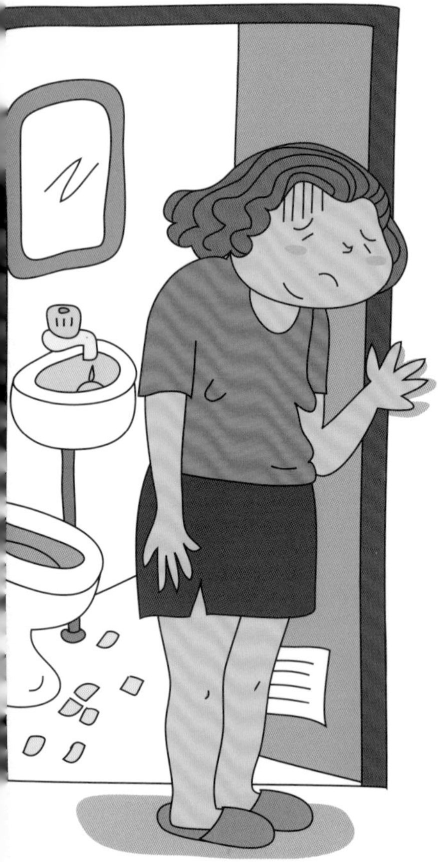

口服降血糖藥分為以下二種：

磺醯尿素類

為能刺激胰臟分泌較多量的胰島素，適合病況較輕，病史在十年之內，經過運動、飲食治療，仍不能有效控制血糖值的患者。

●副作用及對策：

這一類藥物副作用不大，長期服用較少產生嚴重的不良反應，但如果患者有水腫或肝炎，應用不當可能發生低血糖，有些患者大量使用，可能產生食慾衰退、噁心、腹痛、皮膚搔癢過敏的症狀，一般多以藥量減少來改善。

雙胍類

可抑制肝臟製造葡萄糖，並促進人體組織對葡萄糖的利用。適合經過運動、飲食治療，仍不能有效控制血糖值的患者，尤其是超重的肥胖患者使用。對磺醯尿素類藥物過敏或用之無效的患者也適合使用。

常見的降血糖藥

磺醯尿素類（Sulfonylureas）	雙胍類 (Biguanides)
Glimepiride (Amaryl))	Metformin
Glibenclamide (Euglucon)	
Glipizide(Glutrol)	
Gliclazide (Diamicron)	

●副作用及對策：

主要為腸胃不舒服，例如沒有食慾、脹氣、噁心、腹瀉、腹痛等。可減量或以其他藥物替代。

注意事項

服用藥物從小劑量開始，慢慢增加至標準的最大劑量，並依空腹血糖值增減劑量，但切記不可自己購買成藥服用，或自行更改藥量。有些患者服用降血糖藥物一段時間之後，血糖值一直低於正常標準，便自行減藥，這種做法十分危險，因為血糖值的降低乃是藥物作用下的結果，如果貿然自行停藥則容易使血糖值上升，甚至產生酮酸血症等併發症，所以用藥量一定需由醫師診斷開立，才能確保療效與安全。

此外，有些藥物具有增強、減弱口服降血糖藥物的作用（常見的減弱藥物包括口服避孕藥、利尿劑、甲狀腺荷爾蒙等多種），一起服用會影響糖尿病的治療，應諮詢醫師意見，慎重使用。

不適合使用口服降血糖藥物的人：

- 第一型糖尿病人。
- 患有糖尿病的孕婦。
- 接受重大手術前後的患者。
- 處於重大壓力下，如受重傷或嚴重感染症。
- 對於口服藥有不良反應或會過敏的人。
- 有明顯的心、肝、腎功能產生紊亂的人。
- 有明顯視力衰退的人。
- 酒精中毒的人。

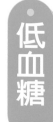

治療時分秒必爭

急性併發症的急救法

在發現胰島素治療之前，急性併發症是糖尿病患致死的一大原因，現在的死亡率雖已經大為降低，但是相關的急救常識仍是必備的。

糖尿病的急性併發症方面，最普遍的是低血糖與糖尿病昏迷（酮酸中毒&高滲透壓非酮體性昏迷）。

糖尿病患者如果血糖太高或太低，都容易發生急性併發症。酮酸中毒沒有立即治療很可能導致死亡，高滲透壓昏迷也有致命的危險，以上急性併發症都需要患者與家屬的小心應對，避免悲劇發生。

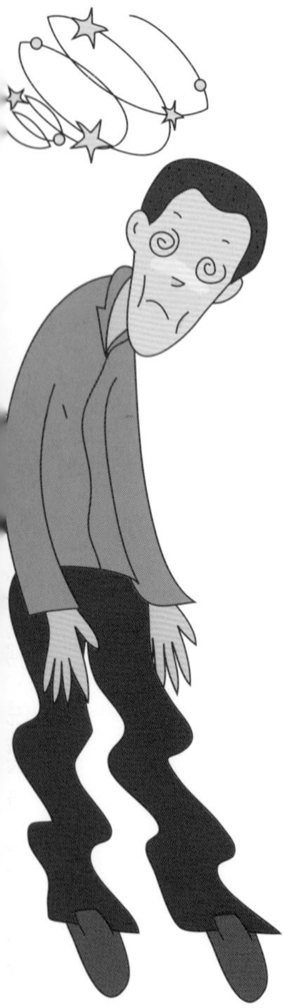

低血糖

高危險群

糖尿病患者在治療過程中容易引起低血糖，因為降血糖藥物的作用，當血糖降低得太快，便會引發低血糖。如果罹患糖尿病的病程長久，體內腎上腺素與升糖激素對於低血糖的反應性降低時，就更容易發生。

發生的原因

● 第二型的糖尿病患者常因為沒吃、太晚用餐或激烈運動而引發低血糖。

● 同時服用類固醇、阿斯匹靈、抗生素等藥物交互作用引起。

● 有肝腎功能障礙的人。

● 胰島素注射過量。

● 身體不適、嘔吐、腹瀉、飲酒。

產生的症狀

● **交感神經症狀**

感到饑餓、不安、心跳加速、嘴巴或舌頭有麻痺感、皮膚蒼白、冒冷汗、身體有發抖的感覺等。

● **中樞神經症狀**

嚴重的低血糖症狀會影響大腦運作，造成如神志遲鈍、健忘、精神無法集中、意識混亂、失去耐心、視力模糊、說話不清不楚、非常疲倦、頭痛、頭暈、甚至產生痙攣、昏迷的狀態。

如何預防？

注意用餐時間與運動量、藥物共用的關係、降血糖藥物的使用，最好能隨身攜帶糖尿病識別卡或是糖尿病護照，並隨身帶著糖果或巧克力，以防萬一。

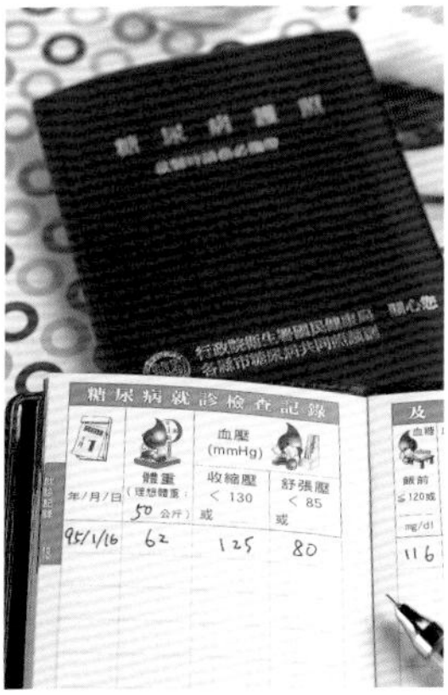

◎糖尿病護照

緊急處理法

1. 神智清醒時，多吃一點甜食，例如：糖果、糕餅、巧克力等；或喝甜的飲料，像是果汁或汽水（不能喝含代糖的低卡飲料）等。
2. 神智昏迷時，已經不能吃東西了，要馬上送醫，需注射葡萄糖或升糖激素。

酮酸中毒與高滲透壓非酮體性昏迷

高危險群

自行停用藥物或注射胰島素的第一型糖尿病患者因血糖控制不佳，患有嚴重的併發症，是高危險群。這類患者很可能因為血糖過高，體內代謝產生異常變化，導致體內酮酸升高，造成意識昏迷的「糖尿病酮酸血症」；或酮酸升高不明顯，但血液滲透壓升高的「高滲透壓非酮體性昏迷」，這兩種狀況的傷害性都很巨大，有致命的危險。

發生的原因

因體內胰島素嚴重不足（多見於第一型糖尿病患者中斷胰島素治療或治療效果不佳），受到刺激或壓力增大，或受到各種感染（呼吸道、腸胃道感染等等），使胰島素需求大增。因為身體欠缺胰島素，無法抑制脂肪分解，因而產生大量的脂肪酸，脂肪酸燃燒之後，就會產生酮體。酮體在人體內積存過多就會產生酮酸中毒。

高滲透壓非酮體性昏迷常見於第二型糖尿病患者，會造成血糖升高、脫水的因素都可能誘發本病，例如嚴重感染、腦中風、心肌梗塞、燒傷、中暑、血液透析、腹膜透析，或罹患甲狀腺亢進、肢端肥大症等這類的內分泌疾病。

產生的症狀

●糖尿病性酮酸中毒

會含有三多症狀加重、全身無力、肌肉痠痛、厭食、噁心、腹瀉、低血壓，因脫水導致皮膚黏膜乾燥，嚴重者會導致四肢冰冷、呼吸急促、呼氣有爛水果味，甚至出現嗜睡、意識模糊，最後進入昏迷的狀態，以第一型糖尿病患者較易發生。

●高滲透壓非酮體性昏迷

依症狀出現順序，分為脫水期、神經受損期。脫水期會加重多食、多渴、多尿等典型糖尿病症狀，並會因為脫水產生血壓下降、皮膚乾燥、心悸等症狀，這個階段通常會持續數天到數週。若未妥善治療照顧而進入神經受損階段，則會因為感覺神經受到抑制，變得反應遲滯，嚴重者會導致意識混亂、全身性癲癇、語焉不詳、進而昏迷休克，死亡率較高，以第二型糖尿病患者較易發生。

如何預防？

預防的最佳方法，是平時將血糖控制在理想範圍內，但是否控制得好，不能憑自己的感覺，須定期受檢才行，一覺得身體不對勁就應就醫，平時要儘量避免發生各種感染、高熱、脫水、灼傷的情況，少用如利尿劑等等這類會使血糖升高的藥物，才能夠將併發症發生的機會降到最低。

緊急處理法

必須馬上送醫急救，補充胰島素、水與鉀。兩者比較，以高滲透壓非酮體性昏迷患者需要較多的胰島素進行治療。

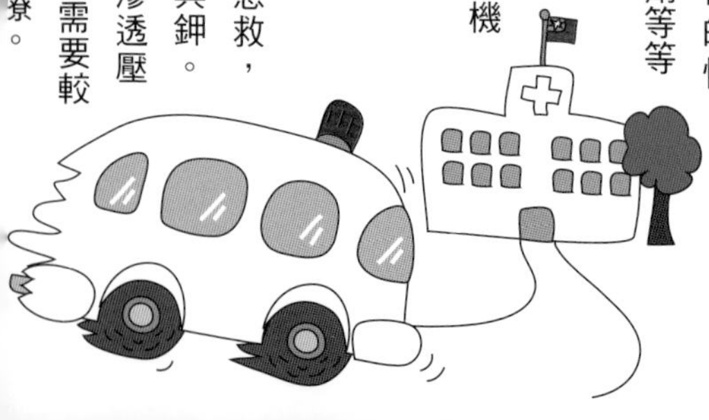

糖尿病療程需要花很多錢嗎？

糖尿病是一種病程綿延日久、無法斷根的慢性疾病，需要長時間進行追蹤與治療。在一般人的印象中，這一類的慢性疾病需要耗費大量的時間與金錢，對生活會造成大量的負擔，這是正確的嗎？

健保有給付的項目

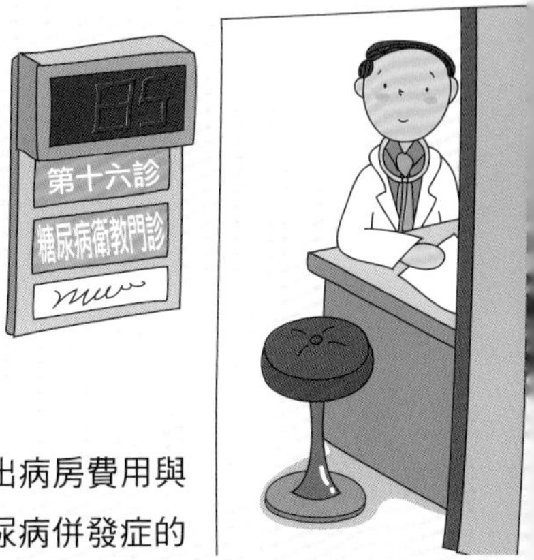

- 掛號費與部分負擔。
- 合理且必須的抽血、檢查。
- 治療藥物（含胰島素及口服降血糖藥）的費用。

自付額較高的項目

如果因為出現併發症而住院，就會多出病房費用與住院期間其他的自付額花費（如治療糖尿病併發症的藥物、手術、檢查等等，健保有給付，但大多有一定數目的自付額）。

血糖控制佳為省錢要訣

糖尿病療程所需時間、花費的關鍵，取決於患者是否可有效地控制血糖穩定值。通常只要血糖控制良好，患者就會相對減少回診的次數，也不會因為併發症而住院，自然會省下較多的掛號費與自負額。另外，透過中醫藥的治療，能發揮最佳的防治作用，也是一種減輕費用的實惠方式。

糖尿病該掛哪一科？

- 血糖、血脂併發症以及整體之控制→內分泌新陳代謝科
- 神經病變之檢查與治療→神經內科
- 腎病變之檢查與治療→腎臟內科
- 眼睛病變之檢查與治療→眼科
- 心血管病變之檢查與治療→心臟血管內科
- 足部病變之檢查與治療→一般外科
- 神經病變影響到性功能之檢查與治療→泌尿外科

三、生活調養篇

糖尿病是一種需要長期抗戰的慢性疾病，

需從運動、飲食、藥物三管齊下，才能有效控制。

若不願改變原來的生活習慣，將心理建設好，

導致血糖長期處於過高的不穩定狀態，

就容易導致嚴重的併發症，造成對生命、健康的威脅。

因此糖尿病的自我管理十分重要，

絕不能只想依靠醫生及藥物。

Chapter 3

心理重建很重要

糖尿病友需要好心情

最新的研究顯示，笑有助於降低血糖。因此良好的情緒管理對於控制病情有莫大的影響，讓自己養成開心的習慣吧！

大部份的人被診斷出罹患糖尿病後，會受到很大的心理衝擊，原來井然有序的生活突然間偏離了正常軌道，幾乎每個患者都會出現憤怒、焦慮、沮喪的情緒。

實際上，糖尿病是可以得到良好控制的疾病，並非絕症，只要進行適當的調養與治療，減少併發症的影響，一樣可以過著愉快充實的生活。因此，糖尿病患者的心理調適格外重要。

情緒對糖尿病治療的影響

負面情緒如果得不到調節抒發，會在患者身上累積成為壓力，伴隨治療時間不斷擴大，壓力會使體內多種荷爾蒙增加，這些荷爾蒙會使胰島素增加阻抗作用，導致血糖升高、病情加重。

更重要的是，跨不過這些心理障礙，會使患者逐漸自我封閉，慢慢斷絕與他人的良性互動，一步步腐蝕自己對人生價值的肯定，以致令自陷痛苦的生活中，終日抱怨或陷入憂鬱。積極的情緒對糖尿病患者具有正面幫助，從身心醫學的角度來看，喜悅、開心的情緒能振奮精神、消除疲勞，確實有益人體免疫能力的有效運作。

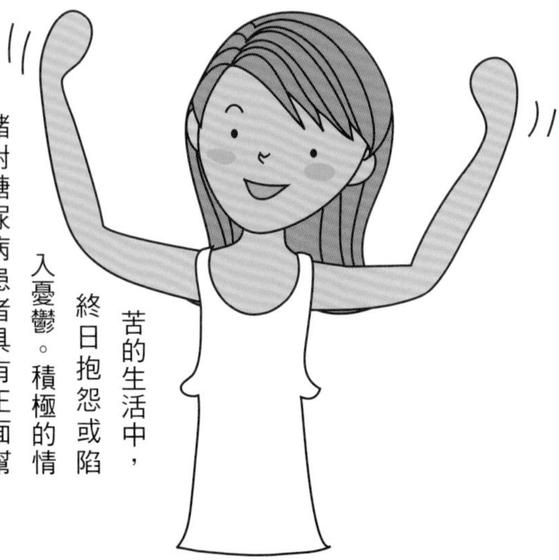

如何調適好心情？

參與支援性團體：加入糖尿病病友會，與成員分享交流治療糖尿病的生活經驗，並且互相支持打氣。當你與其它人接觸後，會實際感受到糖尿病並沒有自己想像的那麼可怕。

接受家人朋友的支持：在情緒調適的過渡期，不要壓抑自己的情緒，將自己的難過、憤怒向這些願意支持你的人傾洩，不要認為自己必需默默承受一切，尋求可以依賴的人，取得支持。

正視恐懼：糖尿病需伴隨一生，患病的消息往往如晴天霹靂，擔心可能會導致殘障。可能不能如一般人過生活的恐懼是正常的，不要逃避，正視恐懼，體會它，然後接受它，才能踏出控制的第一步。

不要求完美：影響血糖的原因很多，我們的目標是良好控制，不是完美控制。如果目標訂得太嚴格，不斷受挫會使自己氣餒。

讓自己笑：讓自己儘量感受生活的愉快氣氛，多看一些有趣的漫畫、書或節目，讓笑轉移注意力，遠離煩惱。

學習放鬆技巧：透過深呼吸、冥想等放鬆技巧，讓自己沈靜下來，有助於找出造成各種負面情緒的原因。

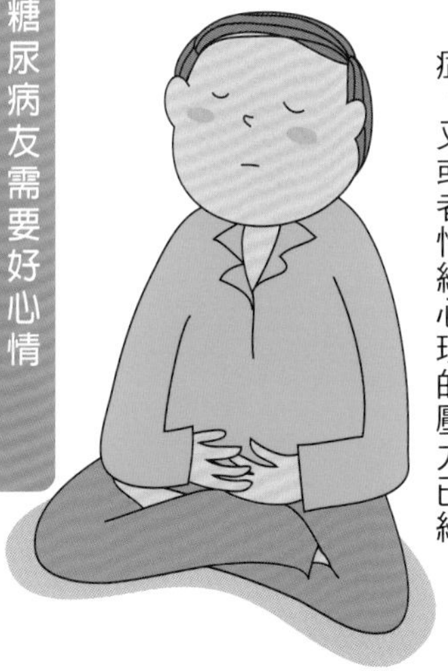

善用專業諮詢：有嚴重心理障礙的糖尿病患者也可能引發憂鬱症，又或者情緒心理的壓力已經無法承受，應該找心理醫師、精神科醫師接受專業諮詢。

與醫生建立良好的互動關係：與主治醫師、營養師等醫療團隊建立良好的溝通與信賴關係，盡情說出感受，提出疑慮，以瞭解病情現況與各種治療方法。

收集足夠資料：恐懼、沮喪的原因可能是不瞭解糖尿病相關知識，可以閱讀各種書籍、報章雜誌，避免想像力拘束了自己，遇到不解的問題可向醫師尋問。

確定自己可以掌控病情：不知道病況將來會如何發展，會使患者產生很大的壓力，知道自己可以控制糖尿病，這種確定感很重要！透過醫師、家人的協助，加上自己努力的落實計劃，可以加強這種感覺，這股正面的能量有助於病友突破心理障礙。

糖尿病友10大心理調節法

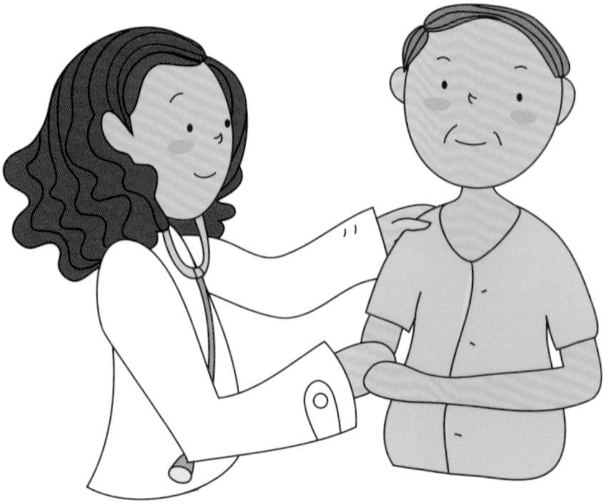

抱持積極的人生觀，常常進行心理放鬆訓練，有助於維持心情的寧靜和緩，透過下列的方法能加強心理調適！

1. 透過飲食與自我監測，努力維持良好穩定的血糖值。
2. 建立積極光明的人生觀。
3. 直接面對問題，對生活上的不如意，不採取逃避的態度。
4. 常常自我加油打氣，不設限過高，凡事循序漸進。
5. 維繫良好的人際關係，不自我封閉，宜透過家人、朋友方面得到鼓勵。
6. 學習放鬆技巧，藉由放空思維，專注呼吸的方法，放鬆身心。
7. 養成適當運動的習慣，保持適當的運動量，身心能量的正常循環，有利病情康復。
8. 不要忘了幫助他人，善意關心的互動交流，能增加患者正面心理的能量。
9. 養成幽默感並常常微笑。
10. 做好時間管理。井然有序、不失重心的生活，能減少遭受精神刺激與過大的情緒波動。正常作息，有助於維持身體內分泌的穩定與平衡。

「笑」對糖尿病的治療有效？

日本的基因科學家村上和雄，曾做過一項有趣的實驗：他找了一群糖尿病患者，先讓他們聽一段無聊的學術演講，之後再讓其中一部分的人看喜劇表演，經過2天的實驗後，發現有看喜劇表演的糖尿病患者，血糖的濃度明顯低於只有聽無聊學術演講的患者。

有一位看過喜劇表演的病友說：「我年輕時經常笑，但是年紀漸長後就越笑越少。但參與過這項療程後，我感覺全身血液循環流暢，甚至可以跪下來禱告。」

若這項研究獲得進一步的證實，未來醫師給糖尿病友的處方箋中，可能會包括1片喜劇光碟。

家人總動員

全家一起調養糖尿病

若能擁有全家人的支持，齊心抗病，對於病情的控制有莫大的助益！

病患篇

糖尿病是一種需要長期抗戰的慢性疾病，需從運動、飲食、藥物三管齊下，才能有效控制。抱持自暴自棄的想法或馬虎隨便的態度，不願改變原來的生活習慣，好好建設心理，會導致血糖長期處於過高的不穩定狀態，就容易導致嚴重的併發症，造成對生命、健康的威脅。因此糖尿病的自我管理十分重要，絕不能單純地只想依靠醫生。

如何在生活中抗病？

● 減少進食量

患者首先要注意的是減少進食量，要有每日攝取總熱量需受控制的觀念，不能像以前一樣，完全隨口腹之慾，愛吃什麼就吃什麼。醣類攝取要減少，蛋白質、脂肪也要合理地少吃，富含高熱量的副食品、醃製加工的食品儘量不吃。糖尿病患者當然還是能享受美味的食物，只要適當合理地吃。事實上，糖尿病患者的飲食嚴格要求營養均衡，比一般人更健康！

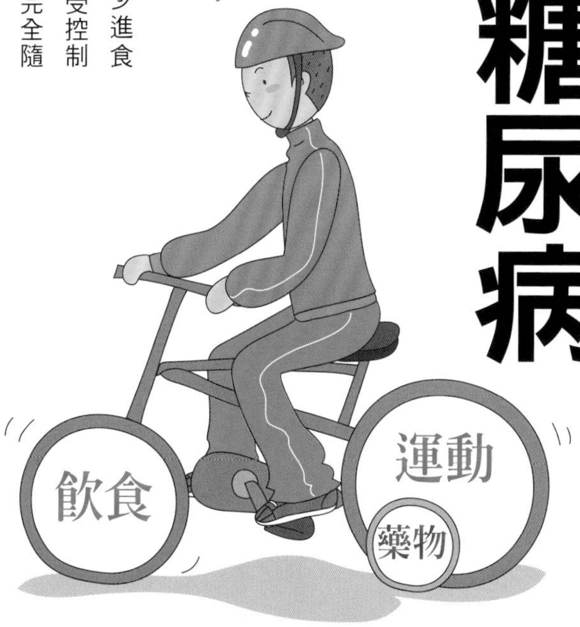

●多多運動

其次，是要多運動，維持規律的運動習慣，並保持一定的運動量，不能稍做即止。運動可以促使胰島素有效發揮作用，還能提高血液循環量，降低併發症的發生機率與嚴重程度。如果可以合理控制飲食，並養成運動習慣，維持正常體重不上升，對於穩定血糖值大有助益。

最好能每天早、中、晚散步三十至四十五分鐘，或進行其它健身活動。不過運動量增加時，要注意能量的補充。

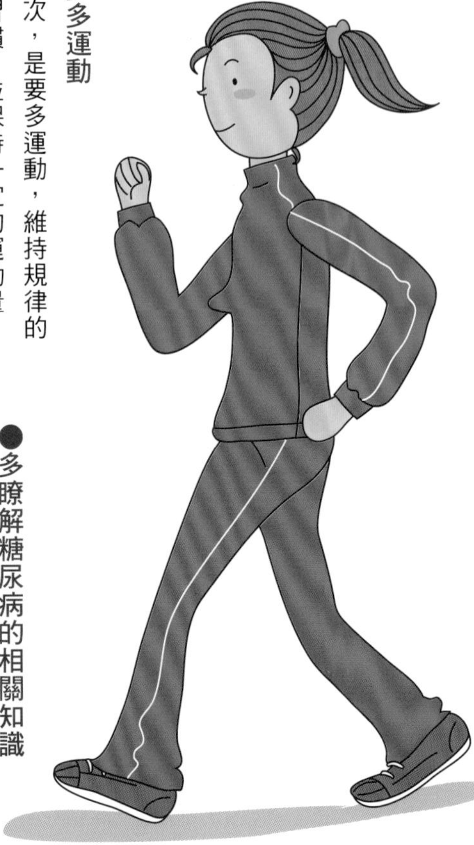

●多瞭解糖尿病的相關知識

糖尿病是併發症頻繁的慢性病，與飲食關係密切，因此平常該吃些什麼？怎麼吃？需計較這類的進食細節。此外，患者的血糖值較一般人容易波動，進而產生高血糖或低血糖的危險狀態，所以有必要時時瞭解身體血糖的狀況以有效控制。多認識糖尿病的相關資訊，對其危害與防治方法多懂一些，建立正確的觀念與心態，才能發揮調養與治療的最大功效。

●治療須持之以恆

糖尿病的療程綿長，需配合藥物、飲食、運動等多種療法，同時需要接受血糖、尿糖、血壓等多項檢查，對日常生活多少會造成不便。有些患者進行治療一段時間之後，自己覺得病情得到改善，便擅自停止服藥，也有人認為病況陷入膠著，而自行增加藥量，或另尋其它偏方，期望能有神效。這樣的作法十分危險，不僅會打亂了原來的治療步驟，使先前的努力付諸流水，反覆發作的症狀更會使病情惡化。

●放鬆心情

人的情緒、心理會影響身體健康。良好的心理狀態與觀念能積極防治糖尿病。精神緊張、憂鬱等負面情緒與壓力也會造成壓力激素的增加、腦內啡（endorphin）濃度減少，引起血糖升高，並加強胰島素抵抗，原本很可能還要好幾十年後才會發生糖尿病的併發症，就因為長期悶悶不樂、受悲觀情緒影響，很快就病發了。所以，憂鬱、緊張是糖尿病患的大敵。

●每天自我測試與記錄

與醫生保持聯繫，確實做好包括飲食、藥物治療、血糖、尿糖等種種記錄。每天自己檢測血糖值，做好變化記錄，定期抽血受檢血糖時，可提供給醫師做為參考，以即時發現病情的變化。愈是熟悉患者病情演變的醫師，愈能準確察知細微的變化處，也較能掌握病因病況的因果關係，有助於控制疾病。

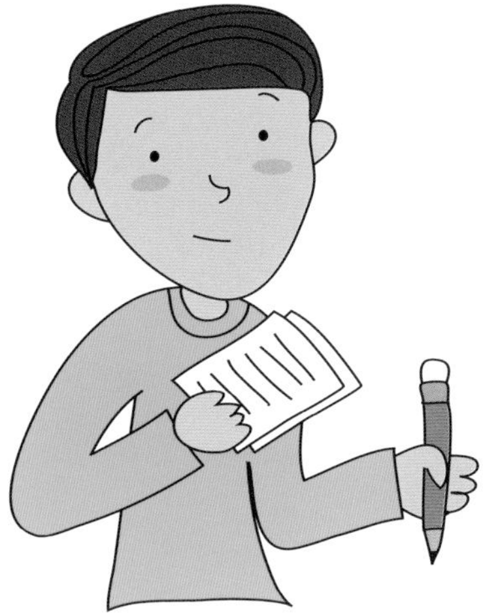

●每月複檢

每月至少複診一次，平時經常自己測量血糖值。在發燒、腹瀉或全身不適的特殊情況下，就要及時就醫。還需要常常測量血壓，使血壓維持在正常標準。高血壓會提高糖尿病併發症的發生率以及嚴重度。

●每年全身健康檢查

糖尿病會引起全身性併發症。所以每年最少做一次全身檢查，包括檢測視力，看眼底、測尿蛋白和神經系統檢查等等。

家人篇

在治療糖尿病的過程中，家人的協助是成功的重要關鍵。大多數的患者都需要與糖尿病長期抗戰，家人的提醒與鼓勵，能強化病友的決心與毅力，徹底落實治療計劃，防治低血糖反應，以減少或減緩併發症的產生。

家有糖尿病患的四大注意事項

1 持續地支持關心患者。特別是身體較虛弱的老年人或身心尚未完全成熟的青少年與兒童患者，更應該付出加倍的關心與呵護，使患者擁有一個安定溫暖、沒有後顧之憂的養病環境。

2 與醫師密切配合，鼓勵、督促患者積極配合治療。實行飲食控制初期，患者往往不易徹底落實，家人的照料是成功執行的主要關鍵，此外還能幫助或督促患者自我監測血糖並施打胰島素。家人督促患者按時按量服藥，定期到醫院複診，確保持續治療，不突然中斷。

3. 協助患者養成良好的生活習慣，戒除煙酒。同時鼓勵並協助患者多做運動。家人能陪患者一起運動最好，在過程中須留意患者的身體狀況，預防足部損傷與心血管併發症的產生。

4. 認識低血糖發生時的狀態與預防治療措施，一旦患者出現低血糖反應，家屬能馬上辨別並立即做簡單的處理。

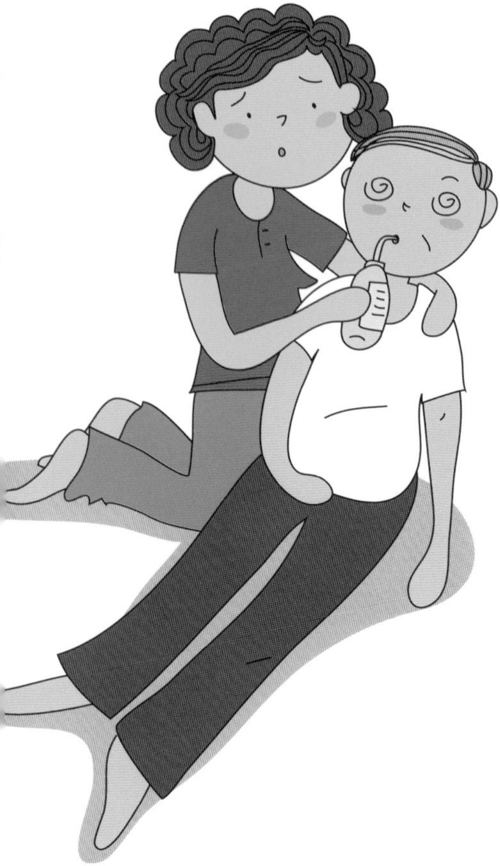

葡萄糖耐量異常(IGT)

葡萄糖耐量異常是指餐後2小時血糖值大於或等於140mg/dl，但小於200mg/dl。透過測量口服葡萄糖2小時後的血糖值，瞭解人體對葡萄糖的耐受情況，是診斷糖尿病的重要檢查。

葡萄糖耐量異常雖非糖尿病，但比正常人容易轉變成糖尿病，一些葡萄糖耐量異常的患者，自己沒有任何自覺症狀，但實際上心血管己經受到損害，餐後血糖值越高，愈容易發生心絞痛、中風等心血管併發症，但在這個階段也可能轉化為正常。

所以有糖尿病家族史、缺乏運動、肥胖、妊娠糖尿病史與40歲以上的糖耐量異常的高危險群，一定要定期進行餐後血糖監測，早期發現，並進行飲食、運動或藥物治療，使它不轉化為糖尿病。

糖尿病三大戒律！

1 戒煙

煙中含有菸鹼，對心血管有很大的危害，長時間吸煙，會使心跳加快、血壓高昇，對伴有高血壓、心臟病的糖尿病患者有加重症狀的危險。此外，吸煙的糖尿病患者罹患動脈粥狀硬化、腦中風、心肌梗塞、足部壞死的機會也遠高於不吸煙的患者。

2 戒酒

酒精會加強胰島素的作用，使用胰島素治療的患者飲酒後，常會引起低血糖反應。過量的酒精會麻痺神經，增強肝臟負擔，不少糖尿病患者的肝臟解毒功能不佳、神經也受到一定的損害，長期飲酒會加重病況。

3 戒高脂

糖尿病患者常伴有高血脂症，高血脂會促使血管併發症的產生與惡化。

預防高血脂的主要方法有2項，飲食與藥物治療雙管齊下，其中飲食療法又是藥物治療的前提與基礎，如果治療效果好，可以不必使用藥物。

飲食時要確實注意不要過量攝取卡路里與脂肪，如炸薯條、甜不辣、洋芋片、油炸零食、蛋糕、冰淇淋、起司等全脂奶製品。蛋黃等食物應少吃；其次，要適度攝取燕麥及米糠等食物纖維。早餐可以選擇全麥的麵包、饅頭、低脂牛奶、豆漿及水果；午、晚餐可以穀類、蔬菜為主食，避免只吃肉類。

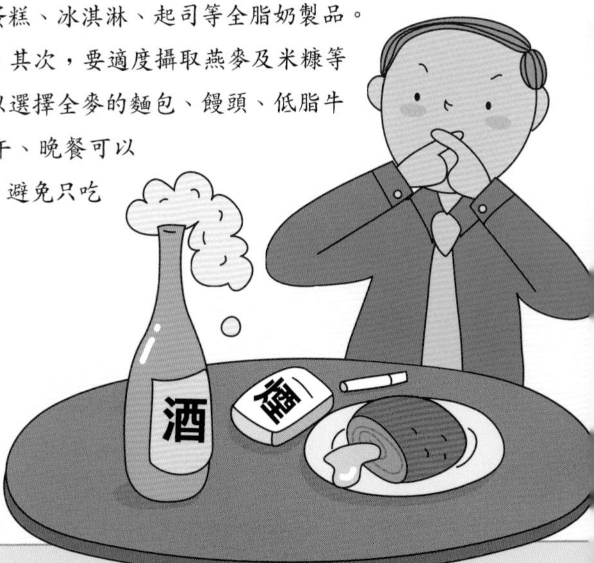

家有糖尿病兒應該如何照護？

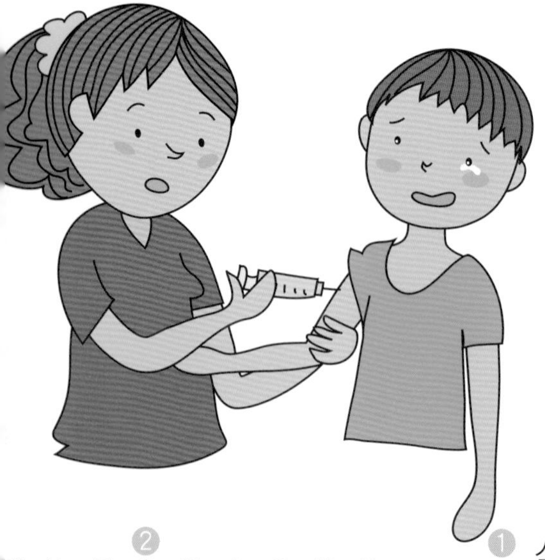

未成年的孩子罹患了糖尿病，常常會令父母陷入自責與沮喪的深淵，認為是自己害了孩子，也擔心孩子無法順利成長。事實上，只要好好控制，即使罹患了糖尿病，孩子依舊可以健康快樂的長大！未成年的孩子要良好控制病情，需要父母更多的協助。因此父母應及早打起精神，樂觀看待，需知大人樂觀的態度，將會深深影響孩子對自己罹病的接受度。

幼年型糖尿病的治療與照顧和成人患者有所不同，注意事項如下：

1. 兒童的身高體重每三個月就應測量一次，若數值不正常，就要立即評估血糖控制、胰島素劑量與營養狀態，並進一步瞭解是否有其他疾病。正常的生長發育不僅是此時兒童該階段的重要目標，也是糖尿病是否控制良好的主要指標。
2. 多數的兒童糖尿病屬於第一型糖尿病，需要每天早餐前與晚餐前注射一劑胰島素，大一點的患童則應學會自己打針。一般注射部位是大腿、上手臂與臀部上外部。已經念書的兒童可鼓勵選擇腹側注射，效果較佳。
3. 避免孩子過重、血糖起伏太大、低血糖、高血脂，以預防併發症。為了確保孩子發育正常，不能像成人般少吃，除非患童真的超重，否則提供熱量原則應與一般兒童相同。
4. 由於免疫力下降，易遭各種感染，尤其是上呼吸道、泌尿道、消化道及皮膚感染，當發生嚴重感染時尤其容易併發酮酸中毒，它可迅速發生也可在幾天之內慢慢產生。酮酸中毒的症狀包括了腹痛、噁心、嘔吐、呼吸急促及呼吸中有水果的氣味、嗜睡等，若有這些症狀時，必須馬上送醫檢查及處理。
5. 鼓勵兒童運動，運動能強化心血

管，維持標準體重。不過，兒童活動量較大，愛玩好動，運動量不易控制，父母與醫師應多多留心，也不能讓他運動過度。

⑥ 運動前要另外吃含醣類和蛋白質的食物。應讓學校老師清楚知道患童在運動前要吃點心，也要瞭解低血糖發生的症狀與發生時的應變方法。

⑦ 需按時監測孩子血糖和醣化血色素以瞭解病情。建議病童在血糖大於二四〇mg／dl或生病時要加驗尿酮。

⑧ 由於胰島素依賴型糖尿病患者必須接受胰島素治療，特別是積極性的胰島素治療，所以患童在治療過程中容易發生低血糖反應，多出現於太久沒有進食、或從事很激烈的運動之後。胰島素作用最強時多在注射後三~四小時，中效或長效者在夜間或次晨早餐前出現。症狀為手抖、緊張、出冷汗、飢餓感、頭痛、噁心、嗜睡及類似喝醉的感覺，如果發生嚴重低血糖而不治療，也可能產生昏迷及死亡。當低血糖症狀發生時，立即食用含高糖分的點心或飲料（如柳澄汁），便可很快改善症狀。

⑨ 兒童糖尿患者一般發病於小學或中學，但也有出生不久即罹患糖尿病的例子。嬰兒得病時容易脫水，父母必須小心監測孩子的血糖和血壓。

⑩ 家人的支持幫助對尚不能自立的患童來說格外重要，建議全家都接受糖尿病治療照護的相關衛教，包括祖父母與保母，愈多人能夠分擔照護工作，愈能提高照護的品質。

注意糖尿病的蜜月現象！

再次提醒患者及家屬，對抗糖尿病千萬不能掉以輕心！尤其糖尿病有一種特殊的蜜月現象，通常糖尿病患者在接受胰島素治療一段時間之後，能維持控制良好的狀態1至2年，猶如新婚的蜜月期。在這個時期的糖尿病患者往往會以爲糖尿病已經痊癒，不再確實進行藥物、飲食、運動等綜合治療，結果反而使這段控制良好的蜜月期變質成爲惡化的陷阱，使病情加重，得不償失。

遠離糖尿病威脅

防護六大常見併發症

糖尿病的併發症是許多糖尿病友心中最大的夢魘。如何在生活中採取預防步驟以及減緩症狀惡化，是病友必學的生活常識。

1 神經病變

一般將糖尿病神經病變分為中樞性和周圍性神經病變兩類，以周圍性神經病變比較常見，包括顱神經、感覺神經、運動神經與自主神經病變等多種。

早期控制血糖可預防

早期控制血糖消除病因，能使神經症狀逐步減輕、獲得緩解。控制糖尿病神經病變的主要方法是控制血糖，以延緩神經病變的發展。西醫也可能會使用維生素，特別是維生素B群、C和E（也可以在醫師指導下，自己購買維生素產品服用）。如果疼痛症狀明顯，醫師會指導使用止痛藥，另外，以中藥治療也有令人驚喜的效果。

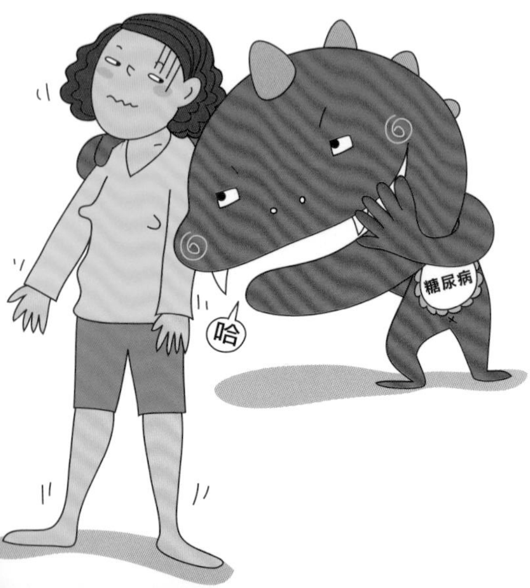

生活照護原則

併發神經病變的病友因為感覺遲鈍，對溫度感覺變弱，平時應該積極防治各種燙傷，洗腳或洗澡水應該請家人先試一試溫度，確定溫度適宜後再洗。

冬天要防止凍傷，注意保暖。

平時要穿鬆軟舒適的鞋子，不要穿高跟鞋。

不要從事容易導致外傷的工作，如煉鋼、焊接、建築等，以避免外傷感染。

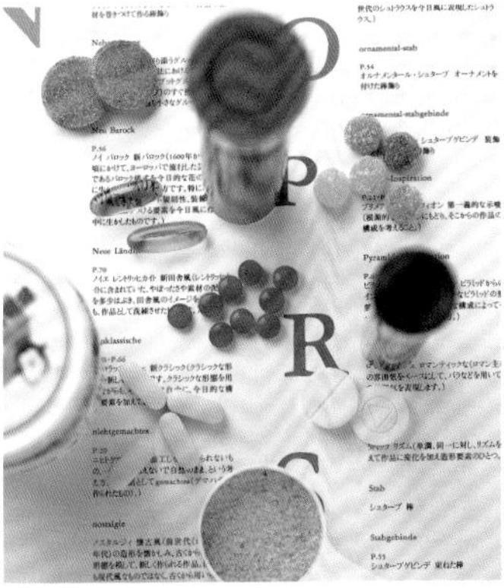
◎補充維生素是治療神經病變的療法之一。

2 眼睛病變

大概有比例一半的糖尿病人，在一生中會發生某種程度的糖尿病視網膜病變，因此預防與保健的工作非常重要。

控制血糖避免惡化

與預防神經病變一樣，避免視網膜病變惡化最好的方法就是控制血糖。長期嚴格控制血糖能明顯降低失明的機率。特別要注意的是，如果併發高血壓與腎臟病會加重黃斑部水腫，所以這些內科疾病更應該積極進行控制。

定期接受眼睛檢查

糖尿病視網膜病變早期不會出現症狀，當症狀顯現時，病變已經發展到一定的程度，所以定期的例行檢查對患者的眼睛格外重要。只要早期治療，雖不能完全根治糖尿病視網膜病變，卻能有效防止視力進一步惡化。

第一型的糖尿病患者至少應在發病後五年之內進行眼科的常規檢查。

第二型的糖尿病患者從發現糖尿病開始就要接受檢查，以後每年都要進行常規檢查。

如果發現已經產生視網膜病變，應該立刻到醫院治療，以預防失明。

經檢查為初期病變，每二至六月應再受檢一次；若已至較嚴重的增殖期，每二周至一個月就要檢查一次。

患有糖尿病的女性需特別注意，懷孕三個月內就應做一次眼科檢查，因為懷孕有時會促使糖尿病視網膜病變

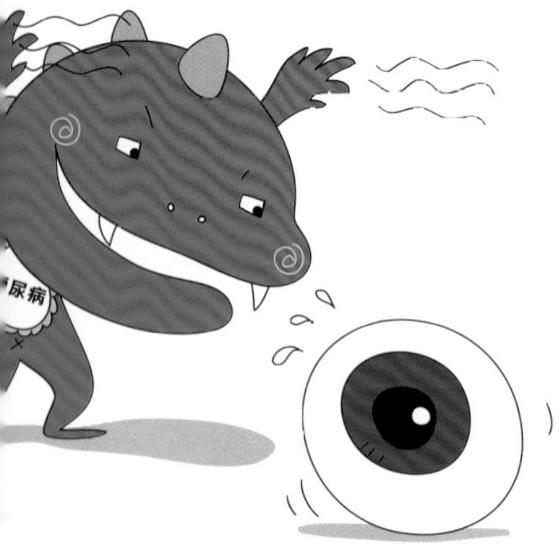

病程加快。

如果患者曾因糖尿病截肢造成腎衰竭，或者已有二十年以上的糖尿病史，就屬於失明的高危險群，需即早找眼科醫師檢查。

糖尿病的患者，在血糖獲得控制但視力仍出現減退的情形時，除了應找眼科醫師檢查，同時還要詢問主治醫師，讓血糖獲得長期持續的良好控制。因為無法穩定控制血糖，眼科醫師測量眼睛度數也無法準確，進而影響診斷的準確性。

生活中應當避免長時期注視電視或是使用電腦螢幕，此外要注意生活環境中燈光亮度的補充，在可能範圍內盡量讀看大字體的文字，適量補充紅蘿蔔等維生素A的營養，或是每使用眼睛工作一小時，就要閉目養神五分鐘，轉動一下眼睛。

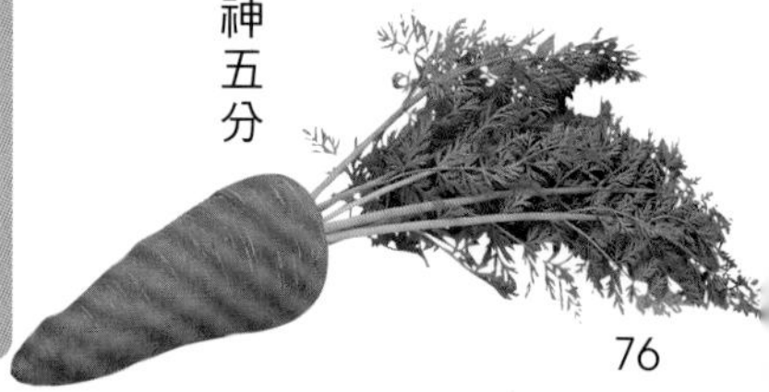

雷射治療效果佳

早期的糖尿病視網膜病變使用雷射治療可以得到不錯的效果。雷射是將集中的強光照入眼睛底部，凝固眼底出血點及小血管瘤，可以有效防止眼底出血等病症的發展。經過治療後，即使仍有出血，也會大幅降低視網膜病變的嚴重度，有助於進一步的治療。

根據病情，雷射治療又分爲一次性治療與多次全視網膜光凝固治療。及早的雷射治療可以減少90%的視網膜病變惡化爲失明。至於黃斑部病變，雷射治療可阻止液體繼續滲出，能降低黃斑部水腫的程度。不過，無法恢復已失去的視力。雷射治療可以穩定病況，但並不能治癒糖尿病視網膜病變，同時也不能保證視力不會再度衰退。儘早就醫治療與定期追蹤才能有效預防眼睛病變的惡化。

除了視網膜病變處，糖尿病患者發生白內障、青光眼的機會也高於普通人，但這些疾病都可以在發現後，以手術進行治療。大部份的患者不致於完全喪失視力。

3 腎病變

糖尿病患者罹患腎病的機會比一般人高出數倍，置之不理或治療不當則會惡化為腎衰竭或腎病變末期的尿毒症，而需以洗腎保住生命。所以一旦確認罹患糖尿病，便應該積極採取預防腎病變的各種措施。

通常，當患者進行尿液檢查時，發現少量的蛋白尿，腎病變併發的機會就很高。

慎用降血糖藥物

高血糖是糖尿病腎病發生、發展的主要因素，將血糖值維持在正常水準，才能影響腎臟早期病理發展，回復健康。嚴格的血糖控制，對預防糖尿病腎病變的發生也有很大的幫助，特別是糖尿病初期腎病變的病人。

患者應該依醫生建議謹慎選擇口服降血糖藥物，目前醫院使用的各類降糖藥都沒有明確的腎毒性，但是有部份藥物需要透過腎臟排泄（如類抗生素或X光顯影劑），雖然腎功能正常的人使用沒有特殊的禁忌，但為了減少腎臟負擔，糖尿病患者最好選擇並非以腎臟排泄為主的藥物。

如果服用後，血清肌酸酐值仍然升高，而且也沒有發揮良好的血糖控制效果，就應該儘早採用胰島素進行治療。注射的胰島素是一種蛋白質，會被人體吸收，使用後能避免體內藥量過高而無法排出。

積極控制血壓

高血壓會造成腎臟受損，相對的，腎臟受到損傷又會使高血壓惡化；降低血壓的治療有助於改善腎小球過濾率，要盡可能讓血壓降至一三〇／八〇毫米汞柱以下。

在糖尿病初期，治療高血壓可能比控制血糖更為急迫，但治療兩者需要雙管齊下。

目前對糖尿病合併高血壓患者多以利尿降血壓藥劑、血管張力素轉化酶抑制劑等進行治療，這類藥物都需經醫師指導下使用，絕不能擅自停藥或加重份量，以免造成反效果。

患有高血壓的患者應盡量不要便祕，排放乾燥硬結的糞便時，持續用力會使腹壓增高，連帶影響血壓突然上昇，嚴重時還會造成腦溢血，不可不慎。

採用少鹽、低蛋白飲食

患者應減少蛋白質的攝取量，這樣對於延緩腎功能不全的發展有益，還能減少尿蛋白排出，以緩解腎臟負擔。

一般來說，患者每天的蛋白質攝取量應以三十~四十克或0.6~0.8／公斤／天為佳，最好採用低鹽飲食，過鹹的食物會加重浮腫以及水分滯留，而減少鈉的攝取有利於糖尿病的控制，還能發揮降血壓的作用。

含高脂肪的食物是加重糖尿病病情的原因之一，更應該儘量避免。

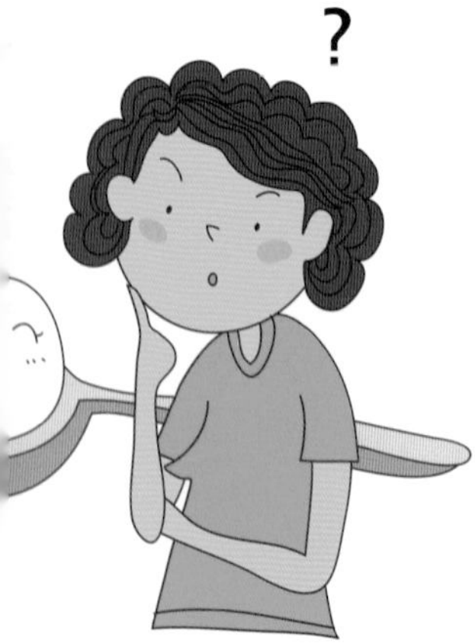

應該多攝取一些容易消化、富含維生素的利尿食物，薏仁、鯽魚、冬瓜等都是不錯的選擇。

適當運動鍛練

有人認為罹患腎病，就應該待在家中多休息，不宜運動。實際上，適當的運動不僅可以增強體魄，提高人體的免疫能力，還可以使血糖降低、減少降血糖藥物的用量，有利於疾病的療養。特別是第二型糖尿病患者，透過運動能使本身的胰島素發揮更好的作用，提高藥物治療的作用。不過，運動要量力而為，不要太勉強自己，以免過度疲累。

患有腎病的糖尿病患者以散步、太極拳之類的輕度運動為佳。此外，可鍛練腎臟所在的腰部，這個部位有腎俞穴、命門穴等（見下圖）與腎臟相關的穴位，簡單地扭動腰部，或將雙手搓熱後摩擦腰部，都能達到刺激穴位、改善腰部局部血液循環，調養腎臟功能的效用。

腎俞、命門穴位置圖

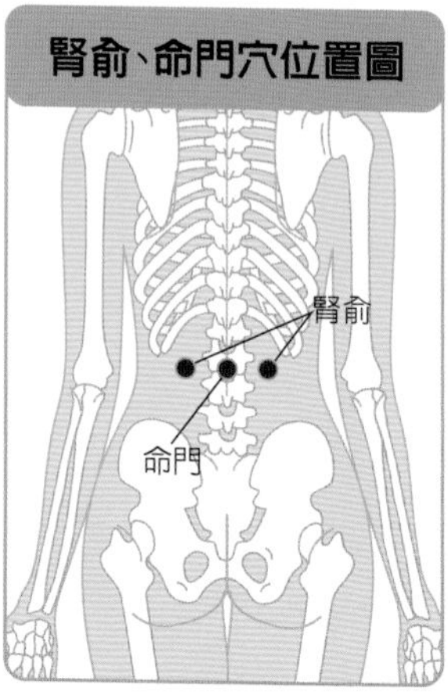

避免感冒與感染發炎

發生腎病變的患者更應儘量避免血糖飆高，一旦感冒或身上有了感染發炎，會需要更多的胰島素，造成胰島素缺乏，使血糖值升高，因此患者平時要積極預防感冒。

在感冒流行的季節避免前往人多擁擠的公共場所，平時不要過度疲勞，生活正常規律，常常泡澡與洗手，保持清潔。注意營養均衡，多補充維生素B、C，如果罹患了感冒，要即刻接受治療。

臉部、頸部、腰部等如果有發炎症狀，不能掉以輕心，若發炎部位擴散，會出現發冷、發熱等全身性症狀，使血糖值上昇。而且糖尿病患者的感染發炎不易控制，愈要小心，如果發現，不可自行用手擠壓，應避免吃燥熱油膩的食物與浸泡到傷口，並接受醫師檢查。

4 心血管病變

心血管方面的併發症為多數糖尿病患者的死因，因此預防心血管病變是防治工作的第一要務！

首要為積極治療糖尿病

糖尿病患者心血管病變的防治，應該以積極治療糖尿病為基礎。高血糖是造成血管硬化的主因之一，糖尿病患者體內醣類代謝紊亂，則造成高血糖。因此將血糖控制在標準內，就能降低血管硬化的機會，預防心血管疾病的產生。

養成良好的睡眠習慣

良好的睡眠品質能放鬆身心、調整體溫、新陳代謝，有助於胰島素的分泌正常。睡得不好，容易使糖尿病患者血糖、血壓昇高，不利病情的控制。

●安眠七原則

1. 患者平時應儘量於晚上十一點前就寢，再晚也不宜超過十二點。
2. 早起後要吃早餐，多曬太陽。
3. 睡覺時枕頭不必太高。
4. 若有噪音可載耳塞。
5. 就寢前二小時可做輕度運動。
6. 睡前四小時不喝含咖啡因飲料。
7. 睡前可洗個澡，安眠效果佳。

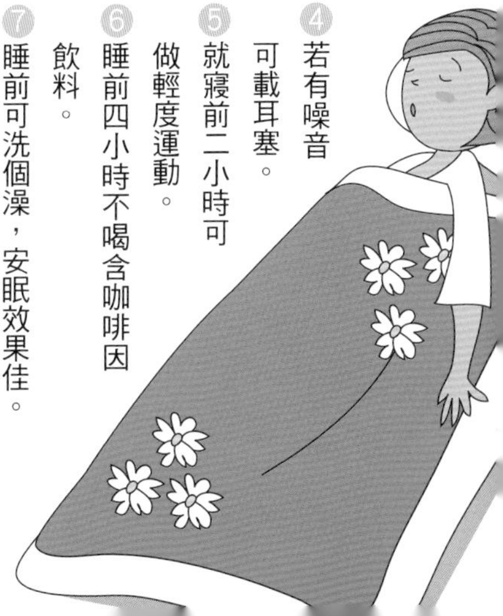

飲食清淡減少熱量攝取

為了避免高血脂症的併發，需要限制飲食的總熱量，少吃動物性脂肪與富含膽固醇的食物，像動物內臟、魚卵、蛋黃等，肥肉更應該忌口，戒除煙酒。

均衡飲食，口味以清淡為主，多吃一點蔬菜與維生素含量高的食物，有助於減少體內膽固醇、脂肪的含量。

此外必要時，可以斟酌個人情形，服用降低血脂的藥物或是降脂茶。如果患有高血壓，應注意補充鈣質，適量的鈣具有軟化、鬆弛血管的作用，有助於穩定血壓。

維持理想體重

肥胖者可能原本身體中脂肪含量就多，糖尿病又會增加三酸甘油脂、降低高密度脂蛋白膽固醇，會大幅提高心血管病變發展的機會，因此需要積極改善肥胖，控制體重。平時供給低熱量飲食，加強體育鍛練，必要時，以減肥藥物進行治療。減肥應持之以恆，如果時常中斷，反而容易造成代謝紊亂，加重病情。

保持規律的生活

心血管病變引起的心肌梗塞，發作時會產生劇烈的疼痛感。除了進行一般治療外，患者最好保持規律的生活，不要熬夜，要注意勞逸均衡，不要長時間工作而沒有適當休息。即使在家看電視，時間也不能太久，且不宜看刺激性強的節目或電影，避免情緒過度波動。

平常要多做一些簡單輕鬆的肢體活動，搖手、伸背、踢腿都可以。此外，不妨養成每天半小時至四十五分鐘的午睡習慣，有助於維持情緒方面的穩定。

節制性生活

房事需有節制，因為性生活會造成交感神經興奮、腎上腺素分泌增加（腎上腺素有抵消胰島素的作用）、心跳加速、血壓上升等現象，糖尿病患者不宜過度。如果有中風的疑慮，則應暫時禁止。

適當疏解壓力

壓力不利血糖穩定，糖尿病患者應該適當地疏解壓力。想要完全拋開壓力並不容易，但透過放鬆的方式可以減輕壓力的影響。

其他照護原則

如患有體位性低血壓，早上起床或站立時要慢慢進行，以免血壓突然下降導致暈厥。

若是高血壓患者，儘量不要選在睡前服用降血壓藥。這是因為人體在睡眠狀態時，血流速度會變慢，血壓會隨之下降，此時再服用藥物，可能會使血壓突然下降太多。

減壓呼吸法

- 自然姿勢坐在地上，將腹部與手腕的衣服、飾品鬆開。
- 閉上眼睛，以鼻子吸氣，默數到3，吸氣時讓腹部擴張，停1秒鐘。
- 將氣正常緩緩吐出，不斷重複，直到放鬆。

5 足部病變

糖尿病足部病變，又簡稱為糖尿病足，是指患者全身動脈，特別是下肢動脈出現變性，導致足部缺血，加上神經病變而引起足部感覺缺失，腳步受力點改變而不自覺。

常會覺得手腳發麻、足部變形或有受傷不自覺的情形，加上免疫力差，受到感染不易治療，最壞的情況需要截肢，以免引起敗血症，危害生命。

足部病變常見於糖尿病病史長，長期血糖控制不佳的患者。因此糖尿病足的防治護理，對糖尿病患者意義重大。

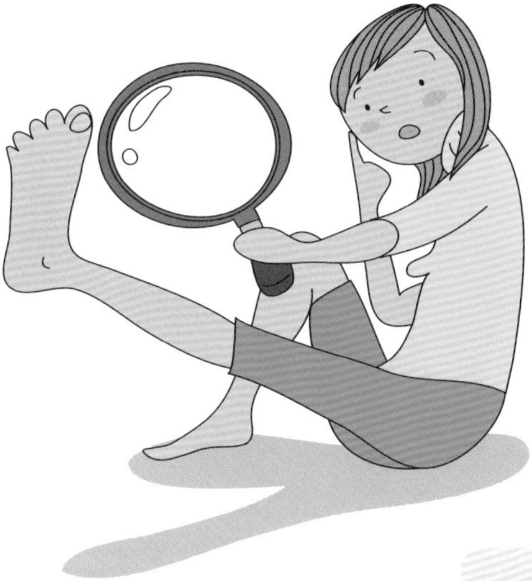

每天足部自我檢查

糖尿病患者每天睡前都要仔細檢查雙腳，檢查腳指間、腳底部位有無紅腫、膿疱、抓傷、青紫、雞眼或分泌物等。對任何細微的傷口都不能忽視。皮膚變紅、疼痛、腫脹都要到醫院就診。皮膚的小傷口如不及時治療，就會形成潰瘍或壞疽，甚至到必須截肢的嚴重程度。

檢查足部4要點！

1. 可以用捻成尖端狀的棉花，輕劃腳背與腳底，看看有沒有感覺，如果毫無感覺，就表示輕觸覺消失或正在減退。
2. 可用針的鈍端碰觸腳部，如果沒有感覺，表示觸覺減弱。
3. 用冰涼的金屬物體，觸碰腳部皮膚，看看能不能感覺到冰涼。
4. 將雙腳泡在37℃至37.5℃的溫水中，看看是否感到溫熱，如果都沒有，表示雙腳對溫度的感覺已經減退或消失。

足部皮膚勤照護

每天都要以不具刺激性的肥皂與溫度適中的水（低於三十五度）洗腳與浸泡，但浸泡時間不可超過十分鐘。測量水溫時，應以手肘、溫度計或請家人代測，以防因為病患感覺遲純而導致燙傷。

足部檢查評量表

◎視力不佳的患者可請家人代為檢查。如果在下表發現兩項警訊以上，應就醫做進一步的檢查。

- □上下內外轉動足祼，看看有沒有感覺到僵硬、疼痛？
- □擺動、分開腳指，看看會不會感到僵硬、疼痛？
- □檢查肌肉是否痙攣？
- □足踝及足部有無腫脹？
- □腫脹是否在起床後變得更嚴重，而且幾乎維持一整天嗎？
- □檢查腳指有沒有重疊、彎曲？
- □大腳拇指內側是否有腫脹的情形？
- □襪子也該檢查，看看是否沾有血水或分泌物。

洗好腳後，用乾淨柔軟的毛巾輕柔而徹底地擦乾，特別注意腳指，可以在指間撒痱子粉，以保持乾燥。擦拭腳部時，不要過度用力摩擦，避免發生任何微小的皮膚損傷。擦乾後用植物油充分按摩，使皮膚柔軟，防止乾裂。

小心修剪指甲

修剪腳指甲時，要在光線明亮的地方，不使用剪刀或小刀修剪指甲。指甲不宜剪得太短、邊緣應直線修剪，絕對不要深入剪到指甲兩邊，以防甲溝炎，如溝內變厚，要請醫師處理。最好以鈍頭挫刀磨光兩側邊緣。禁用熱水袋、電熱器直接保溫腳部，以免因感覺減退，燙傷自己。冬天夜間較冷時，可穿毛襪睡覺。

養成良好的穿鞋習慣

穿鞋與足部護理密不可分，糖尿病患者該怎麼穿鞋襪呢？

- 不論在室內室外，都不要打赤腳，出外不要穿涼鞋或拖鞋，在家也應穿著拖鞋，以免踩到或踢到異物受傷。
- 購買鞋子一定要試穿，避免穿高跟鞋或尖頭鞋，選擇軟皮、圓頭、合腳、低跟的鞋子。
- 鞋子大小長度至少要讓腳指預留一公分，腳指在鞋內需能自由地活動。
- 大部分東方人腳形較寬，需買鞋頭寬一點的鞋子，最好繫有鞋帶或有魔術帶，能固定於腳部上方，可以減少走路對腳指頭產生壓力，但鞋帶不宜綁得太緊，以免擦出水泡。

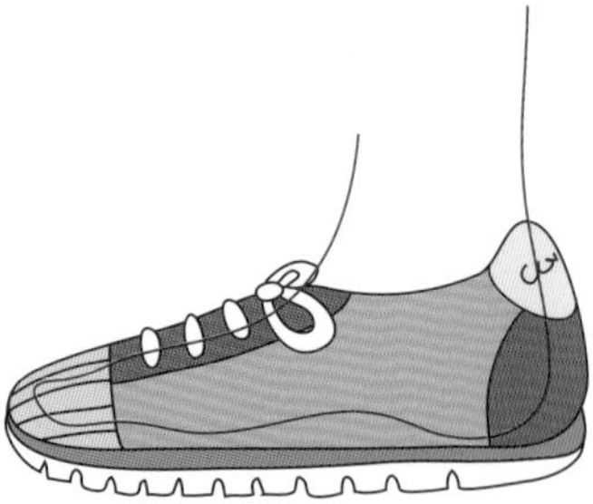

◎鞋子要讓腳指預留1公分，且要繫有鞋帶，鞋頭稍寬。

●穿鞋子前應該檢查鞋內是否有異物。

●不可只穿鞋子，沒穿襪子。襪子要選能吸汗，如白色棉襪較佳，記得每天都要更換，以保持清潔。

●新鞋子不可以穿太久，第一天只穿半小時，以後逐漸每天增加一小時。

●每次脫鞋後需檢查腳部有無紅腫受壓的情形。如果腳部產生厚繭，表示該處受到壓迫，若在腳底，表示需加上適當的鞋墊支撐；若在側面、腳指、或腳跟，表示鞋子太小或太窄，厚繭會在穿著適當的鞋子之後改善。

●至少要準備兩雙鞋子更換穿著，以維持內部乾燥。

預防下肢血液循環障礙

為了防止下肢血液循環障礙，糖尿病患者應該注意以下事項：

●禁止吸煙。吸煙會使血管收縮，使供應到足部的血流量更少，戒煙雖然不易，但一定要持續努力，想抽煙時可以趕緊走路或進行伸展肌肉的運動，或以嚼口香糖、喝冰水、深呼吸等方式消解想吸煙的慾望。如有需要，也可以參加醫師的戒煙特別門診。

●注意保暖。寒冷會導致血管收縮，患者應穿保暖的鞋襪與褲子。

●避免久站、久坐。坐的時候，不要翹腳以免壓迫下肢血管。

●多走路並進行腿部運動，如踩腳踏車等。最好每天走三十至六十分鐘，有助於改善糖尿病人下肢血液循環不良。

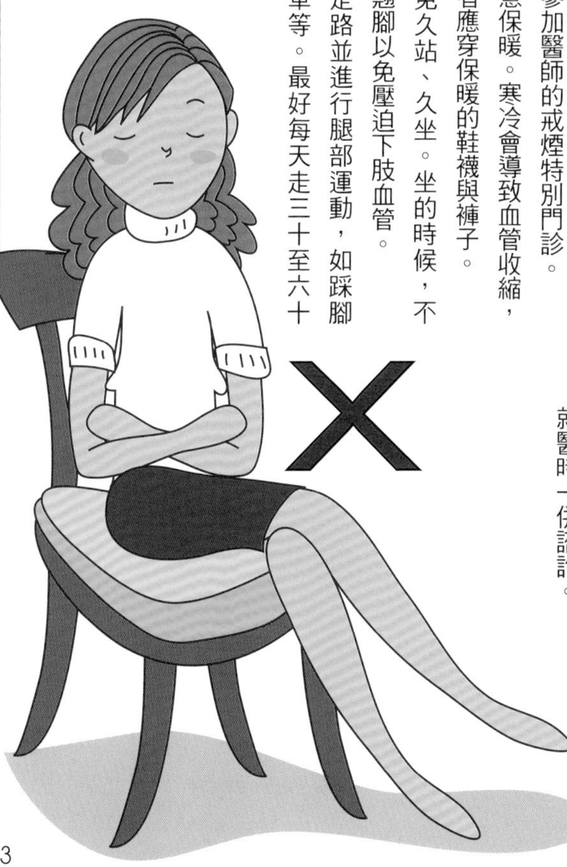

如果腳部有其他問題，如拇指外翻，就應該馬上就醫處理，可以到醫院的骨科或復健科就診治療，有些醫院還設置了糖尿病足特別門診，還有為特殊狀況病患訂製鞋的服務，可於就醫時一併諮詢。

6 皮膚與口腔保健

糖尿病患者平時也應該多多留意皮膚與牙齒的保健。

皮膚保健

糖尿病會使皮膚更容易受到感染，一旦感染就不易復原，不利病情。

保持皮膚清潔，洗澡時要注意：

- 每天洗澡，使用溫水（不用太熱的水，避免燙傷）。
- 洗澡時選用中性香皂，皮膚過於乾燥的人，使用沐浴乳較好。
- 洗完澡後，把身體擦乾並抹上綿羊油或乳液，預防皮膚乾燥。

① 如果出現傷口，不可任意用藥。

② 小傷口者可自行處理，以優碘清洗，並擦乾傷口，保持傷口乾燥，再用無菌紗布輕輕覆蓋，幾天後仍然沒有痊癒，或有擴大的現象，就應該儘速就醫。

③ 如果不小心被濺起的油輕微燙傷，應即刻冷敷燙傷部位，塗抹含抗生素的軟膏以免化膿，如果自己不能處理，則應就醫求援。

● 女性如何護理？

因為血糖高，女性患者會陰部比較容易感染並產生搔癢感，所以每次上完廁所應用溫水沖洗，洗後擦乾（擦拭會陰部，應由前往後擦），當血糖控制穩定，搔癢便會逐漸減輕了。

口腔保健

糖尿病患者因血液循環不佳、抗菌力低、唾液分泌少，細菌容易附

周病會增加血液中血糖的濃度，口腔感染也會增加患者對胰島素使用的阻抗性，增加糖尿病控制的困難。

● 口腔保健要點

① 養成餐後用牙膏刷牙的習慣。

② 使用軟毛、毛尖較細的牙刷，能使用牙線剔除牙縫殘餘食物更佳，能減少牙周病的發生。

③ 每三至六個月看一次牙醫，或依據醫生建議的次數做牙齒健康檢查，需提醒牙醫師自己是糖尿病患者。

④ 如果要拔牙，則要告知治療糖尿病的醫師，並依所給的指示進行，避免出血不停或細菌感染。

⑤ 在看牙醫師前，請先用餐後刷牙，以免因治療後暫時不能吃東西，而發生低血糖反應。

⑥ 如果口腔內有傷口，更應該儘快

糖尿病患不可只靠吃藥！

陳先生，51歲，苗栗人，職業是卡車司機，第二型糖尿病史6年。

陳先生身材壯碩，卻掩不住一張風塵僕僕和憂心的臉龐。一進診間，開口就問：「蔡醫師，請問爲什麼我吃了降血糖的藥已經2年了，血糖值卻一直只見高不見低？」

我跟他解釋，飯前血糖值還可能受到所攝取的熱量以及運動量的影響，於是請他拿出相關的檢驗報告。檢驗單上顯示他去年曾經到署立醫院作空腹抽血檢查，當時的糖化血色素是8.8%，飯前血糖是200mg/dl，膽固醇指數是249mg/dl，肝功能指數是44mg/dl，尿酸10.4mg/dl。顯示他罹患第二型糖尿病應已有數年，合併有高膽固醇血症以及高尿酸血症，並且存在脂肪肝的可能性。

「我最近總覺得身體熱熱的，皮膚很容易癢，腹部悶脹，呼吸不順，這是怎麼回事？」陳先生說出更多足以影響生活品質的身體不適症狀。

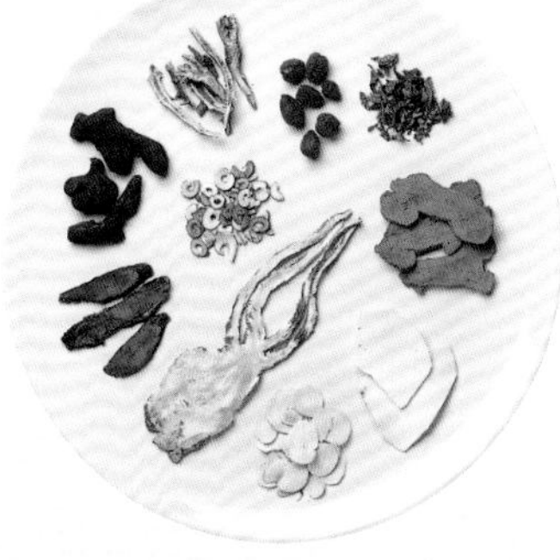

「這是因爲身體的代謝功能差，
產生的代謝廢物『溼熱』，因而阻
正常氣機，引起種種不適，因此必
加強代謝廢物的排除」經過我的
明，他終於明白目前的身體情況。

藥物以外的處方

經過診斷，他的病爲消渴，證屬
陰兩虛夾溼熱。除開給藥方之外，
建議他應該多利用開車休息時間進
慢跑、游泳、腳踏車等有氧運動，
消耗熱量並促進全身循環。

飲食上請他注意限制熱量，多服
蔬菜與低甜度水果，而且轉介到中
衛教室，進行更詳細的飲食宜忌與
活作息注意事項的衛教，以徹底了
糖尿病該怎麼吃。

治療結果

1周之後回診，他掩不住心中
奮：「我有照你的吩咐去做，而且
體發熱、易癢、腹悶和呼吸不順這
症狀都有改善了。謝謝蔡醫師！」
週再次給予抽血檢查，糖化血色素
7.7%，飯前血糖是171mg/dl，顯
身體傾向好轉，於是鼓勵他持續
力，建議應該與西藥同時合併使用

我想，他的糖化血色素與飯前血
等數值應該會持續下降，以後產生
併症的機率也會大幅減少了。

每天都要做！

血糖自我監測很重要

國人較少有檢查血糖的習慣，其實糖尿病患應該每天要自我監測。不僅可以及時瞭解自己的病情，還能將檢查的數據提供給醫師，對控制糖尿病有很大幫助。

糖尿病患者如果能每天自行檢測血糖值，不僅可以及時瞭解自己的病情，還能將檢查的數據提供給醫師作為診療時的依據，對於控制糖尿病有很大的幫助，不過國人較少有自行檢查的習慣，其實應該要養成這個習慣的。一般醫療用品店會販售各種小型的家用血糖機，如果操作正確，檢測結果都可靠。

血糖值要保持多少為宜？

糖尿病患者的血糖值不像一般人穩定，治療的目標並不要求達到正常人的水準。通常會以下列幾項指標，作為糖尿病是否控制良好的依據：

血糖值指標

- 空腹血糖值
  80～120mg/dl
- 餐後2小時血糖值
  80～160mg/dl
- 隨機血糖值
  180mg/dl以下

符合以上數值且不發生低血糖，就可以認為血糖控制良好。每個人的情況不同，血糖控制目標也因人而異，不必因為沒有達到目標而悶悶不樂，應該隨時向醫生進行諮詢，根據自身情況，確定目標血糖值的合理範圍，並依此改善整體的照護計劃。

舉例來說，老年人容易發生低血糖，制定的血糖標準就要略高一點。糖尿病孕婦為了寶寶的健康成長，就需要嚴格控制血糖在標準範圍內。

何時要檢測血糖？

●**空腹血糖**：指隔夜空腹八小時以上、早餐前採血測定的血糖值。午、晚餐前測定的血糖並非空腹血糖。

●**餐前血糖**：指早、中、晚餐前測定的血糖。

小時測定的血糖。

● **隨機血糖**：一天中任意時間測定的血糖，例如睡前、午夜等。

多久該檢測一次？

何時該檢測血糖可以和醫生討論後決定。

血糖值經常偏高時，應檢測空腹與餐後兩小時血糖，能較準確反應出血糖升高的情形。

如果最近低血糖的頻率較高，則應檢測餐前血糖與夜間血糖。

可以在一段時間後，選一天中的不同時間測四~六次血糖，以瞭解一天血糖的變化規律。

血糖控制較穩定的人，一天檢測一至二次就可以了。但在下列情況時，可能需要增加檢測的次數：

● 感覺血糖波動較大。

● 剛被確定患有糖尿病時。

● 換藥或調整劑量。

● 改變治療計劃時。

● 懷孕時。

● 體重減輕或增加時。

上列的情況可能使血糖波動較大，需較頻繁地測量血糖，能及早發現問題，避免意外發生。

自我監測血糖的操作方法

1. 檢測血糖前，用溫水洗手，擴張血管，手臂下垂30秒，使血液充分流到手指。
2. 使用小針刺破手指採集血液樣本，滴1滴在試紙上，觀察試紙的反應。可以在採集前，輕輕按摩手指，使血液集中在指頭兩側，這個部份神經較少，針刺時能減少疼痛感，並且血量充足。
3. 剛開始針刺採血可能會覺得不舒服，但久了以後就會習慣，現在採集血液樣本的數量也從早期的20ul減少至5ul以下了。
4. 市售的血糖機多有內建記憶的設置，不過最好還是每次從血糖機上讀出血糖值後，在本子上記錄下數值與時間，建立血糖變化模式，這個模式能做爲控制糖尿病的依據之一。

●檢測血糖的注意事項

- 血量不足、血糖試紙過期，都會影響檢測的準確度。
- 採血部位不要固定針刺某一個地方，避免形成疤痕。
- 血糖機要放置在乾燥清潔的地方，勿讓小孩、寵物碰觸。
- 血糖機都應該有售後服務，要定期到購買商店校正血糖機是否準確。
- 購買血糖機時要注意是否不限姿勢都能順利測試。

樂觀面對每一天

糖尿病友的工作與性

罹患糖尿病可以在工作上求表現？還可以擁有美滿的性生活嗎？答案都是肯定的。糖尿病友雖然較一般人有諸多不便，但還是可以快樂過每一天！

。快樂工作

治療糖尿病需要藥物、飲食、運動三管齊下，才能維持正常的血糖值，同時需要患者生活規律才能良好控制糖尿病，在以上前提下，大部份的工作都能勝任愉快。

如何不讓工作影響健康？

- 正常上下班的規律工作，較適合糖尿病患者，因為測量血糖、注射、服用藥物都有一定的時間，不宜變動。需要輪三班的工作，對血糖值會有直接影響，應該特別小心血糖的控制。
- 不適合工作內容變化太大的工作。前一天還在辦公桌前處理事務，第二天就要在外面東奔西跑，這類的工作因為活動量不同會影響血糖值。相對來說，內勤工作較為適合，不過如果血糖控制穩定，還是可以跑業務。
- 選擇上班時可以吃些點心，且可測量血糖、注射藥物的工作。因為糖尿病患者的飲食、藥物、血糖監測的管理必須要嚴格確實。
- 糖尿病症狀造成的不適與疲倦，會影響原本的工作表現。此時，應該調整步伐，覺得累就應該休息。勉強自己，不僅會降低工作品質，對身體健康也會產生不利的影響。工作型態的改變有其必要，應與老闆做進一步的溝通。如果取得必要的諒解與特殊待遇，應與同事進行再一次溝通，避免同事的妒嫉，影響工作效率與職場氣氛。

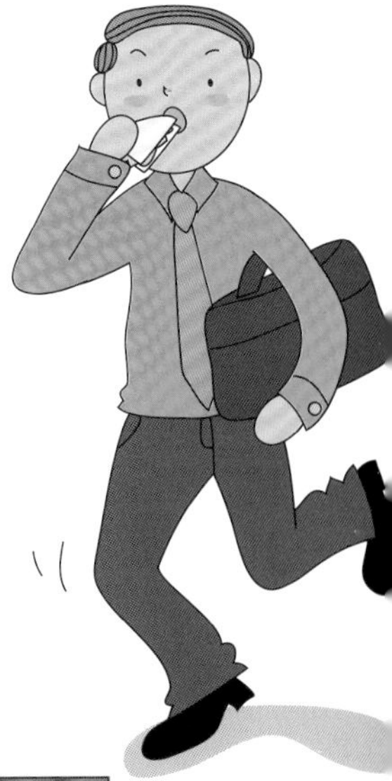

●工作壓力大的工作不適合糖尿病患者，即使十分喜愛原本的工作，在無法減輕壓力與工作量的狀態下，應積極考慮更換工作的可能性，並且要接受必要的職業訓練。

●如果生活無虞，不工作也是一項不錯的選擇，但要確認自己不是把糖尿病當成不工作的藉口。

●建議可以正常上班的患者，每天六~七點起床，起床後運動半小時，每天工作六~八小時，每工作約一小時就該起身稍做伸展以及柔軟運動，中午小睡一至半小時，晚上十點前就寢。要睡足八小時，並且注意睡眠品質。

美滿的性生活

糖尿病友擁有正常的性生活，可促進夫妻感情，紓解情緒，減少憂鬱，再配合飲食、藥物與運動治療，都有助於控制糖尿病。

但是臨床上顯示，部份罹患糖尿病的人會對原本的性生活產生排斥。造成性生活不順遂的原因，可能是生理的也可能是心理的，男性的問題又比女性普遍而明顯。雖然這些困擾十分常見，但只要找出原因加以適當的改善，糖尿病患者一樣可以擁有歡愉幸福的性生活。

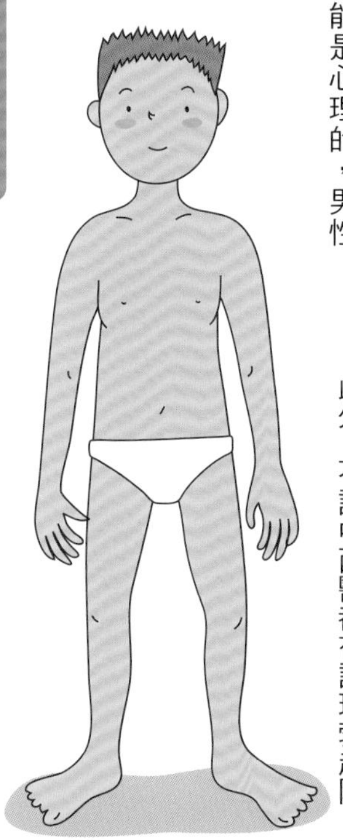

男性性功能障礙

不少的男性糖尿病患者，即使性欲正常，還是會有陽萎、早洩、逆行射精（射精乏力）的性功能障礙，這些症狀可能與糖尿病引起的血管、神經病變有關。

可以確定的是男性陽萎的主要關鍵在於血糖控制不良，因此積極治療糖尿病、減輕併發症的影響，對於陽萎的改善有很大的幫助。

此外，不論中西醫都有調理勃起障

礙的藥物，可以向醫師諮詢、斟酌後使用。

需要注意的是，當患者症狀得到改善後，性生活應有適當的節制，不要因為情況好轉，而急著增加次數，應等完全康復，才恢復常態。此外，也不宜在喝過酒後，或心情不安、精神亢奮、身體疲倦的情況下進行性生活，對身體會有不利的影響。

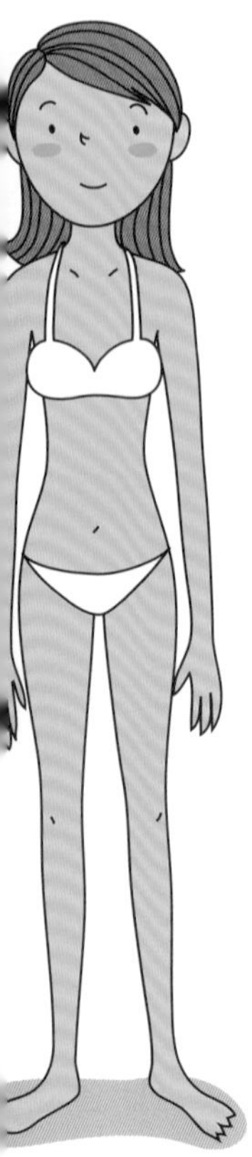

女性患者的性愛困擾

女性的問題主要是潤滑不足與陰道發炎。女性產生性慾時，會產生自然的陰道潤滑劑，使性交舒適，而糖尿病會使神經、血管病變，使陰道失去正常的分泌作用，潤滑度降低，性交時產生疼痛。

此外，由於糖尿病患者容易受到感染，罹患陰道炎的機會也大幅增加。治療的關鍵一樣在血糖的良好控制。女性患者應該注意，不宜自行使用藥品治療陰道感染，需經醫師指示用藥，性交前，可以塗水溶性的潤滑劑，一般常用的油性潤滑劑如凡士林並不適合，反而會刺激到陰道內膜。

正視心理的障礙

可影響糖尿病患者的性生活除了生理因素，心理因素也不容忽視。身心的圓滿契合是使性生活美滿的主要條件之一。如果因為罹患糖尿病而自慚形穢，產生自卑感，就很可能主動減少性生活的次數，也會因為心理障礙而退縮，影響品質。

此外，害怕懷孕，也是常見的心理問題之一，擔心糖尿病遺傳給孩子的心理壓力會使性生活變得緊張。

受到糖尿病的影響，原本的親蜜關係可能變得冷淡。伴侶的恐懼與疏遠可以理解，不全然是對方的錯。此時最重要的就是伴侶間的妥善溝通，誠實無欺、包容體諒的真心討論，找出兩人都可以接受的方式。如果避而不談，只會使情況愈加惡化，使兩性關係每況愈下。

如果兩人的溝通無效，應該積極尋求泌尿科、精神科或是心理方面的治療師的協助與諮詢。雖然這麼做不一定能夠百分之百改善現況，但彼此的努力，可以紓解心情、改變心理上的障礙，值得一試。

糖尿病友也可以懷孕

快樂孕育下一代

—該如何保健養生，以確保生下健康的寶寶？本章有具體建議。

罹患糖尿病的女性能不能懷孕呢？在現代醫學的協助下，糖尿病患者也可以懷孕哦！但不可諱言的，它的風險高於一般人。如果打算懷孕，就要以明確的態度與醫師討論，對於懷孕的疑慮與不安都要誠實說出，一定要確切瞭解這方面相關的資訊，才做最後的決定。

懷孕會有哪些風險？

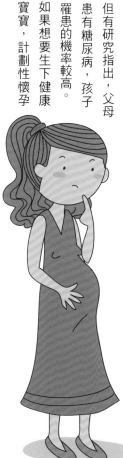

●容易產下巨嬰：首先，糖尿病控制狀況不理想的媽媽，產下巨嬰的機率較高。因為過多的糖分從胎盤輸送給胎兒，胎兒會分泌更多的胰島素，比較容易堆積脂肪。此外，產下有先天性缺陷胎兒的機率也大，早產、流產、死胎的可能性也較高。

●糖尿病可能遺傳：其次，必須考慮到糖尿病的遺傳問題。造成兒童罹患糖尿病的原因很多，但有研究指出，父母患有糖尿病，孩子罹患的機率較高。如果想要生下健康的寶寶，計劃性懷孕是絕對必須的。一般女性多在懷孕三週後才會察覺，而在懷孕十周內為器官分化期，懷孕半年後，寶寶的器官已經形成，這段期間內的高血糖，很有可能會導致胎兒先天性的缺陷。

因此一定要有計劃地懷孕並且嚴格控制血糖。如果沒有懷孕的打算，平

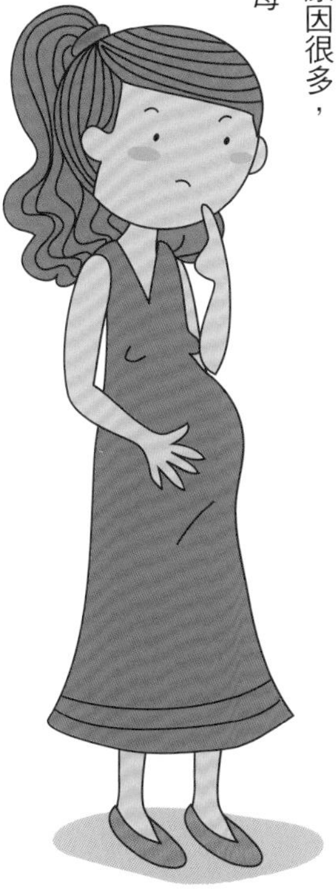

時性生活的避孕措施務必確實，以免意外受孕。

孕前的準備

- 一旦決定懷孕，應找主治醫師，詳細討論目前糖尿病的控制情形與身體狀況，確認自己適合懷孕。通常，需以糖尿病控制良好為前提，至少需在孕前半年內將血糖控制好。
- 患有第二型糖尿病，而且正在服用口服降血糖藥物的患者，為了不使藥物對胎兒造成不良影響，最好在計畫懷孕二個月前改用胰島素注射治療。最好能在懷孕前，適應自己注射的方式，並調整相關的飲食與運動。

孕期保健

因為做了多項準備，懷孕後更不能掉以輕心，要與醫師保持更緊密的連繫。當然，接受檢查的次數也會比一般懷孕的媽媽要多，雖然辛苦，但為了健康的寶寶，是必要而值得的。

- 懷孕期間，人體需要更多的胰島素，如果不足，容易併發酮酸中毒，十分危險。不能自然分泌較多胰島素的糖尿病患者，尤其要小心。使用口服藥的第二型患者要改用注射藥劑，原本使用注射治療的人，醫師也可能增加注射次數或劑量，依不同的情況而有改變。
- 血糖控制在懷孕期需要更嚴格，增加自我監測血糖的次數有其必要，以確保血糖值在醫師指示的範圍內。
- 重新規劃飲食。母體負責寶寶的營養供給，媽媽的體重也會一併增加，醫師與營養師會依個人情況，為患者設定應該攝取的營養與目標體重。
- 懷孕期間應保持規律的運動，而不應暫停。運動有助於控制血糖，減少發生併發症。溫和、不費力的走路、游泳或有氧運動都適合，但如果已患有其它的慢性併發症，則要與醫師討論合適的運動項目與運動量。運動可能使血糖降低，準媽媽應在運動前後吃一點東西，以預防低血糖。

糖尿病孕婦應接受視網膜檢查！

糖尿病女性患者若已計畫懷孕，即應接受視網膜檢查，若已發現有增殖性糖尿病視網膜病變，即應在懷孕之前接受視網膜雷射光凝固術，此乃因爲懷孕的生理變化會加速糖尿病視網膜病變惡化，懷孕後應每三個月檢查一次。

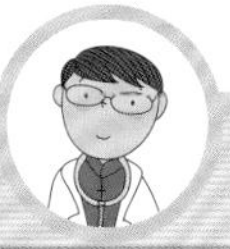

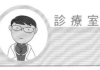

中醫輔助治療併發症效果佳

黃先生，62歲，彰化溪湖人，職業是土地代書，第二型糖尿病史12年。

黃先生黝黑的臉龐有著憂鬱的神色，進診間坐定之後，他問：「發現有糖尿病已經10多年了，最近一直在某醫院服用降血糖西藥，血糖值卻一直停留在250mg/dl左右，而且早上起床後腳指頭以及手指頭都會有麻麻刺刺的感覺，腳掌好像踩在棉花團裡一樣，這是爲什麼？」

看來，這是個長久以來，不管在身體以及心理上都不輕鬆的文書工作者。他罹患第二型糖尿病，而且有周邊神經病變的合併症。他的四肢麻刺從肢體末端開始，而且身體對於重力的感覺有了變化，代表感覺神經應該已經受到侵犯了。

聽過解釋後，他開始透露更多訊息：「大夫，我還會不停的想吃東西，口乾口苦，便祕，小便黃而且有泡沫，腰痠，晚上睡覺時起來小便2到3次，早上起來眼睛下面都腫腫的，肩膀以及脖子都會緊緊硬硬的，你看，我的手掌背面還有瘀斑。」

檢查數值以外的玄機

於是我請護士小姐量血壓，數值是132/80mmHg，血壓並不高。請他拿出相關的檢驗報告，檢驗單上顯示糖化血色素是8.9%，飯前血糖是250mg/dl，血液肌酸酐1.0，代表血糖控制不佳，還好，腎臟功能不算太壞，然而以中醫觀點，他的腎氣確實已經受到影響了。

經過診斷，病爲消渴，中下二消兼夾，證屬胃熱熾盛、腎氣虛夾氣滯血瘀。除開給藥方外，我建議他應該多利用假日辦公休息時間，進行慢跑、游泳、腳踏車等有氧運動。飲食要注意限制熱量以及鹽分攝取，要多服用五穀雜糧，蔬菜與低甜度水果。並且將他轉介中醫衛教室，進行更詳細的飲食宜忌與穴位按摩的衛教。

治療結果

經過大約3個月左右的調養，再次給予抽血檢查，糖化血色素是8.%，飯前血糖是197mg/dl，他的口乾口苦、便祕、小便黃、腰痠、目胞腫、肢體麻木的情形都大幅改善，手掌背面的瘀斑也逐漸褪去，顯示身體傾向好轉。

於是我建議他應該持續中藥與西藥同時合併使用，每年至少做1次視網膜檢查，每3個月做1次尿液以及腎功能抽血檢查，以監控與預防糖尿病視網膜以及腎病變併發症的發生。

行前停看聽

糖尿病友也能快樂旅行

外出旅行總是與平日的生活規律不同，患者要學會在旅行中妥善安排自己的飲食、起居，堅持用藥，讓旅遊成為病情控制的正面助力。

旅行可以增廣見聞、開拓身心，更能紓解平日累積的各種身心壓力。糖尿病患者長期與慢性疾病對抗，外出旅遊享受人生的體驗更是意義重大，外出旅行也是糖尿病患者人生不可或缺的重要部分。

不過，外出旅行總是與平日常態進行的生活規律不同，患者要學會在這種變化中，妥善安排自己的飲食、起居，堅持用藥，減少環境變化對病情穩定造成的負面影響。

糖尿病患者旅行特應選擇日數以十天為限的旅程。安排的行程不要太過緊湊，移動範圍不要太大。建議往氣候合宜、先進文明的國家旅遊，較不會因為環境因素引起突發狀況。即使發生意外，當地也有適合的治療機構，足以緊急應變。

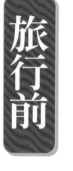

旅行前

檢視你是否適合旅行

如果是以下情況的糖尿病患，暫時還不適合外出旅行。

- 糖尿病患者血糖控制不理想（飯前血糖皆在二〇〇mg／dl以上）。
- 無法順利以藥物控制血糖。
- 伴有嚴重慢性併發症，如心血管、神經、腎臟、視網膜病變的患者。
- 降血糖藥物使用劑量太高者。

準備以下物品再出發

- 向醫師要一份病歷摘要與藥劑處方影本。

[illegible]分裝在不同的旅行袋中，並且隨身攜帶。

- 攜帶血糖檢測儀器和測尿糖值的工具。
- 預防低血糖的食物，例如方糖、巧克力、水果糖、果汁、汽水等要隨身攜帶。
- 準備點心，提供用餐時間延誤時進食，餅乾、水果、牛奶、三明治等都是不錯的選擇。
- 準備兩雙方便走路、舒適順腳的鞋，以便長期步行時替換，避免潮濕。
- 準備乳液、指甲刀、棉襪或毛襪這類護理足部的物品。

旅行時

11大旅遊照護重點

1. 將自己病情告訴同行者（特別是友人），並教會他遇到低血糖狀況時的緊急處理方法與胰島素的使用方法。
2. 病歷摘要、處方影本、處理低血糖時的備用零食、胰島素注射裝

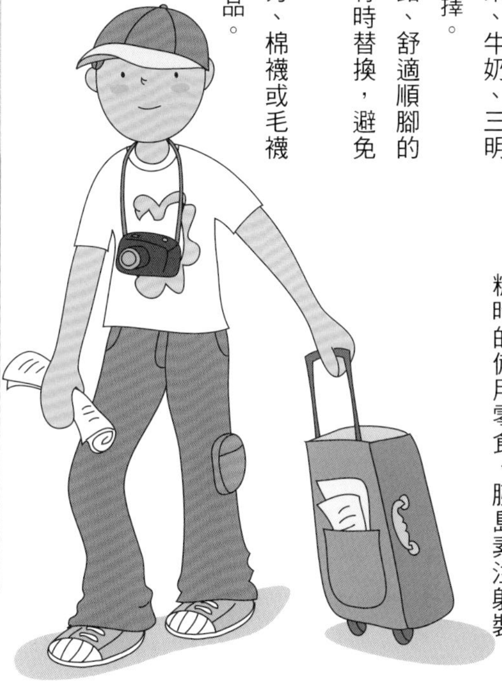

置入血糖[illegible]身攜帶，不要因為怕麻煩而放在大行李箱中。以及戴上刻有「糖尿病」字樣的項鍊或手鍊。

3. 將胰島素妥善保管在蔭涼的地方。開封的胰島素在室溫下一般可以放置二~三個月，但不能放在太冷或太熱的地方，存放溫度約在四~二十五度，不用放冰箱，未開封的胰島素放在室溫下可保存一年。飛機上的行李艙溫度可能到零度以下，因此不要把胰島素放在裡面，避免胰島素結晶而不能使用。
4. 出國旅行購買胰島素時，要注意當地胰島素濃度是否與自己使用的相同，絕對不能將胰島素濃度搞混。（臺灣的胰島素濃度：一西西是一百單位）
5. 儘可能堅持平常生活的飲食、胰

島素注射的規律與時間。如果因為團體行動或其它原因必須延後用餐時間，一定要先吃一些零食填肚子。

⑥ 堅持規律的血糖監測，並且做好詳細的記錄。

⑦ 旅行中走路的時間會比平常多，所以不要穿不習慣的新鞋，也不要穿緊身衣褲與襪子。

⑧ 每天洗澡時要檢查雙腳有無破皮、長繭、水泡或指甲太長，洗完腳後要確實擦乾並抹上乳液。

⑨ 儘量不要自己開車旅行，避免過度勞累或突然發生低血糖，如果一定要開車旅行，就要有人可以替換，絕不能逞強。

⑩ 搭乘飛機、火車、巴士、汽車等交通工具，如果移動時間太長，最好每一小時起身走動，活動活

⑪ 旅行中多喝開水，不要憋尿以預防泌尿道感染。

用餐時需要特別注意！

- 儘量選擇熟悉的食物，對於食物內容或製作方式不明的食物，應該避免食用，或請侍者說明清楚後，再行點用。

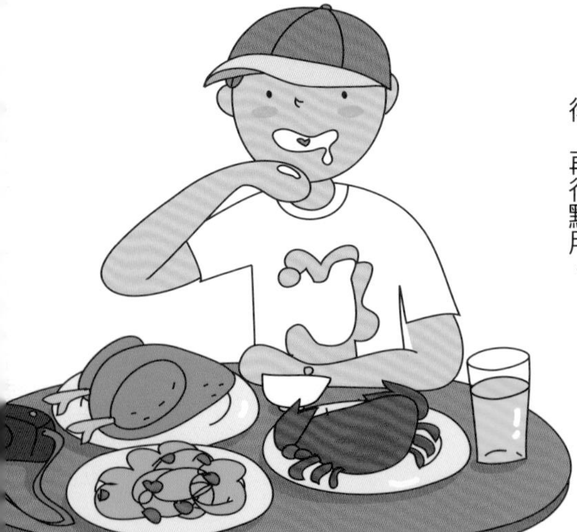

- 多選擇高纖、低脂、低熱量的食物與蔬菜。
- 以蜜汁、糖醋、勾芡等方式料理的菜餚或湯品，應該儘量減少食用量。
- 想喝水時，最好喝白開水、礦泉水或代糖飲料。
- 不可過度放縱，避免暴飲暴食。

出現低血糖該怎麼辦？

- 每天按時吃早餐可預防低血糖。沒有吃早餐或早餐吃得太少，導致午餐前出現心慌、饑餓，就要馬上吃幾粒隨身攜帶的糖果，通常十五分鐘內不適症狀就會消失，恢復正常。
- 如果當時條件許可，可立即沖一杯濃的砂糖水飲用，能加速消解症狀。

完，可喝些含糖飲料或吃些其他食品，也能恢復正常，只是所需時間較長。

如果旅行同伴出現低血糖狀態、暈倒在地，要馬上讓他平躺休息，鬆開衣服扣子和褲腰帶，讓他喝一些高濃度的糖水或甜味飲料、果汁，通常都能阻止情況惡化，在短時間內緩解症狀，患者甦醒過來。

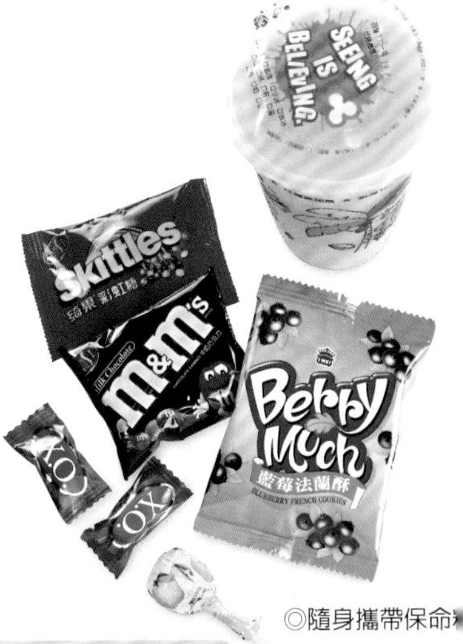

◎隨身攜帶保命

低血糖緊急應變卡

放在隨身包包中，讓別人幫助你度過突發的低血糖危機。

我是糖尿病病人

當你發現我的行爲很奇怪，例如：焦躁不安、神智不清時，請幫助我：

- 你向我說話時，若我的意識清楚，請在我的背包或衣服口袋中，找一些糖果、巧克力、汽水或者果汁等給我吃。
- 如果我的意識已經不清楚了，請立刻叫救護車送我到醫院，並且通知我的主治醫師。

非常感謝你的幫忙！

我的名字：＿＿＿＿＿＿＿＿

我的地址：＿＿＿＿＿＿＿＿

電話號碼：＿＿＿＿＿＿＿＿

醫院名稱：＿＿＿＿＿＿＿＿

醫院地址：＿＿＿＿＿＿＿＿

醫師名字：＿＿＿＿＿＿＿＿

目前使用藥物：＿＿＿＿＿＿

胰島素：＿＿＿＿＿＿＿＿

口服降血糖藥：＿＿＿＿＿＿

使低血糖症狀消解，就必須考慮到患者可能有其他疾病，應即刻送往當地醫院進行診斷治療。

常，出發前做好萬全準備，並在旅途中小心謹慎，依循上述各種注意事項，就能快樂出門，平安回家。

一定要抽空運動

運動有助控制糖尿病

心血管方面的併發症為多數糖尿病患者的死因，研究顯示規則運動與強健體能可使心血管疾病發生的機率減少，也可減少第二型糖尿病的發生。

適當的運動能預防心血管病變、眼部病變等糖尿病併發症，是控制糖尿病症狀的有效途徑。運動能促進肌肉對醣的利用，降低血糖；並使局部血流增加，降低胰島素的依賴，減少胰島素的分泌量，減輕胰臟的過度負擔，進而改善紊亂的糖代謝。運動對胰島素不足的肥胖患者、輕中度的第二型糖尿病患者與非胰島素依賴型糖尿病患者來說，有能發揮作用，

運動前的注意事項

運動雖然有益患者，但目標、方法選擇錯誤，卻容易造成心臟更大負擔，或使血糖過低，產生危險，因此患者應該視個人症狀，選擇合適的項目進行。進行運動前要對身體狀況做一次全面仔細的檢查，充分了解自己的糖尿病與併發症發展到何種程度，以便選擇最適當的運動方式、時間與強度。注意運動應和飲食控制、藥物治療互相結合，血糖、尿糖穩定後，再開始進行較好，使用藥物的患者不宜在空腹和注射藥物一小時半內運動，避免發生低血糖；也不要在腿部注射胰島素。若有醫生指導，能使運動發揮最好的效果。

運動時間與頻率

● **次數：**每周運動最好保持在三~五次。如果次數過少，心臟功能與肺活量不會有明顯的改善，同時應有固定的運動時間，

適合糖尿病友的運動

- **健走**：加快速度行走，運動量較大，對身體有些微負擔，與一般行走不同。身體不左右晃動，抬頭挺胸直線前進，適合於飯後1小時後進行。剛開始練習的人速度不宜過快，以80步/分鐘即可，每次20至30分鐘，每天2回，每走10分鐘可休息一下。
- **爬樓梯**：原理與健走相通，走時要將背部挺直，腳跟著地，一般的彎腰方式，雖然比較輕鬆，但運動量不足，效果不大。下樓梯時要扶著把手，不可急停或快衝傷到膝蓋。
- **爬山**：爬近郊地勢平緩的山，行進過程中保持勻暢呼吸，不可空腹爬山，以避免頭暈。最好帶些水果、餅乾以備不時之需，注意服裝，保護好腳與皮膚，以免受傷，回家後最好檢查一下是否有傷口產生。
- **網球**：打球時注重與隊友的默契與技巧性，是極佳的有氧運動，但要注意不要扭傷腳。
- **羽球**：因爲場地小，進行時動作比網球快，要小心發生運動傷害。
- **游泳**：透過水中浮力能減少關節負擔，消耗更多血糖，有利於血糖代謝，很適合體型肥胖的糖尿病患者進行。
- **騎單車**：經由下肢肌肉訓練，使血糖能有效被肌肉運用，還能促進血液循環，預防血管病變。
- **太極拳**：藉由動作帶動經絡氣血循環，舒展筋骨，富節奏感與韻律性，是很好的養生運動。

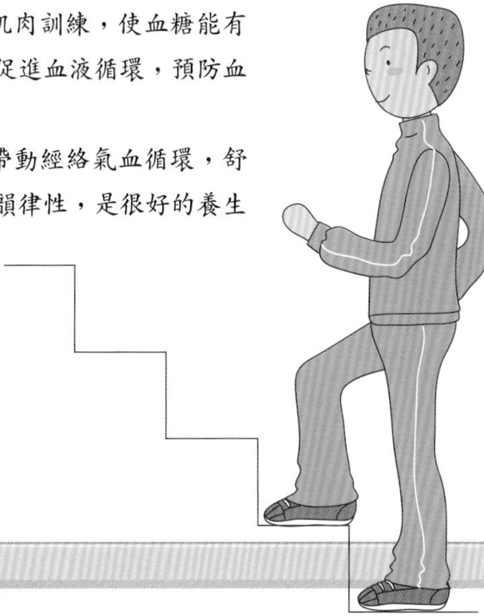

● **時間：**不要在飯前或飯後一小時內運動，最好在飯後一~二小時進行，每次運動時間應有二十~三十分鐘，但不要超過一小時。另外要加上五~十分鐘的暖身運動，運動一下四肢，活動各個關節和肌肉群，增加全身的柔韌性，使心跳數略為增加，為較大運動量做好準備。運動後要有五~十分鐘的放鬆緩和，使心跳和血壓逐漸緩降，有些患者如果突然停止動作，可能造成血壓急劇下降，導致頭暈、發黑，甚至暈倒，這些都應特別注意，不可省略。

● **強度：**運動的目標在使運動時達到目標心跳數，(也就是最大心跳數的70%~80%)，但仍需要以自己能夠負荷的程度為前提，不可勉強，運動強度應該控制在中

全身流汗，心跳數約在一三〇左右，全身肌肉都能得到活動，有益於肌肉對葡萄糖的充份利用。所以耐力性的全身運動如健走、游泳、騎單車、太極拳等，較適合糖尿病患者。

戶外運動的注意事項

● 外出運動一定要帶些零食或糖果，如果出現心悸、頭暈或冒冷汗等低血糖症狀，馬上吃些糖果或喝半杯含糖飲料，若無法緩解時，應馬上就醫。

● 最好能有人伴同運動，並要隨身攜帶糖尿病患者識別卡，註明姓名、地址、電話、用藥情況、主治醫師聯絡電話等基本資料，以便緊急狀況使用。

● 天氣變化大時，如大熱天、寒流

不宜進行運動的情況

● 血糖控制很差：運動過量，可能使血糖加速升高，甚至引起嚴重的糖尿病酮酸中毒。

● 罹患嚴重糖尿病心血管併發症：此時應嚴格選擇運動方式，並控制好運動量，以避免血壓突然升高與腦血管意外、心肌梗塞的發生率。

● 較嚴重的糖尿病眼睛病變：患者視網膜微血管異常，通透性增加，運動過量可能加重病況，甚至引起眼底血管破裂出血，所以耗力較多的劇烈運動不適合這類患者。

● 較嚴重的糖尿病腎病：運動過量會提高腎臟血流量，使尿蛋白排出增加，使糖尿病腎病惡化，劇

運動要持之以恆

除非患者需要完全臥床休息，否則應該堅持定量的運動，就算只是簡單的局部運動（如手臂運動），也有幫助。此時，應該特別請醫師指導相關的運動方式。

之前沒有運動習慣的糖尿病患者，容易在開始運動一段時間後，為自己找各種理由而中斷，使綜合治療的效果大打折扣，因此最好訂定計劃表，並放在醒目的位置，常常提醒自己完成。

每天都應做評估，並把計劃執行的優點告訴家人，透過他們的監督一同完成。

也可以與其他人結成一起運動的夥伴，互相打氣鼓勵，才更能堅持下去。

有益腳部循環的運動

■按摩大腿

用兩手緊抱一邊的大腿根部，微微用力地將大腿由上至下按摩到腳踝，再從腳踝往回按摩至大腿根部。換邊，再做1次。本運動能促進血液循環。

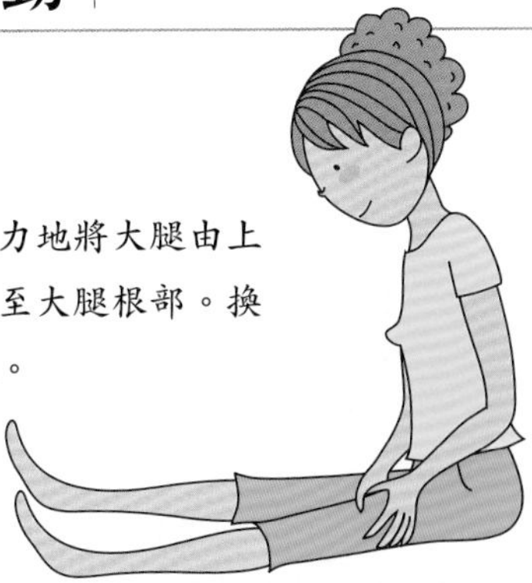

■甩腿

一手扶住牆面，向前甩動小腿，腳尖向上、向前抬起，向後方甩動，腳面繃直，腿也一併伸直。兩腿輪流，每次約甩80次。本運動能提高腿部肌肉力量，促進血液循環。

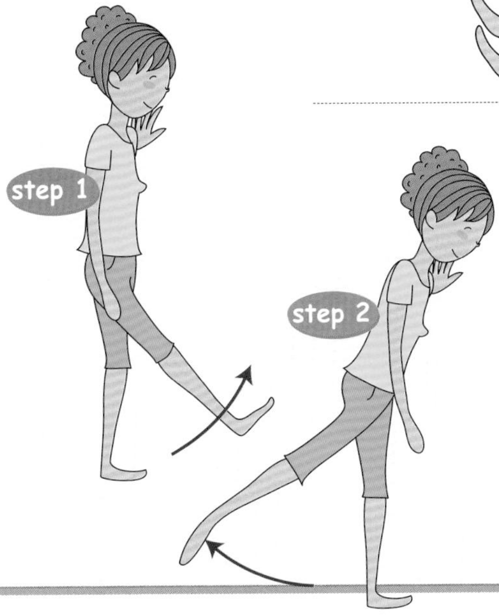

有益腳部循環的運動

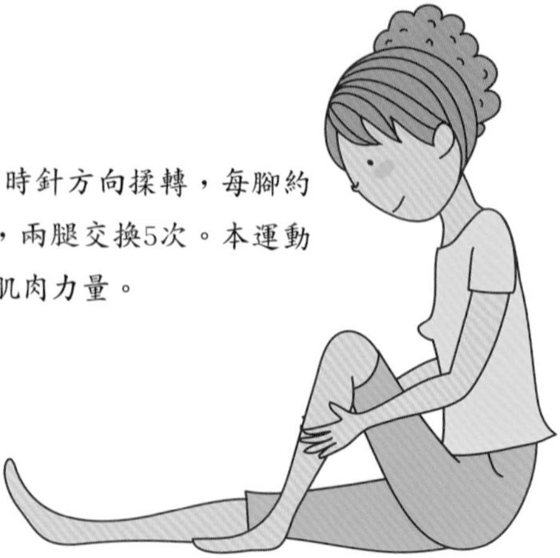

■揉小腿肚

用兩手夾緊小腿肚以順時針方向揉轉，每腳約揉20次，換腳再做1次，兩腿交換5次。本運動能疏通經脈，增加腿部肌肉力量。

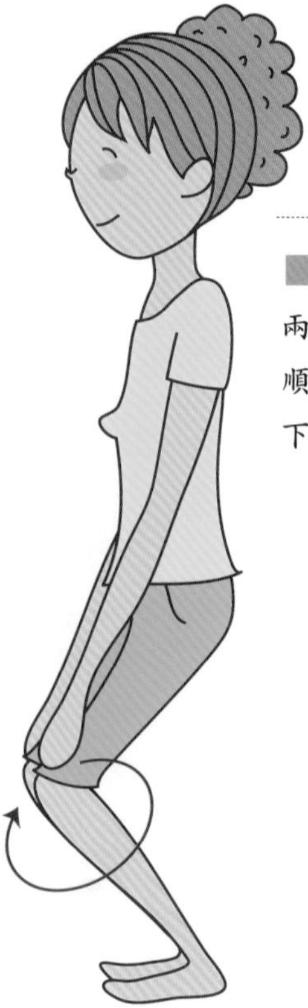

■扭轉膝蓋

兩腳靠攏，屈膝微向下蹲，雙手放在膝蓋上方，依順時針轉動約10次，換邊再做1次。本運動能改善下肢乏力、關節疼痛並能促進血液循環。

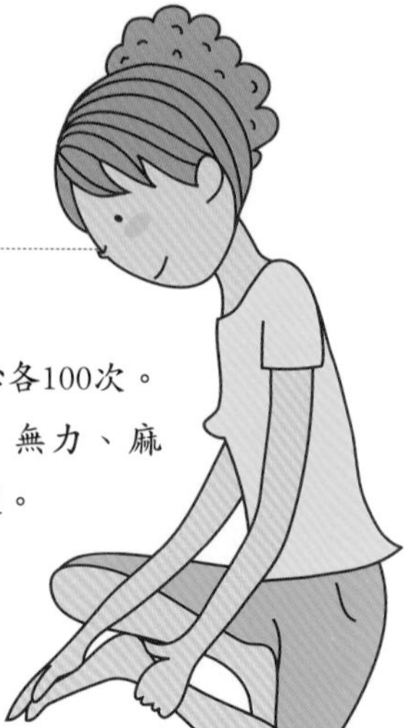

■熱搓腳心

將兩手搓熱，用手掌搓腳心各100次。本運動能預防腳部痠痛、無力、麻木，也能促進腳部血液循環。

八招體操克服糖尿病

體操不僅對局部器官有鍛練效果，可一併增強體力，有利病情康復。

糖尿病患者需要每天活動身體，以促進肌肉對葡萄糖的有效利用，降低血糖，並促進血液循環，提高胰島素的敏感性，減少胰島素的分泌量，以減輕胰臟負擔。除了一般運動之外，結合中醫理論的導引體操，配合呼吸、按摩，可以暢通人體內分佈的各條經絡，以達到防治疾病、強身健體的最大目的。

適合糖尿病患的養生操

中國自古流傳的養生體操，如東漢「五禽戲」、宋代「八段錦」等等，就是藉由體操來暢通經絡。適合糖尿病患者練習的保健操，是針對肺經、脾經與腎經等經絡進行暢通及伸展動作。而這類體操運用到的肌肉與經絡活動，不僅對局部器官有鍛練效果，對整體臟腑也會產生正面影響，可一併增強體力，同時提昇身體的免疫力，有利於病情康復。

另外，肥胖是引起糖尿病的原因之一，糖尿病也會因為肥胖而加重病情。適當的體操鍛練，不僅可以做為常態運動前後的柔軟操，針對特定部位練習的體操，更能發揮消耗脂肪、維持體態、舒展按摩、活絡筋骨肌肉的輔助效果。需要嚴格控制體重的糖尿病患者應藉由養生體操、運動體操的幫助，積極做好平時的保健調養。

練習體操的注意事項

練習體操時應注意，若進行動作的部位受傷，應暫停進行。練習過程中，應視個人狀況調整時間、力量或輔助道具，不需勉強進行，避免造成身體負擔。此外，感冒、身體不適、外傷、手術、生產等狀況下，練習也應暫緩。

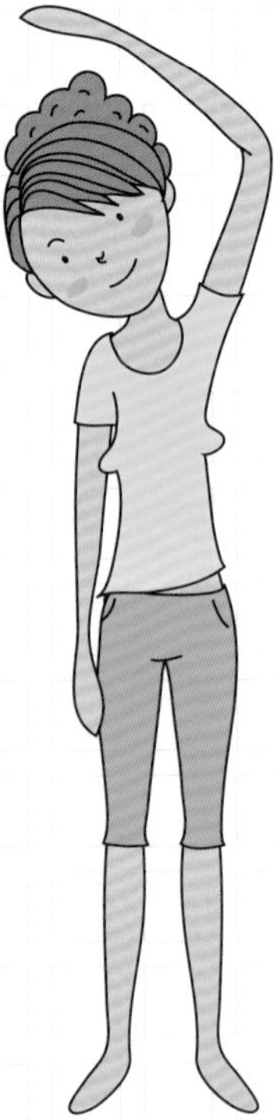

3 雙臂交互側彎身體。

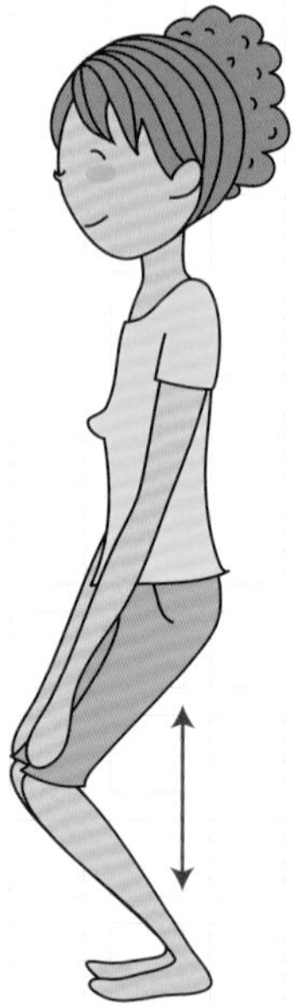

4 兩掌置於膝上摩擦使熱，兩膝向下彎曲、伸直。

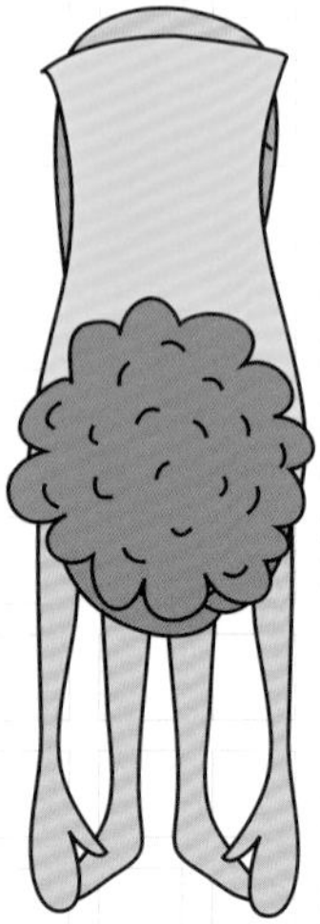

5 彎腰，兩手儘量碰腳尖，伸展腰部。

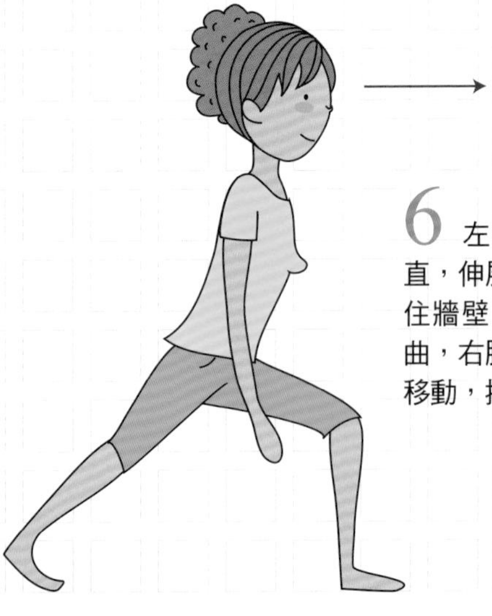

6 左腳向前彎曲，右腳向後伸直，伸展腿筋。年紀大者可以手扶住牆壁，腳跟著地，左腳向前彎曲，右腳向後伸直，身體重心往前移動，換腳再做1次。

1.柔軟操

運動能消耗熱量、增強肌力，是控制糖尿病的過程中，不可或缺的一環，運動前後的柔軟操，能使身體做好準備，安全地進入運動狀況，運動後的柔軟操，能將存積在肌肉中的乳酸等疲勞物質擴散到身體全身，能減輕疲勞，不能省略。

功　效

調整身體狀況，預防肌肉疼痛，增加身體柔軟度。

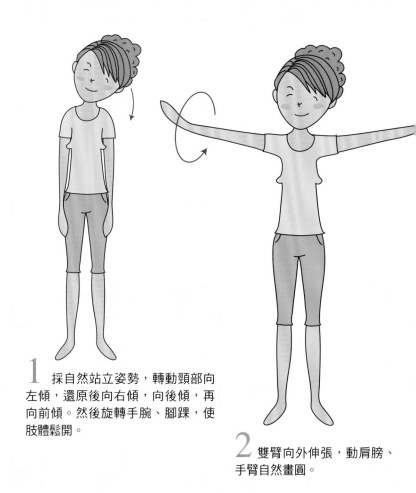

適用對象

各類型的糖尿病患者都適用。

注意事項

各步驟多重複幾次，約3~8次不等。

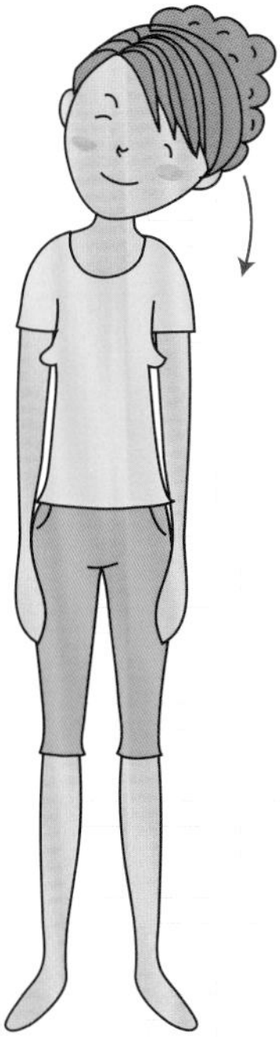

1 採自然站立姿勢，轉動頸部向左傾，還原後向右傾，向後傾，再向前傾。然後旋轉手腕、腳踝，使肢體鬆開。

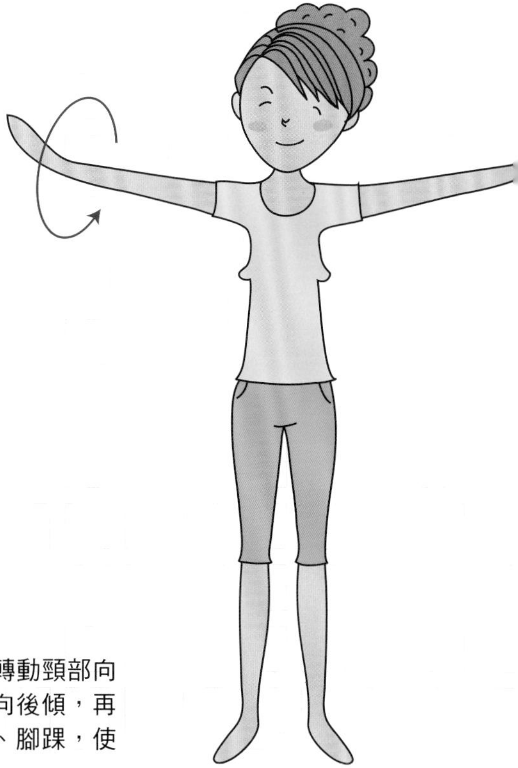

2 雙臂向外伸張，動肩膀、手臂自然畫圓。

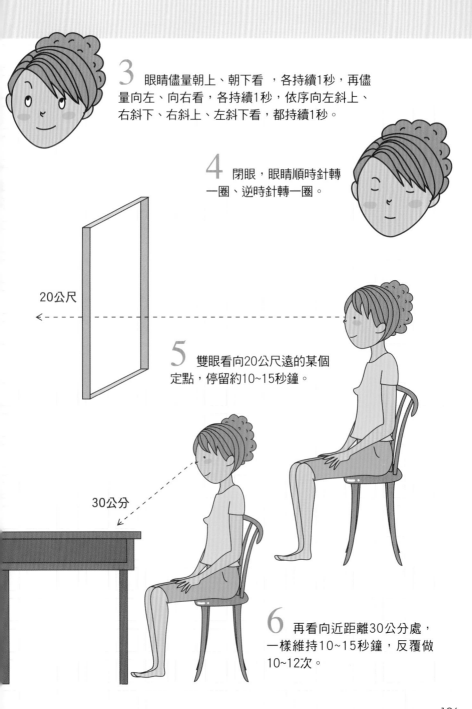

3 眼睛儘量朝上、朝下看 ，各持續1秒，再儘量向左、向右看，各持續1秒，依序向左斜上、右斜下、右斜上、左斜下看，都持續1秒。

4 閉眼，眼睛順時針轉一圈、逆時針轉一圈。

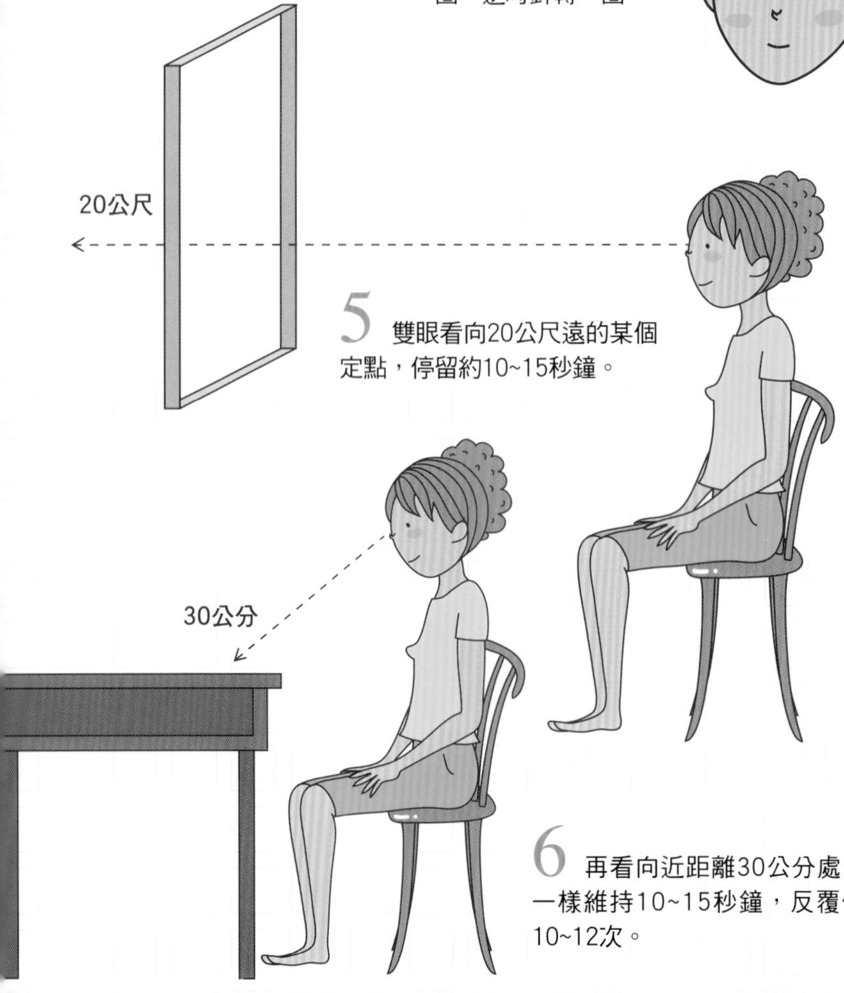

5 雙眼看向20公尺遠的某個定點，停留約10~15秒鐘。

6 再看向近距離30公分處，一樣維持10~15秒鐘，反覆做10~12次。

2.保眼操

透過轉動眼球周圍肌肉的動作，引動眼睛附近氣血運行，發揮通暢經絡的效果。

功　效

可以改善糖尿病患者眼睛容易痠澀、視物模糊與黑影的症狀。

適用對象

平時常練習保眼操，能預防眼睛機能衰退，但是如果患者已經併發嚴重的視網膜病變或有眼底出血的情況，就不適合再做了。

注意事項

1. 在戶外練習的效果最佳，如果待在室內，應該打開窗戶，以能夠透視遠處爲宜。
2. 長時間待在室內的上班族與學生，可以試試簡單的保養法。眼睛看向窗戶四個角落維持1秒，反覆來回多做幾次，也能消除眼睛疲勞。

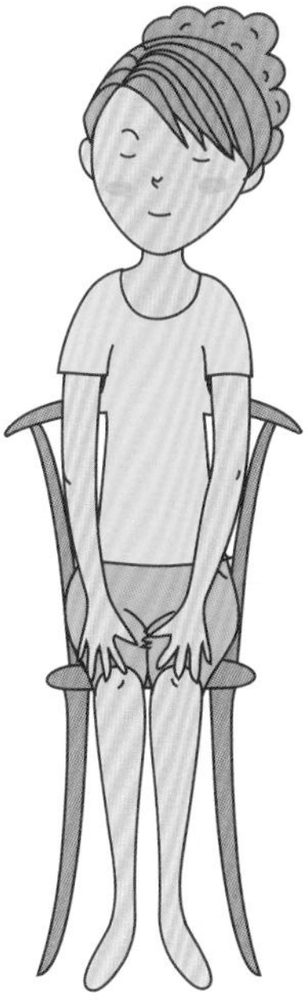

1 採坐、站姿均可。將雙眼閉上，調和呼息3~5分鐘，沈靜心情。呼吸時保持節奏均勻和緩，呼吸的音量以不使耳朵聽到為宜。

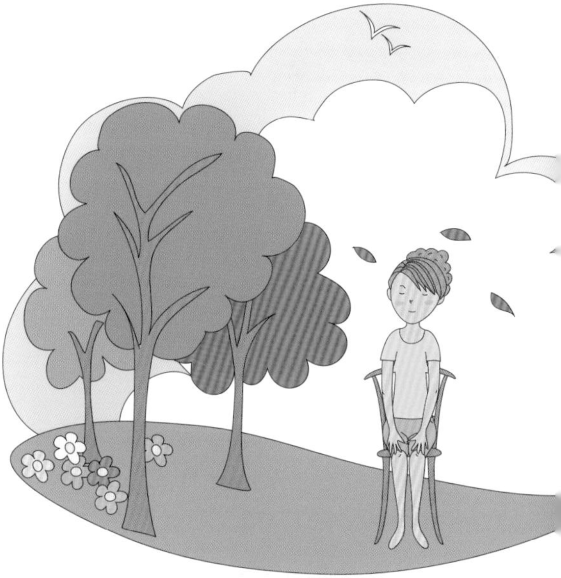

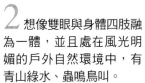

2 想像雙眼與身體四肢融為一體，並且處在風光明媚的戶外自然環境中，有青山綠水、蟲鳴鳥叫。

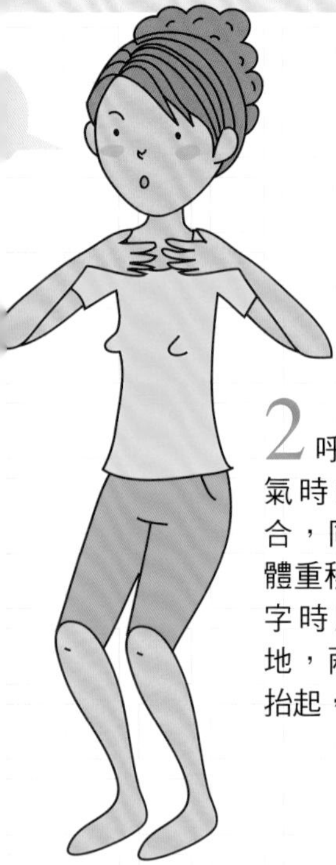

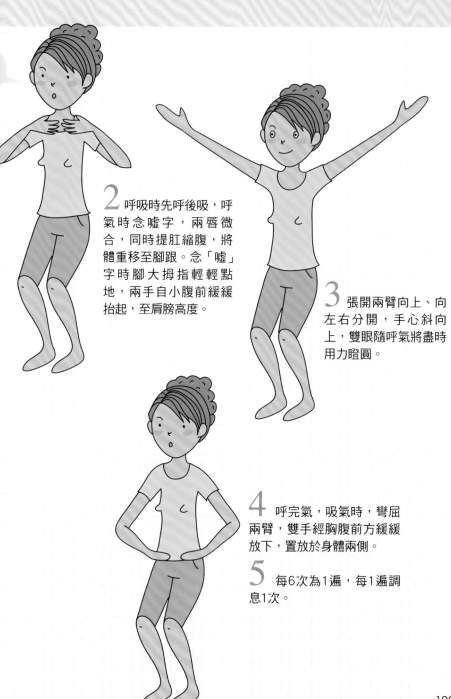

2 呼吸時先呼後吸，呼氣時念噓字，兩唇微合，同時提肛縮腹，將體重移至腳跟。念「噓」字時腳大拇指輕輕點地，兩手自小腹前緩緩抬起，至肩膀高度。

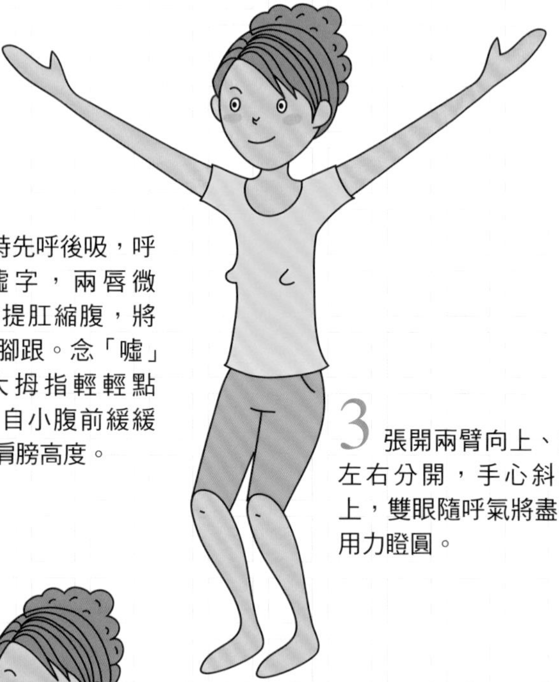

3 張開兩臂向上、向左右分開，手心斜向上，雙眼隨呼氣將盡時用力瞪圓。

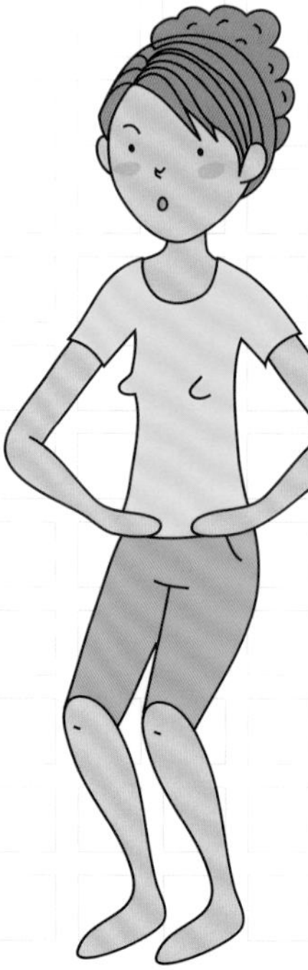

4 呼完氣，吸氣時，彎屈兩臂，雙手經胸腹前方緩緩放下，置放於身體兩側。

5 每6次為1遍，每1遍調息1次。

3.護肝操

透過呼吸吐納，調養肝功能。主要是經由發出噓字的口型，牽動唇齒喉舌的經絡與肌肉使力，加強肝臟氣血的運行。

功　效

可以提高肝經氣血循環的效率。

適用對象

適合肝氣不舒型的糖尿病患者作爲日常的保健調養。

注意事項

各步驟多重複幾次，約3~8次不等。

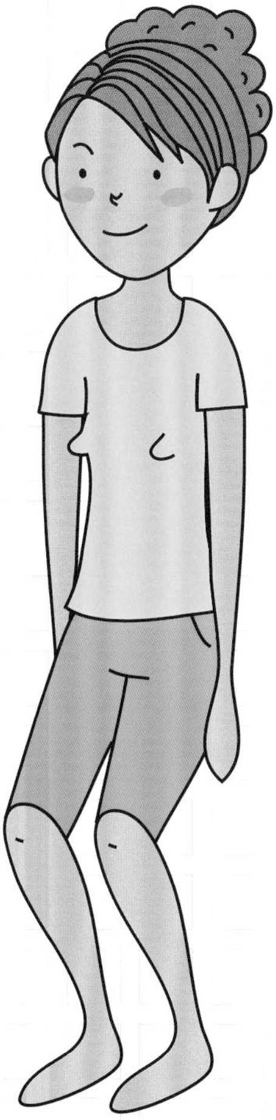

1　採站姿，兩腳打開，與肩同寬，抬頭挺胸，雙眼直視前方，放鬆腰臀，兩膝微屈，放鬆全身，自然呼吸。

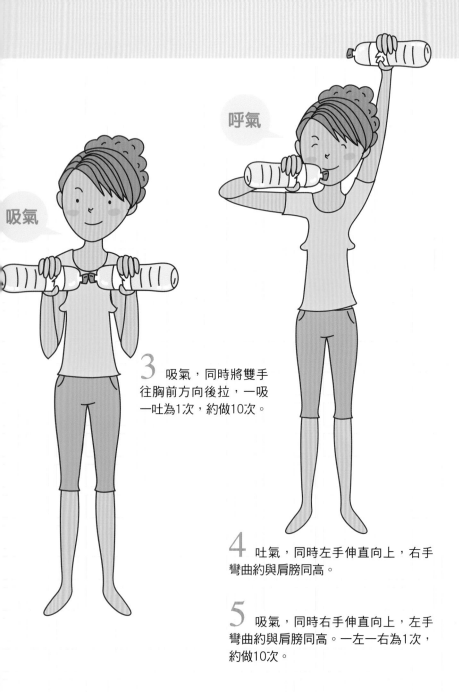

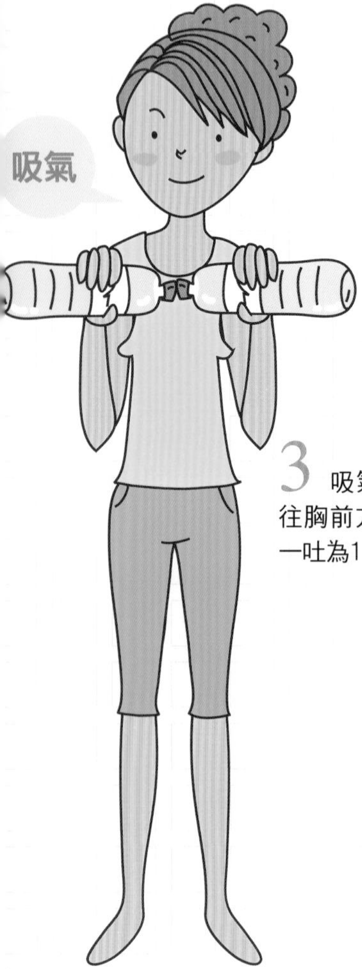

3 吸氣，同時將雙手往胸前方向後拉，一吸一吐為1次，約做10次。

4 吐氣，同時左手伸直向上，右手彎曲約與肩膀同高。

5 吸氣，同時右手伸直向上，左手彎曲約與肩膀同高。一左一右為1次，約做10次。

4.保特瓶訓練操

訓練手臂、肩膀、胸部與背部的肌肉，增強肌肉代謝率。

功　效

增強肌力、消耗熱量。

適用對象

適合一般糖尿病患者保健鍛練。

注意事項

視自己的力量多寡，加減保特瓶中水或沙的重量。

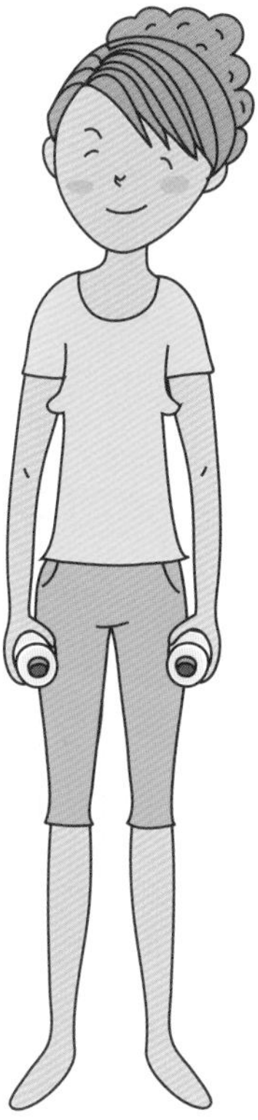

1　採自然站姿，兩手各握住1個保特瓶，輕置於身體兩側。

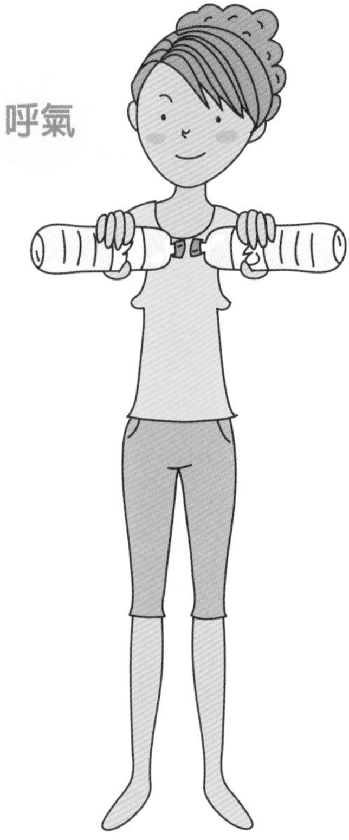

2　吐氣，同時將雙手往前伸出。

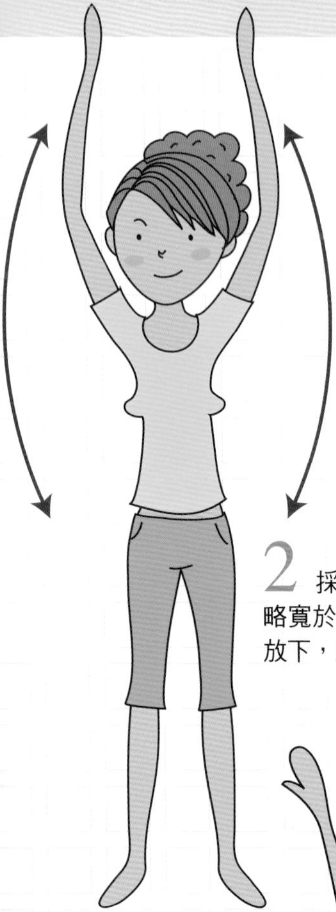

2 採站姿，兩腳打開略寬於肩，兩手舉起、放下，反覆10次。

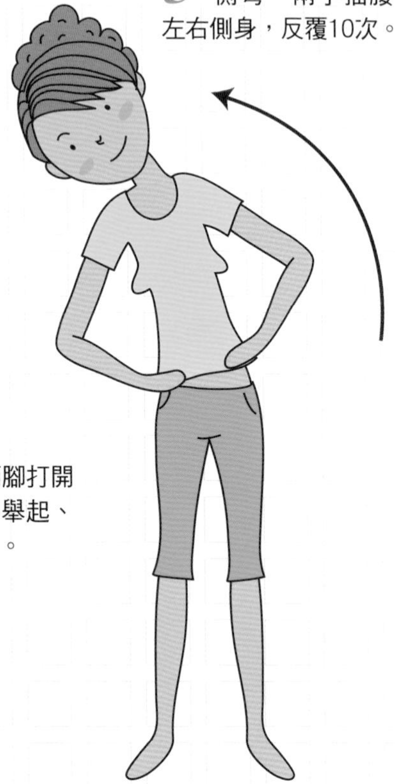

3 側彎，兩手插腰，左右側身，反覆10次。

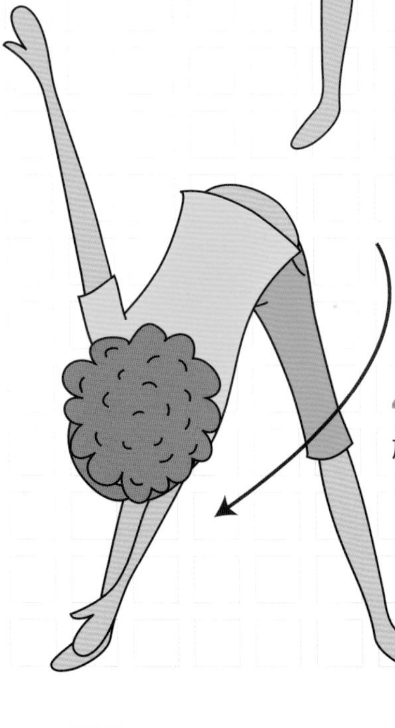

4 側身旋轉左右，旋轉10次。

5.筋絡鍛練操

透過全身各部份的旋轉拉伸，牽引分佈在全身經絡，達到刺激按摩臟腑的作用。

功　效

柔軟筋骨、強健筋絡，增加糖尿病患者的體力。

適用對象

適合一般糖尿病患者進行保健鍛練。

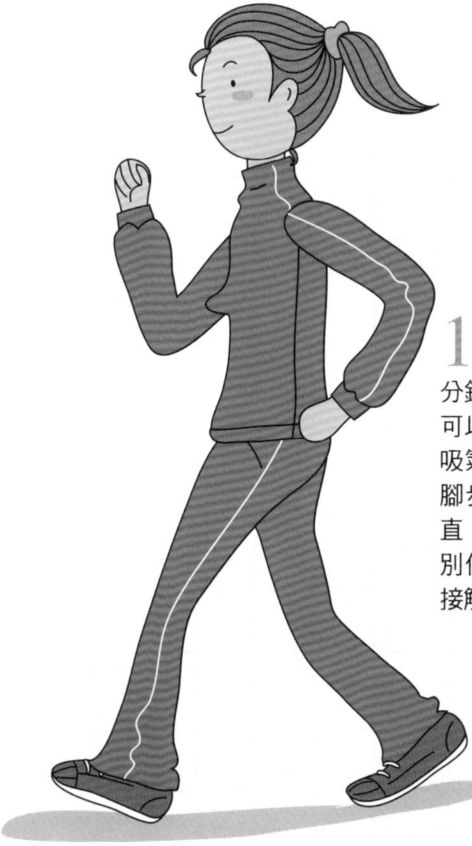

1　一般患者小步快速走3~5分鐘(
分鐘100~120步)，體力較差的患者速
可以放慢。行走時以鼻呼吸，第1~2
吸氣，第3~6步呼氣，第7~8步間歇
腳步宜放鬆而具有彈力，上身保持
直，雙手握拳提起置於腰部兩側。
別使用足尖、腳跟、足內側和足外
接觸地面，各步行2~5分鐘。

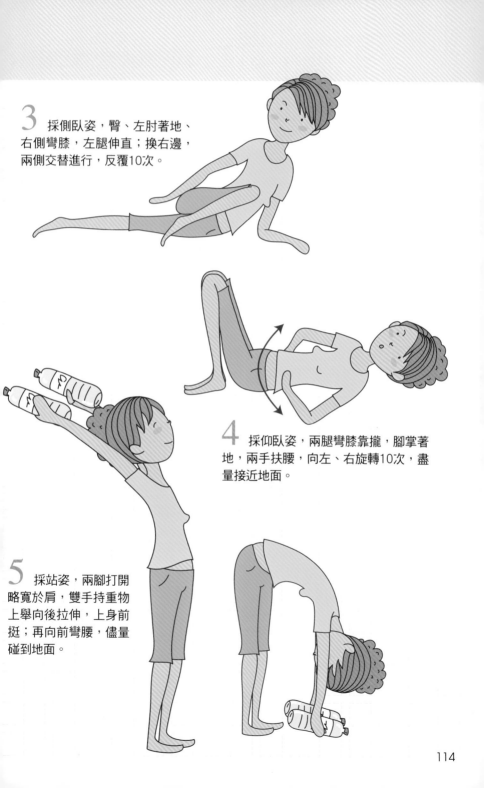

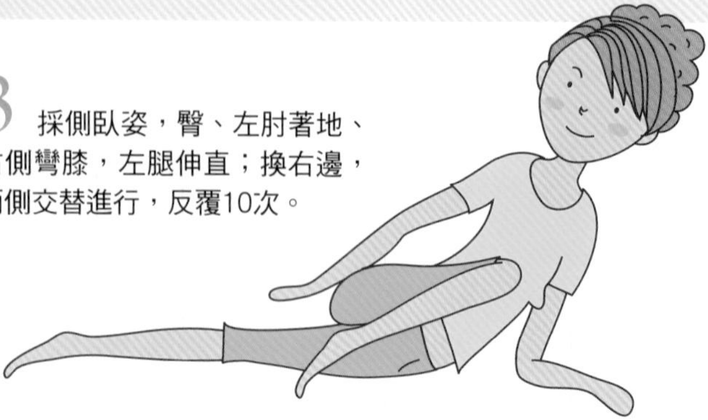

3 採側臥姿，臀、左肘著地、右側彎膝，左腿伸直；換右邊，兩側交替進行，反覆10次。

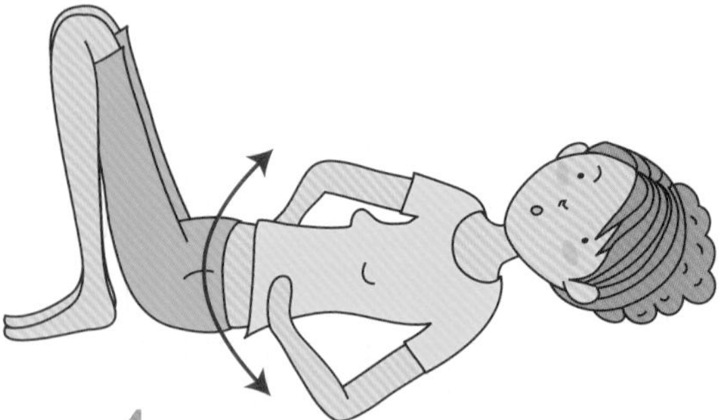

4 採仰臥姿，兩腿彎膝靠攏，腳掌著地，兩手扶腰，向左、右旋轉10次，盡量接近地面。

5 採站姿，兩腳打開略寬於肩，雙手持重物上舉向後拉伸，上身前挺；再向前彎腰，儘量碰到地面。

6.健腰操

藉由強化腰部經絡，提高腎經的氣血循環，中醫所講的腎臟氣化功能也會得到強化，能量代謝變得較有效率，身體的內分泌也能得到調整，有助於控制血糖濃度。

功效

強健腰部、鍛練下肢筋絡、促進血液循環。

適用對象

適合一般糖尿病患者保健鍛練。

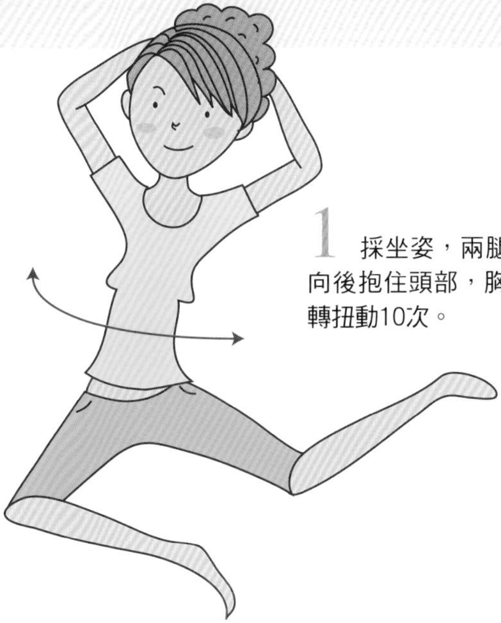

1 採坐姿，兩腿彎膝叉開。雙手向後抱住頭部，胸部前挺，左右旋轉扭動10次。

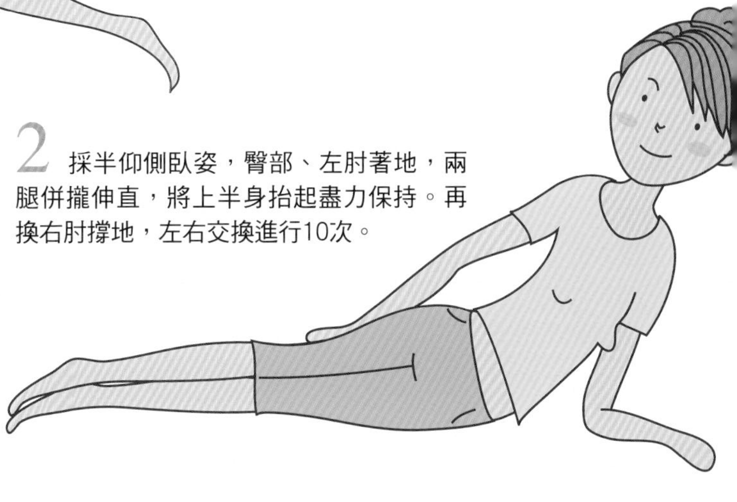

2 採半仰側臥姿，臀部、左肘著地，兩腿併攏伸直，將上半身抬起盡力保持。再換右肘撐地，左右交換進行10次。

7.縮腹操

藉由消除腹部堆積的廢物，提升骨盆腔的氣血循環。

功　效

消除腹部囤積的脂肪，控制體重。

適用對象

適合一般糖尿病患者保健鍛鍊。

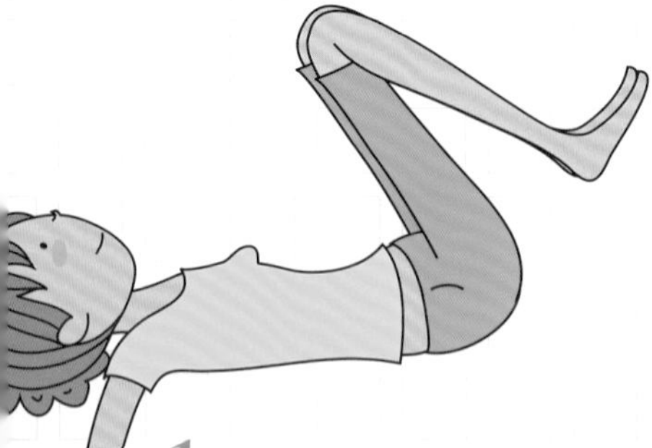

1 採仰臥姿，兩臂向兩側伸直，與軀幹呈直角。兩腿向上抬起、彎膝，停30秒；然後伸直，反覆上述動作10次。

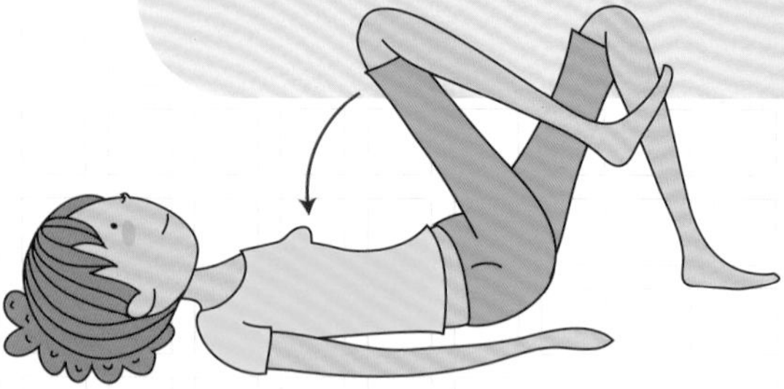

2 採仰臥姿，右腿彎膝、抬起臀部，依體力盡量向胸部下壓；兩腿交替進行，反覆10次。

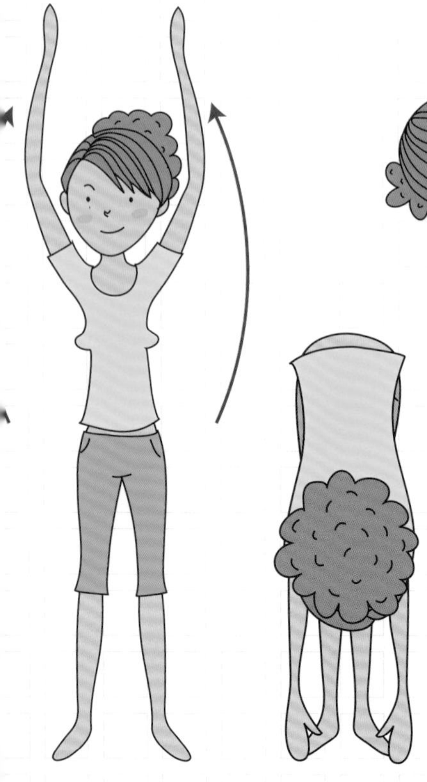

3 採站立姿，兩腳打開略寬於肩，兩臂上舉，再彎腰下垂觸地，上述動作反覆進行約10次。

8.消脂除濕

藉由鍛練走在身體前面中線的任
及走在身體後面中線的督脈，整
升氣血循環。

功 效

消除脂肪、柔軟身體、控制體重

適用對象

適合一般糖尿病患者保健鍛練。

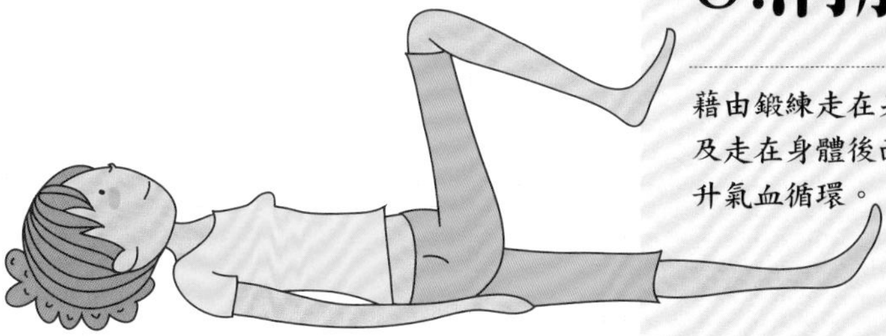

1 採仰臥姿，兩臂與兩腿伸直，右腿屈膝持續10秒伸直，左腿重複以上動作。反覆30次。

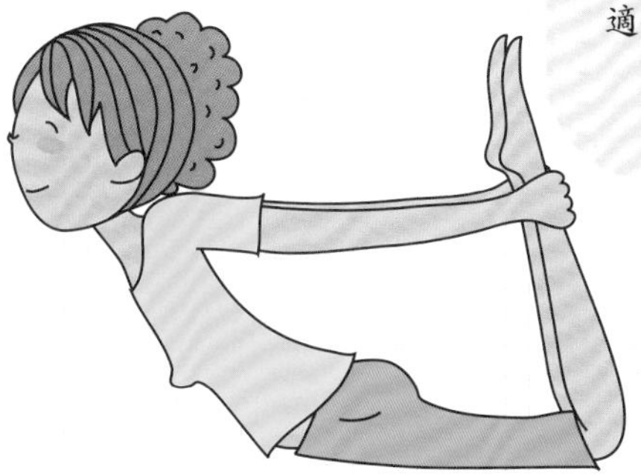

2 採俯臥姿，兩腿向上彎膝，上身前挺，兩手握拉住小腿下方，持續10秒鐘，然後鬆開(若覺得動作太難，可用繩子、毛巾等道具輔助)，反覆進行10次。

3 採仰臥姿，兩臂伸直與地面平行，兩腿伸直，抬起，腿部與軀幹呈直角，持續10秒鐘；然後兩腳放平，再抬起，反覆進行10次。

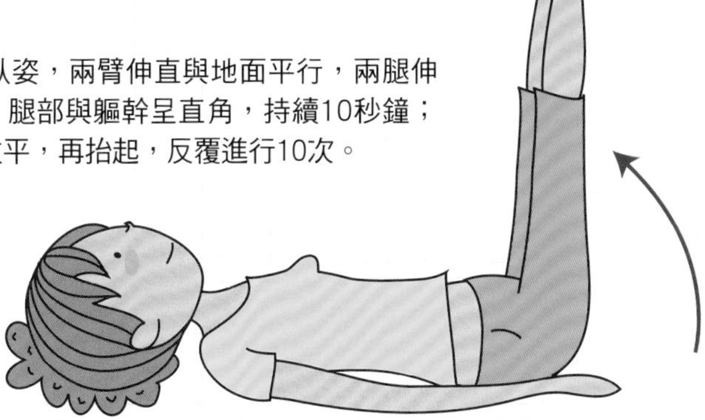

老祖宗的養生智慧

對糖尿病有效的氣功療法

氣功是人體透過調心、調息、調身的鍛鍊，增強自身元氣，藉此達到防治疾病、健身益壽、開發潛能的有效方法。

◎示範指導：台中榮民總醫院中醫科主治醫師　張鈺鑫

早在《黃帝內經》就把「導引按蹻」列為重要的醫療行為，隋代醫典《諸病源候論》也收集了百餘種氣功療法。氣功練習的動作與呼吸方式皆與陰陽五行、臟腑經絡、氣血津液的運行機理相互呼應。

氣功為何有效？

經由氣的鍛練，能加強氣的推動、防禦、固攝等生理作用，使血充分發揮滋養臟腑組織的功能，所以行氣能調養百病所造成的虛損。

根據中醫辨證，糖尿病有腎陰不型，透過氣功能按摩內臟、促進血液循環、協調器官機能，達到調理脾胃、補腎益氣、滋陰降火的作用。

練習氣功的注意事項

練氣功前可以做一些調心、調氣與調身的準備動作，使精神集中。

- 首先需沈靜自己的情緒，暫停先前思考的問題與活動。
- 如果心情波動劇烈、煩躁不安，不宜練功。
- 安排安靜、沒有巨大聲響、無刺眼光線的環境練功。
- 練功時保持情緒安寧、呼吸自然柔和，如果唾液增加，先不要吐出，數量一多即在口內嗽洗數下，再分次嚥下。
- 如果某個姿勢練習起來覺得不舒服，可以動一動身體，調整好後再繼續練。
- 平時應留心天氣變化，以免感冒，影響練功。

糖尿病患者練習氣功保健，與飲食控制、運動調養相同，貴在持之以恆，平時不妨固定時間練習，依個人情況，練半小時至一小時不等，才能

叩齒集神法

- 叩擊牙齒，可以提高副交感神
奮度，能幫助血糖濃度穩定。
- 頭為人體的主宰，雙手抱於後
動作，對於調整自主神經的活
益。
- 下彈枕骨可以促進腦部血液循
通，活化腦神經。

適用對象

糖尿病併發自主神經失調，經常
覺頭部昏脹的患者。

注意事項

- 叩擊牙齒不可過急或是過響，
響反而會提高交感神經興奮度
- 呼吸時以緩和均勻爲佳，出
會不利自主神經的穩定。

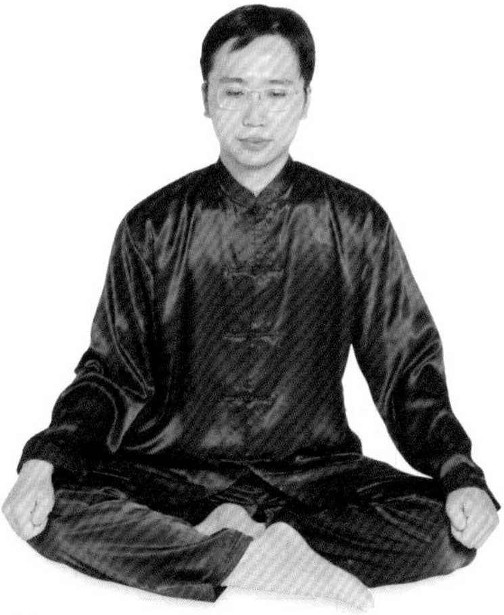

1 先盤坐（單盤雙盤不拘），閉上雙眼，平心靜氣，調息（呼吸緩和均勻，呼吸聲最好不要讓耳朵聽到）後張眼。上下排牙齒叩擊36次，微微做聲即可，以徐緩輕微為原則。

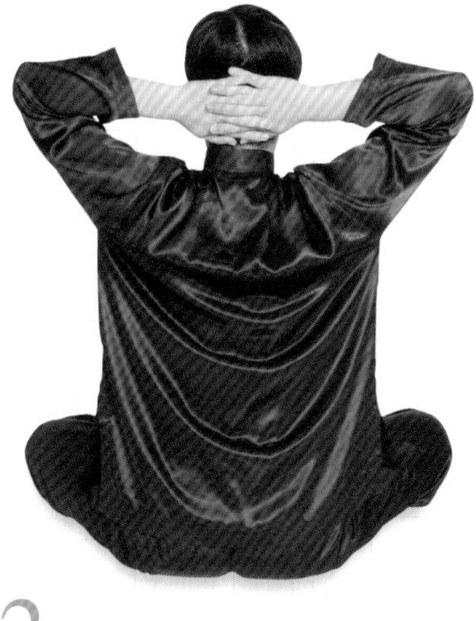

2 兩手交叉於腦後枕骨位置，10隻手指緊緊交叉互扣。兩手肘彎屈成三角，與肩平行，保持平心靜氣，微微呼吸，九息而止。呼吸宜緩和均勻，不要有聲音。

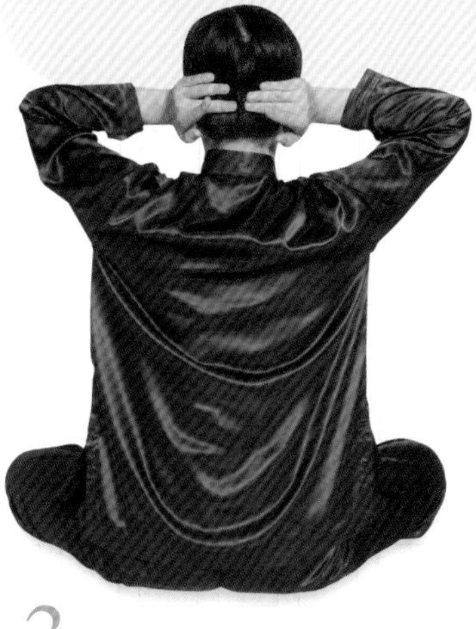

3 移動兩手掌到耳朵旁邊，拇
向下，以大魚際肌(拇指下方的隆
部位)貼緊耳朵，將食指扣於中指
方，食中指置於枕骨突隆位置，
力下彈枕骨突隆下方的肌肉處，
耳朵聽到洪亮的聲響，共彈24下。

搖天柱法

天柱，是指頸椎與胸椎交接處突起的部份。搖擺兩肩，扭動頸部有助於調整脊椎神經的活性，並可緩解肩部以及頸部附近的肌肉緊張度。

適用對象

糖尿病併發神經病變，經常覺得肌肉痠麻者。

注意事項

- 轉頭時，雙眼視線應隨頭部方向轉動，不可亂轉或斜視。
- 轉頭過程中維持頭部垂直，不可低頭或抬頭。

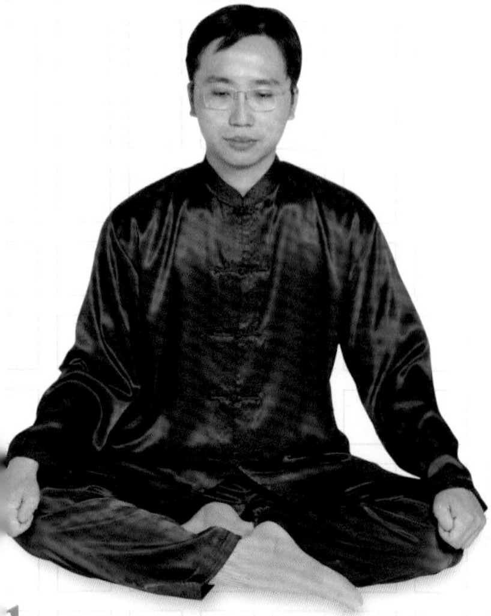

1 採盤坐姿勢，（單盤或雙盤皆可），閉起雙眼，靜氣平心，調整呼吸。

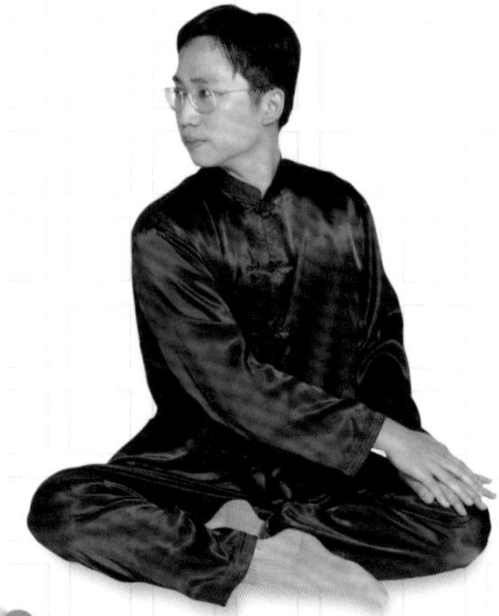

2 掌心向下雙掌交疊，放於左大腿上方，轉頭扭頸先向右方側視，右肩向前扭擺。

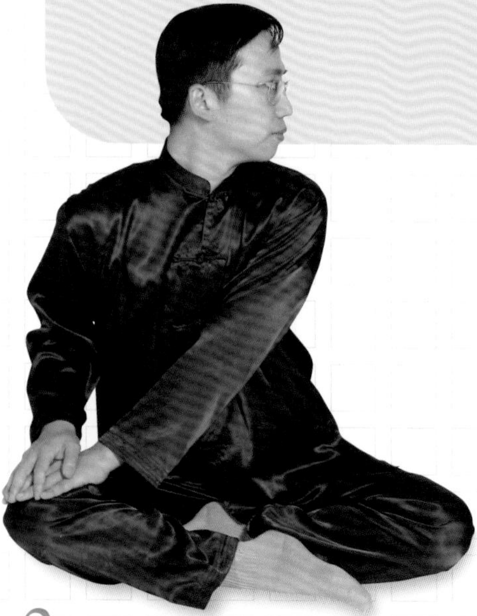

3 掌心向下雙掌交疊，放於右大腿上方，轉頭扭頸再向左方側視，左肩向前扭擺。左右相間，各做24次。

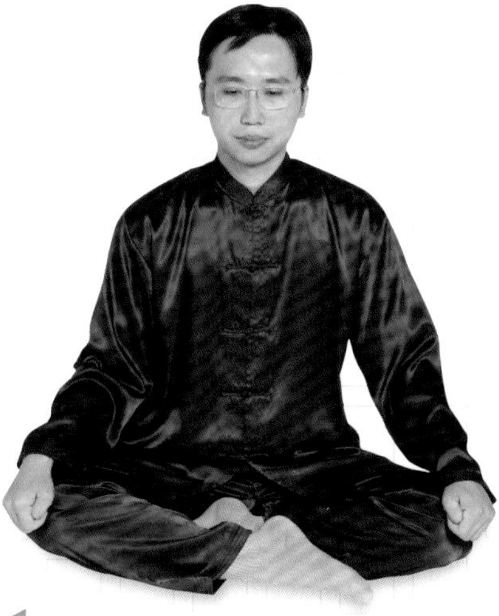

1 採盤坐姿勢，（單盤或雙盤皆可），閉起雙眼，靜氣平心，調整呼吸。

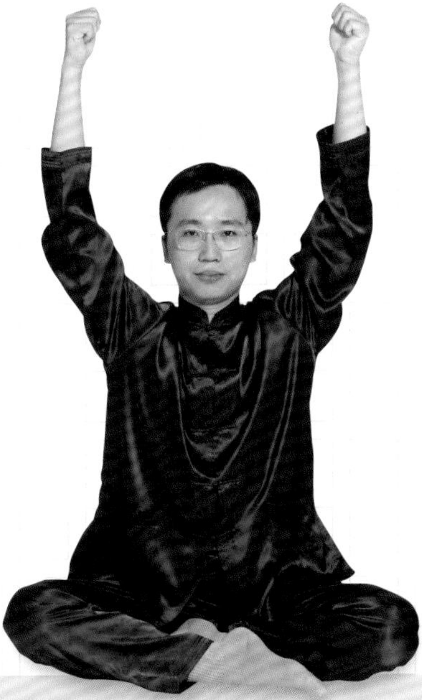

●握固法

1. 大拇指尖抵住勞宮穴（第四、五指縫向下與愛情線之交叉點）。
2. 其餘四指併列，往下蓋住大拇指。

舌攪漱咽法

- 舌頭又稱赤龍，命根，是唾液的分泌處。攪動舌頭可以使唾腺分泌暢通，有助於身體上淋巴系統順利循環。
- 唾液又稱金津玉液，也稱水，經常吞嚥唾液，可以使上（人體橫膈以上的位置）的津液佈，降低身體燥熱，有助於上消患者的肺胃津傷。

適用對象

常常覺得口中乾渴愛喝水、口腔咽部乾燥或是唾腺分泌不佳的上型糖尿病患者。

注意事項

舌頭攪動時宜慢不宜快，動作過容易傷到舌頭與口腔附近的肌肉黏膜。

2 握固，雙手上舉與肩同寬。先頭抵住上顎，舌尖抵住上排門牙後牙之間，使唾液稍冒出，呼吸3次。

3 將舌頭從左方掃向右方，再從掃向左方，左右算1次，共36次。泌的唾液聚集在口腔裡。

4 當唾液聚集在口腔後，向前吐舌尖處，再向後吞至舌根處，再向出，一出一入，好像以唾液漱口一共36次。

5 當覺得唾液滿溢時，分成3口，而且稍微用力將它吞嚥下去，可以吞嚥唾液的聲音。

摩腎堂法

手掌搓摩腰眼肌肉，由外往內畫圓發熱，可以使腎經之氣內聚，經筋以及脈絡通暢調和，並且激發丹田之氣，鍛練腎氣有助於維持體內血糖濃度的平衡。

適用對象

適合下消型消渴症患者，與腰痠、小便不利、糖尿病腎臟病變、或是下肢痠麻的糖尿病患者。

注意事項

- 手掌搓摩腰眼肌肉由外往內畫圓時，動作宜慢不宜快。
- 此法可以單獨做，如果先做本法，再做單、雙關轆轤法（見123、124頁），能使兩式發揮更好的效果。

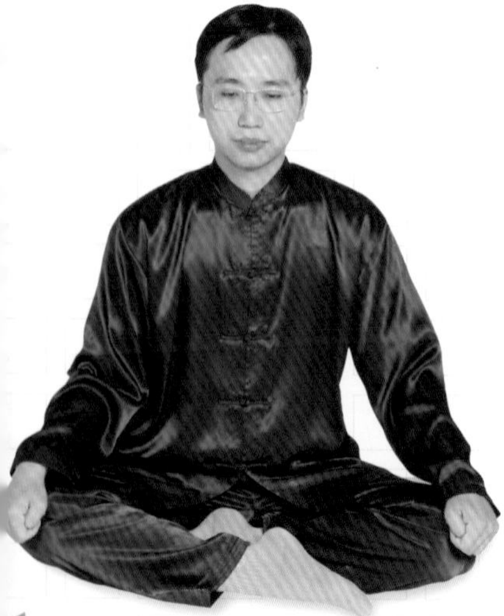

1 採盤坐姿勢，（單盤或雙盤皆可），閉起雙眼，靜氣平心，調整呼吸。

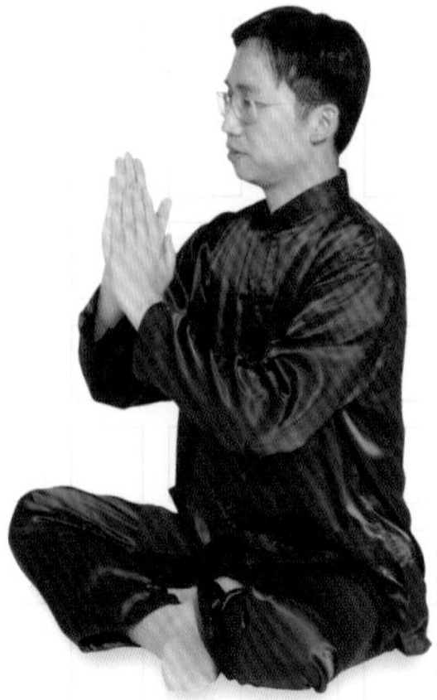

2 以鼻子吸氣然後閉氣，雙手快速互搓36次，使手掌發熱，再將閉住的氣緩緩放出。

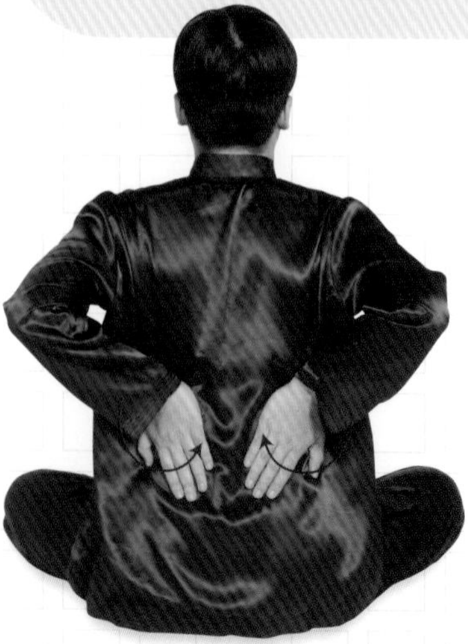

3 雙手掌心貼於腰眼（腎堂）（背後肋骨下緣到坐骨上方的柔軟肌肉），手指向下方，手掌搓摩腰眼肌肉，由外往內畫圓36次，使此處發熱。

單關轆轤法

- 轆轤，原為水井上面轉動提水的裝置，此處為旋轉的意思，指肩膀與手臂的轉動。肩臂轉動會帶動脅肋的經絡，使肝膽經及三焦經的氣血運行。
- 肩臂轉動左右各36次之後，可梳理肝膽以及三焦經氣，這有助於維持體內自主神經，升糖及降糖激素分泌的穩定度。

適用對象

適合膏肓（兩肩胛骨之間）或是頸痠痛、併發自主神經病變、血糖控制不穩定的糖尿病患者。

注意事項

- 肩臂轉動時宜慢不宜快。
- 此式在摩腎堂法之後練習，效果更佳。

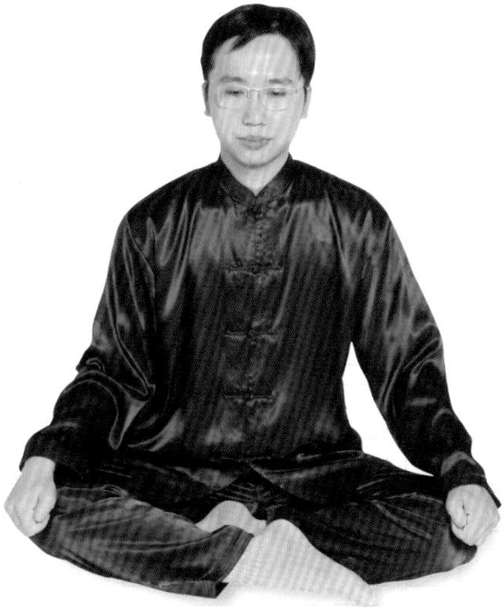

1 採盤坐姿勢，（單盤或雙盤皆可），閉起雙眼，靜氣平心，調整呼吸。

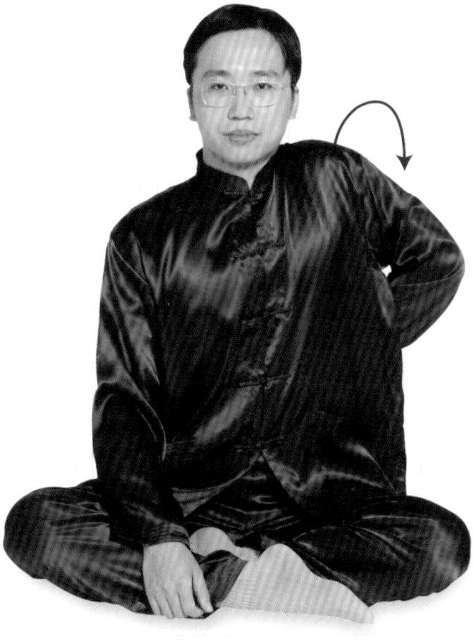

2 先將左臂彎曲，手掌保持握固姿勢，置於腰眼處，左肩連同左臂向左後旋轉36次。

3 然後右肩連同右臂也向右後旋轉36次。

雙關轆轤法

- 雙關轆轤，是左右兩肩一起旋轉的意思。本法同樣能梳理肝膽以及三焦的經氣。
- 激發出丹田之氣後的伸腿動作，有益於腎氣運行，暢通兩腳經絡的調和作用，並能促進兩腳末端的血液循環，可以改善降低糖尿病足部病變、腳掌末端痠麻感與針刺感。

適用對象

膏肓、肩頸痠痛、腰痠、小便不利、下肢痠麻者；中消與下消型消渴症、糖尿病腎臟病變、糖尿病足部病變患者。

注意事項

盤坐的雙腳在放下與伸直時應當緩慢，不要突然伸開。

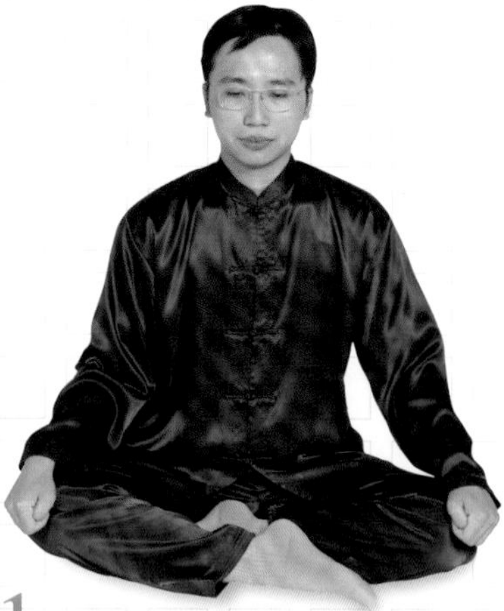

1 採盤坐姿勢，（單盤或雙盤皆可），閉起雙眼，靜氣平心，調整呼吸。

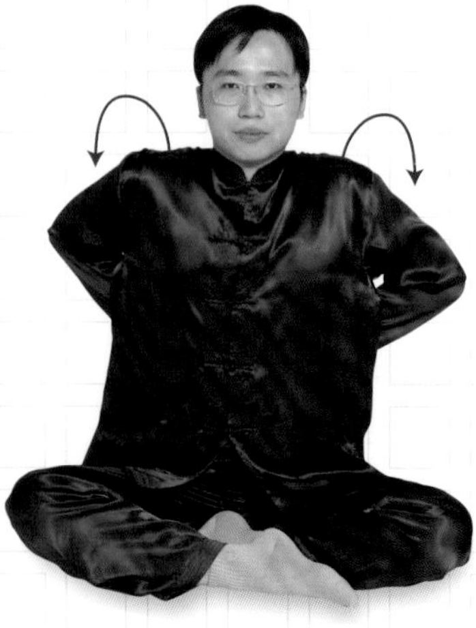

2 先將雙臂彎曲，左右手掌保持握固姿勢，置於雙側腰眼處，雙肩連同雙臂一起向後旋轉36次。

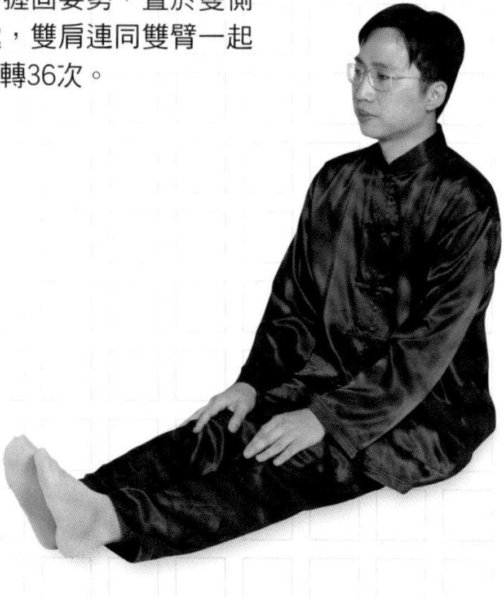

3 旋轉36次完後，想像有一股熱氣由丹田向後送往腰眼，再向上送入腦中。

4 以鼻子吸入1口氣，然後將盤坐的雙腳放下，慢慢伸開，一直到兩腿輕鬆伸直為止。

諸病源候論上消導引法

- 腰部伸展懸空的動作，影響背膀胱經與督脈的運行，會鼓動身精氣往上輸送。
- 口部唾液的攪動漱，有助於使能量與量分佈到身體上半部。

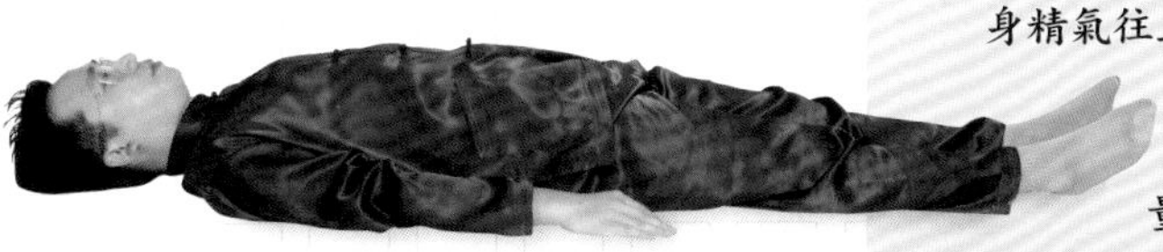

1 衣服解開，腰帶鬆開，儘量使身體不受衣褲所束縛，仰臥於床，靜心調息。

適用對象

口渴多飲，小便不利爲主要症狀上消型糖尿病患者，較適合練習法。

注意事項

練習時，應保持室內空氣暢通。

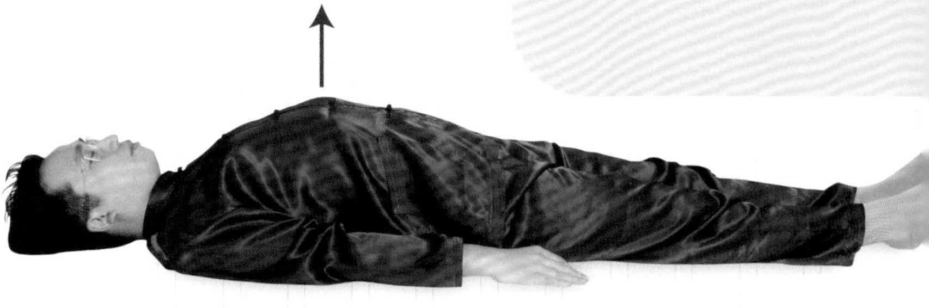

2 腰部上挺伸展懸空，用尾椎的骨頭抵住床面，雙手自然放在身體兩側。目微閉，舌頭抵住上顎。用鼻子作深呼吸5次，以呼吸的韻律來感覺小腹的脹運動。

3 用舌頭在唇齒之間，由左至右攪動9次，再由右至左攪動9次。以匯聚的液鼓漱18次。將口中產生的唾液分成3口慢慢咽下，用意念將其下引到丹田。

4 再靜臥數分鐘。站起來，到戶外散步（至少走1000步以上），儘量到空新鮮、林木眾多、環境幽靜的地方，並保持心情的輕鬆愉悅。

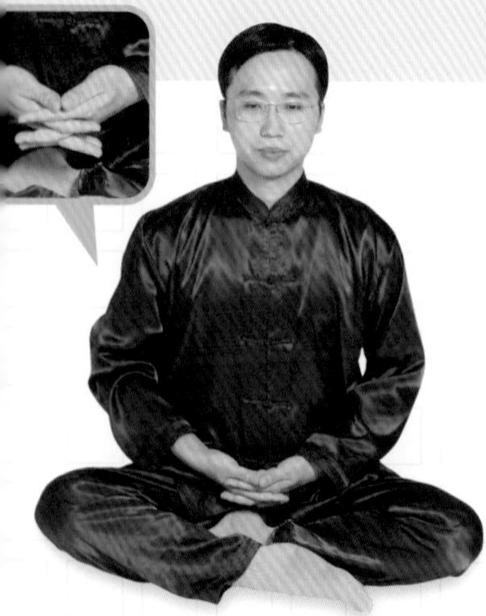

3 口型半張，呵氣出聲5次。然後雙手手指互相交叉，置於小腹處。

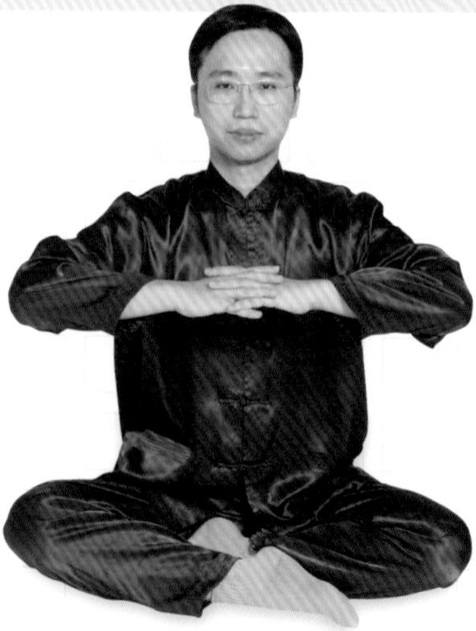

4 往上升至胸前翻掌。

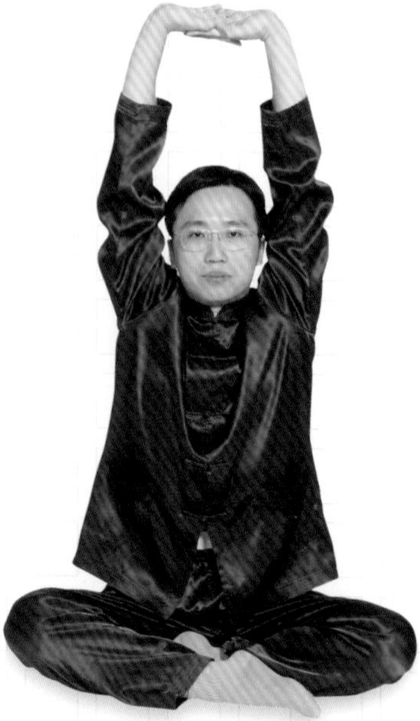

5 雙掌向上推，像舉重物向上一樣，手背面對頭頂，兩臂舉直後，慢慢放下。一上一下為1次，連續上舉9次。

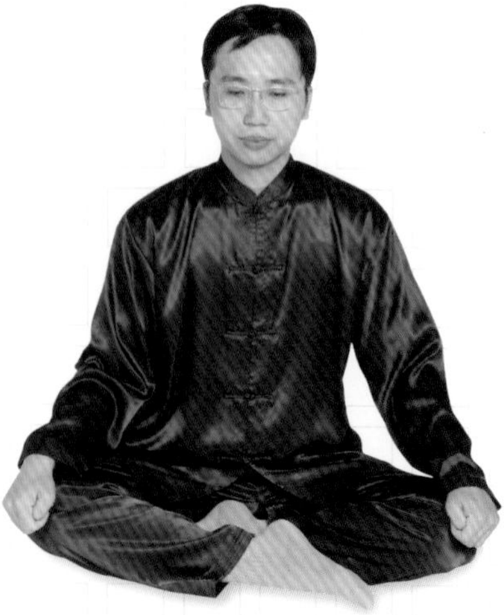

6 上舉完畢之後，雙手以握固姿勢置於膝蓋上方。

托天按頂法

口部半張呵氣能補益心氣。五為陽數，故呵氣五次能補益心臟陽氣。手指互相交叉於頭頂上舉的動作，有助於升提全身氣機。

功　效

適合氣陰兩虛或是陽氣下陷，平常有易疲勞、打呵欠，尤其是用餐後無精采想睡覺的糖尿病患者。

適用對象

各類型的糖尿病患者都適用。

注意事項

雙掌上推時，腰部以及身體都應隨手一併用力上舉，才能發揮最佳效果。

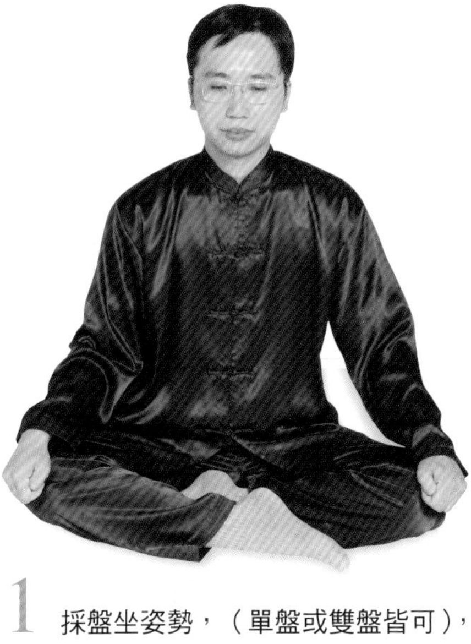

1 採盤坐姿勢，（單盤或雙盤皆可），閉起雙眼，靜氣平心，調整呼吸。

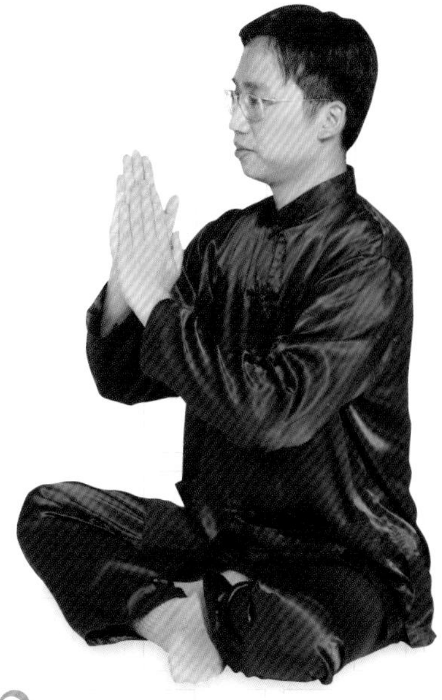

2 兩手上下互搓36次，使手掌發熱。

保生祕要 消渴功

- 以手搓左右腳心湧泉穴處，可以鼓動腎中精氣往上送。
- 口部唾液的攪動鼓漱，有益於氣陰散佈到整個上半身，因此可以緩解心火，消退胃熱。

適用對象

適合口渴多飲、小便不利爲主要症狀的上消型糖尿病患者，與容易感到飢餓、便祕的中消型糖尿病患者。

注意事項

以手搓左右腳心湧泉穴位時，不妨加快速度，能使穴位發熱加速。

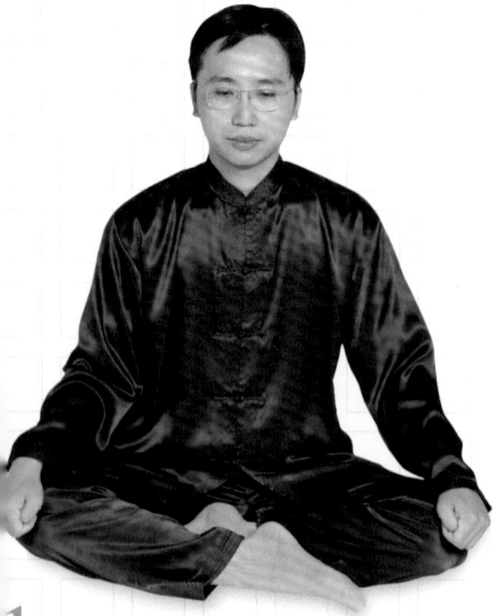

1 採盤坐姿勢，（單盤或雙盤皆可），閉起雙眼，靜氣平心，調整呼吸。

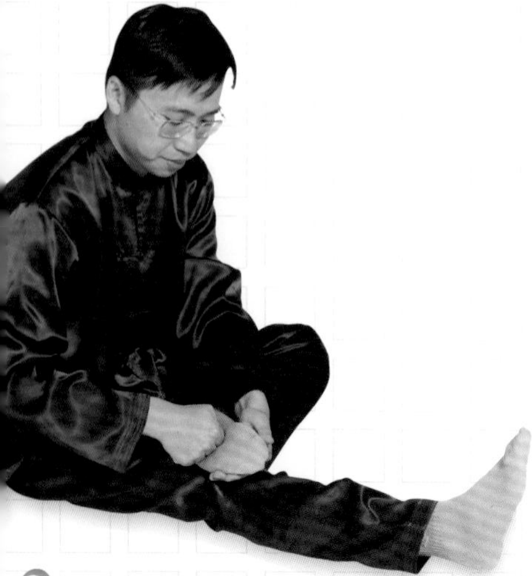

2 以手搓左右腳心湧泉穴處各36次，同時用想像有1注清水從腎臟部位沿著背脊往上流升，逐漸滌洗全身。

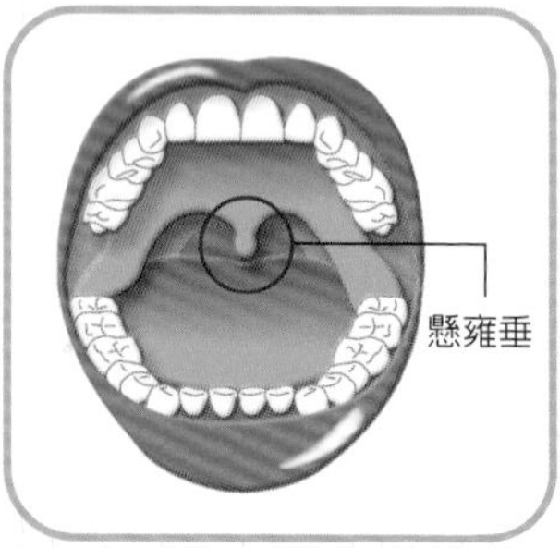

3 舌抵上顎，集中精神於「懸雍垂」位置，想像這裡有一股涼水流向舌中。等到唾液滿溢的時候，鼓漱咽下。

遵生八箋下消功

雙手上托再與叩齒鼓漱的動作能
能量散佈於上半身，達到養肺金
腎陰的作用。

適用對象

適合容易感到腰痠、小便不利的
消型糖尿病患者，與糖尿病腎病
患者。

注意事項

- 練習左右手輪流用力向上托
動作，宜慢不宜快。
- 本法在早晨3至7點間到戶外空
清新的地方練習，效果更好。

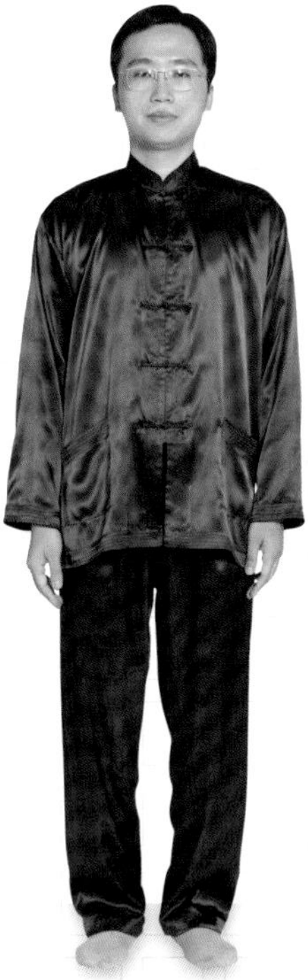

1 身體站直，集中精神、調氣靜心。

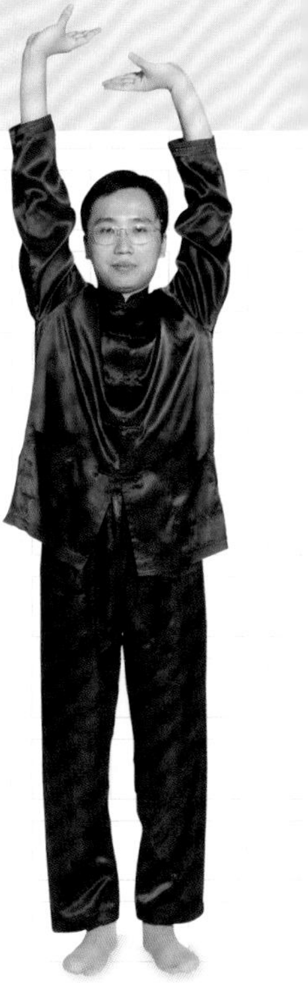

2 再將身體稍向後仰，舉起兩手，左右手輪流用力向上托，各36次。

3 接著稍微調整呼吸，應該感覺到吐氣時小腹扁陷，吐出身體的濁氣；吸氣時小腹隆起，吸入乾淨的清氣。

4 再以上下排牙齒叩擊36次。當唾液冒出聚集於口腔後，向前吐出至舌尖處，再向後吞至舌根處，再向前吐出，一出一入，好像以唾液漱口一樣，共36次。

5 當覺得唾液快要滿出來了，分成3口，緩慢而且稍微用點力將它吞下，可以聽到吞嚥唾液的聲音。

6 用意念想像將唾液往下送到丹田（臍下四指處）當中。

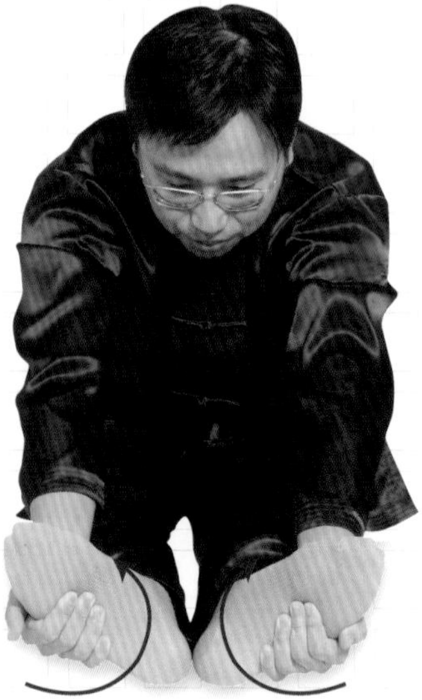

3 然後上半身慢慢直起，一俯一仰為1次，四指拉住足心有如划船般往外畫1圓弧，此動作共做12次。

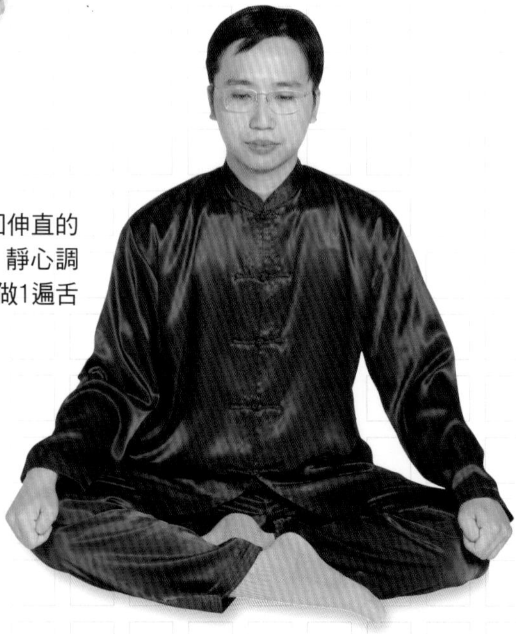

4 做完12次後，慢慢收回伸直的腿，恢復盤坐姿勢。閉目，靜心調息，等待唾液生出之後，再做1遍舌攪漱咽法以及搖天柱法。

鉤攀法

鉤攀俯仰，是動用到全身筋絡血關的動作，所以全身三焦氣機都能藉此鼓動通暢。

適用對象

上中下三消的糖尿病人都適合做此作。特別是糖尿病足部病變，或是腳末端有痠麻感與針刺感的患者練習，效尤佳。

注意事項

本法完成後緊接著做舌攪漱咽法（1頁）與搖天柱法（120頁），有助於將陰佈到全身，能發揮更佳效果。

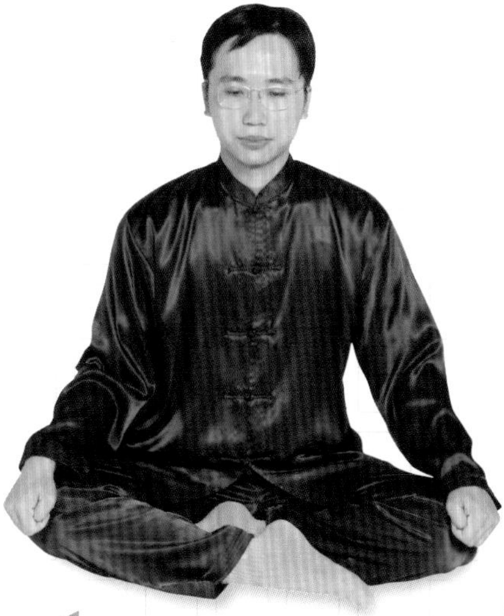

1 採盤坐姿勢，（單盤或雙盤皆可），閉起雙眼，靜氣平心，調整呼吸。

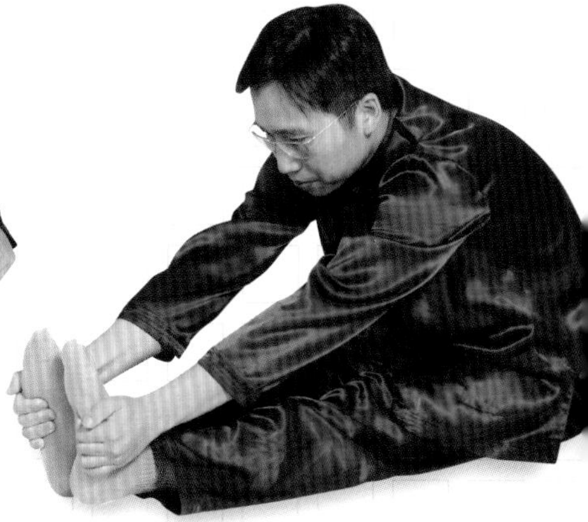

2 低頭，不僅頭部稍微前傾，上半身也要稍微俯下。先將手指放開，兩臂向前伸直。手掌相對，慢慢將上半身向下俯，雙手從腳掌兩旁以四指拉住足心，使頭與尾椎骨形成平行姿勢。

糖尿病友必知保健穴道

不針不藥紓解症狀

所謂「通則不痛、不通則痛」，在家按摩穴位，能夠平衡體內陰陽失調，可滋養臟腑、通經活絡、去瘀消積，是居家常備的糖尿病輔助療法。

中醫認為人的五臟六腑機能正常運作，自然不會生病，在臟腑間運行的氣血，能使臟腑得到滋養溫煦。經絡輸送氣血，穴位是人體經絡上的匯聚要點。當人體受到外邪入侵，就會使經絡不通、氣血失調，這樣便會影響人們正常的生理活動。

以穴位按摩疏通身體的氣血淤塞

穴位按摩就是要打通這些阻塞要點，以紓解身體不適。所謂「通則

激，能夠平衡體內陰陽失調，具有滋養臟腑、通經活絡、去瘀消積的作用，還能透過局部刺激，解除肌肉痙攣疼痛，促進血液循環、腸胃蠕動與神經系統傳導，因此可以作為治療糖尿病的輔助療法，有助於改善患者身體痠痛、疲勞易饑、肢體麻木、口乾舌燥，甚至容易抽筋等症狀。

穴位按摩的原理與針灸相通，依據「虛則補之，實則瀉之」的原則，透過補、瀉、通、調等方法的配合運用，激發人體蘊藏的能量，發揮自我修復的最大療效。針灸通常需有旁人

不僅方便，還有容易學習、緩和安全、效果廣泛的特點。只要有空，隨時都可以按摩，加強保健作用。如果時間充許，可以在早晚、睡前與洗完澡後進行，最有放鬆身心，提昇氣血循環的效果。

穴位按摩的注意事項

一般來說，在手術後、飲酒後、懷孕期、肌肉發生腫脹、生理期、高血壓、饑餓或疲累狀況下不宜進行穴位刺激，特別是需要慎防低血糖的糖尿病患者，更不能在饑餓倦怠的情況

胰俞

● 療效

調節胰腺分泌功能。

● 按摩手法

以手指指尖端按壓穴位，以胰俞穴爲定點，順時針方向按揉，大約180次。

● 時間及頻率

每天按摩，早晚各1回。每回約3~5分鐘。

適用對象　糖尿病胰島素分泌不足患者。

位置：

位在八、九胸椎之間旁開一寸半

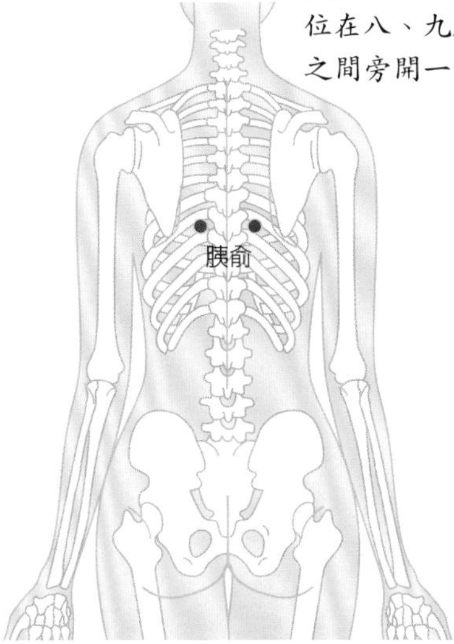

腎俞

● 療效

補腎益氣。腎俞爲足太陽膀胱經的背俞穴，是人體腎氣灌注的位置。腎與膀胱，一臟一腑，互爲表裡。下消是因爲腎虛引起，依據「治臟者，治其俞」的原則，按摩穴位，能發揮滋陰補腎的作用。

● 按摩手法

以拇指指尖端按壓穴位，以腎俞穴爲定點，順時針方向按揉，大約180次。

● 時間及頻率

每天按摩，早晚各1回。每回約3~5分鐘。

適用對象　下消、腎氣虧虛、腎病變患者

位置：

位在腰部第二腰突下旁開一寸半

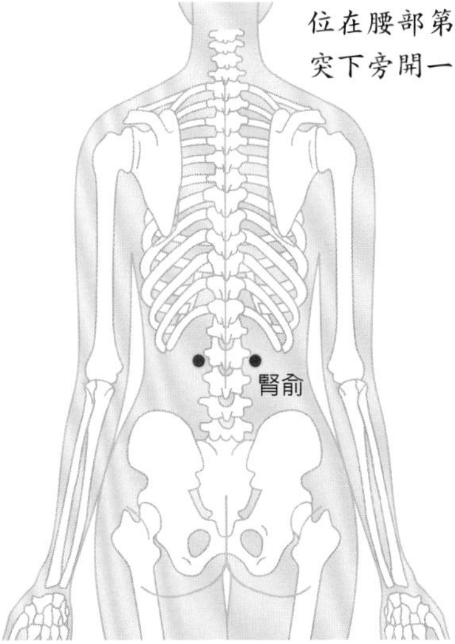

足三里

對象 脾胃虛衰患者。

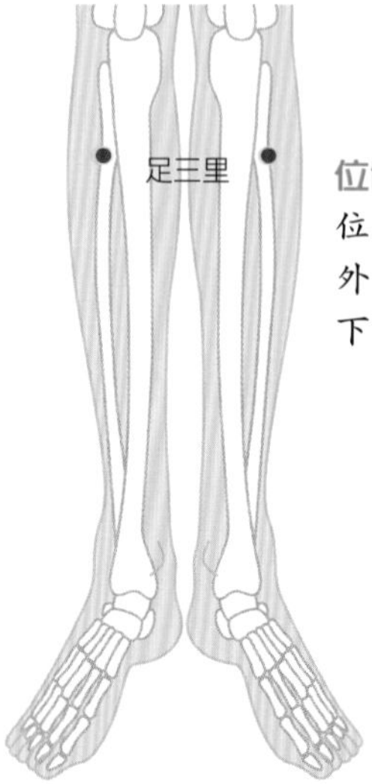

位置：
位在膝蓋下緣外側凹陷處直下三寸。

療效

調理脾胃、益氣養血。中消起因於胃，所以按摩足陽明經的合穴足三里，以益胃生津。

按摩手法

以拇指指尖端按壓穴位，以足三里穴爲定點，順時針方向按揉，大約180次。

時間及頻率

每天按摩，早晚各1回。每回約3~5分鐘。

三陰交

對象 下消、肝腎不足患者。

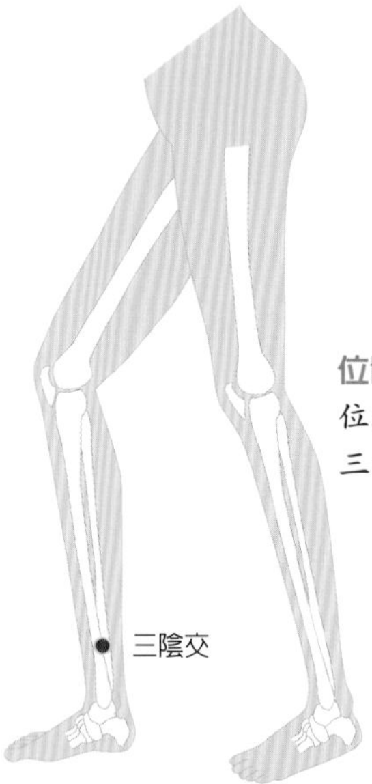

位置：
位在內踝尖上三寸處。

療效

三陰交穴位在肝經、脾經、腎經交匯處，自古就是調整虛弱體質的重要穴位，具有調節內分泌、免疫系統的作用。長期按摩，能改善臟腑功能，對於糖尿病患者有益，可以改善腰膝痠軟、胸腹脹滿等症狀。

按摩手法

以拇指或食指指尖按摩穴位，每次持續壓按5秒後鬆開，3秒後再按，至少重複180次。

時間及頻率

每天按摩，早晚各1回。每回約3~5分鐘。

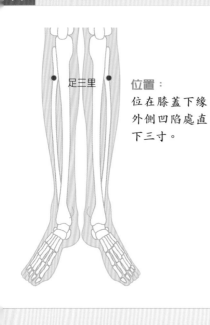

內關

適用對象　心血管病變、瘀血內停患者。

● 療效

搭配按摩心俞穴可改變腦內啡濃度，提高心輸出量，降低心律不整頻率。

● 按摩手法

以拇指指尖按摩穴位，每次持續壓按3秒後鬆開，2秒後再按，至少重複36次。

● 時間及頻率

每天按摩，早晚各1回。每回約3~5分鐘。

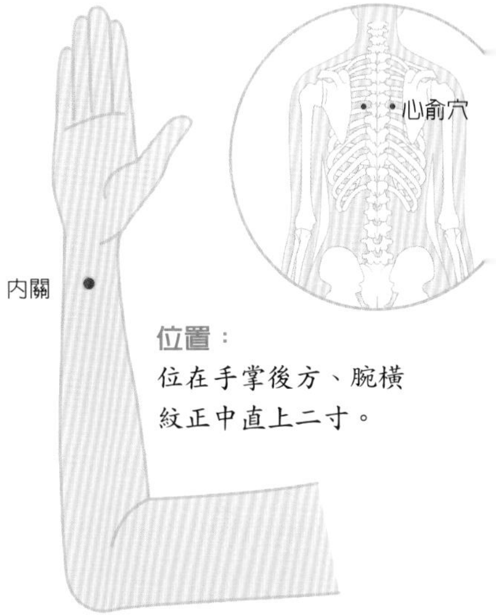

位置：
位在手掌後方、腕橫紋正中直上二寸。

胰點

適用對象　食慾不振、脾胃氣虛患者。

● 療效

可刺激胰島素分泌。

● 按摩手法

以拇指指尖按摩穴位。

● 時間及頻率

每天按摩，每日3回。每回約10分鐘。

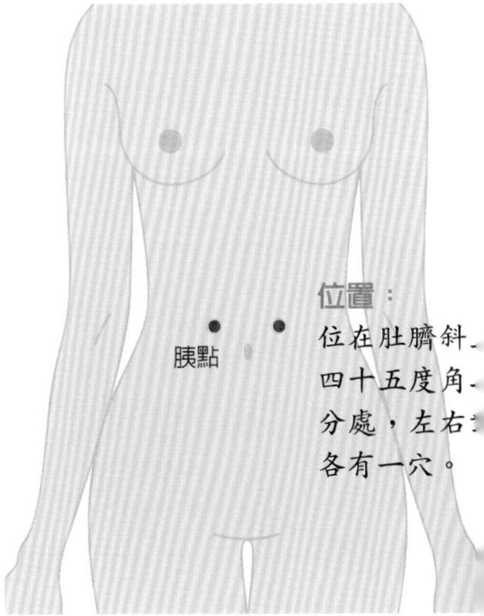

位置：
位在肚臍斜上四十五度角上分處，左右各有一穴。

對象 下消、腎陽不足患者。

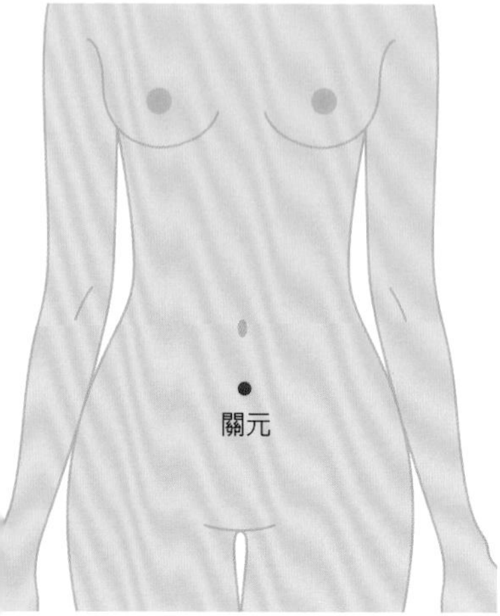

位置：位在肚臍正中直下三寸。

關元

● 療效

溫腎養元。關元爲足三陰經與任脈交會的地方，也是三焦元氣的根源，按摩穴位，可以補腎益精。

● 按摩手法

以拇指指尖按摩穴位，每次持續壓按3秒後鬆開，2秒後再按，至少重複36次。

● 時間及頻率

每天按摩，早晚各1回。每回約3~5分鐘。

對象 下消、肝腎不足患者。

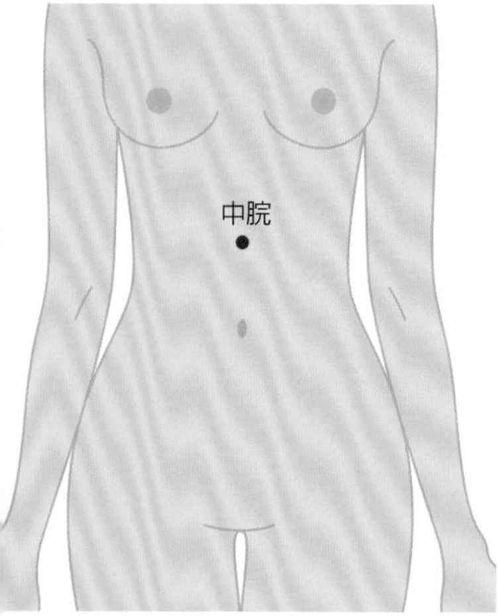

位置：位在肚臍正中直上四寸。

中脘

● 療效

調理脾胃。胃屬六腑，而中脘爲八會穴之一，是治療腑病的要穴，按摩該穴可以養氣益胃。

● 按摩手法

以拇指指腹尖按摩穴位，每次持續壓按3秒後鬆開，2秒後再按，至少重複36次。

● 時間及頻率

每天按摩，早晚各1回。每回約3~5分鐘。

內庭

適用對象　心血管病變、瘀血內停患者

●療效

內庭是足陽明經上的滎穴，在五行上屬火，按摩該穴，有降火清熱的作用。

●按摩手法

以拇指指尖斜向腳大拇指方向按壓按摩穴位，每次持續壓按5秒後鬆開，2秒後再按，至少重複36次。

●時間及頻率

每天按摩，早晚各1回，每回約3~5分鐘。

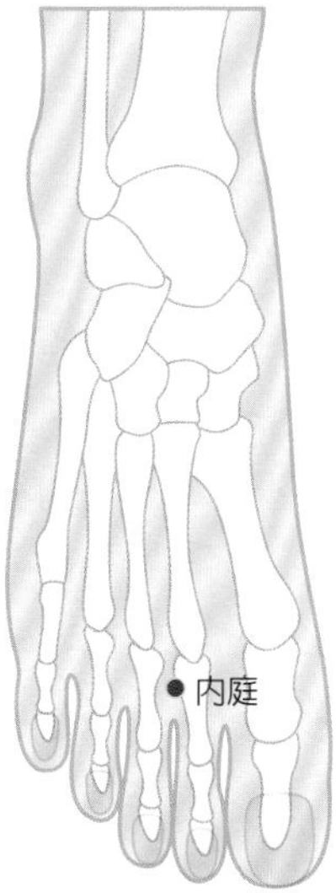

位置：
位於雙足第二、三腳指之間

曲池

適用對象　濕熱中阻患者。

●療效

曲池是手陽明經的合穴，按摩該穴有清泄胃腸燥熱的功效。

●按摩手法

以拇指指尖按摩穴位。

●時間及頻率

每天按摩，每日3回，每回約10分鐘。

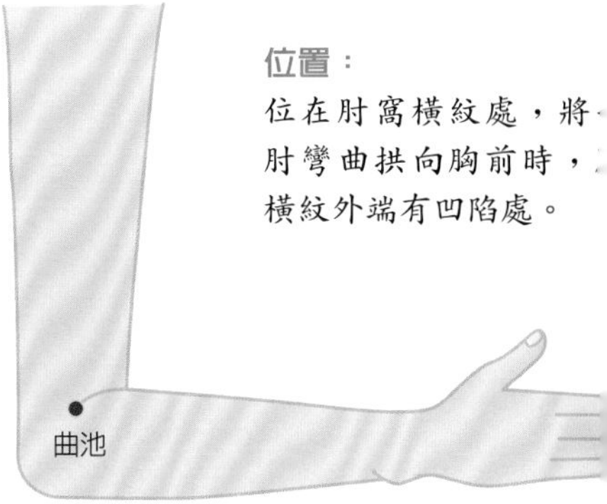

位置：
位在肘窩橫紋處，將手肘彎曲拱向胸前時，橫紋外端有凹陷處。

對象　下消、腎陰不足患者。

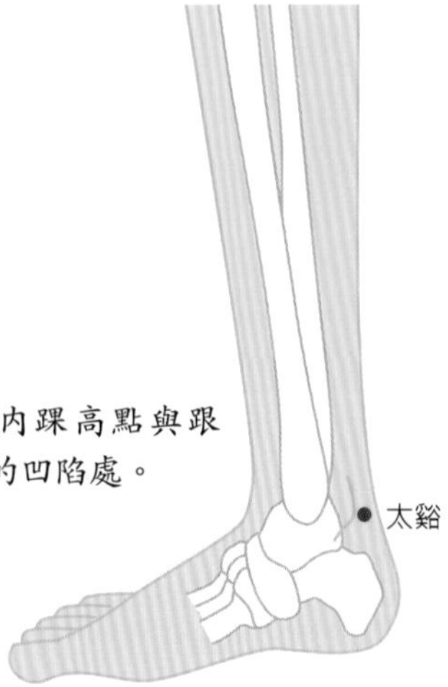

位置：
位在腳內踝高點與跟腱之間的凹陷處。

太谿

●療效

養腎滋陰。下消、腎陰不足的患者按摩足少陰經的原穴太谿，能發揮滋陰益腎的作用。

●按摩手法

以拇指指尖按摩穴位，每次持續壓按3秒後鬆開，2秒後再按，至少重複36次。

●時間及頻率

每天按摩，早晚各1回，每回約3~5分鐘。

對象　陰虛陽亢患者。

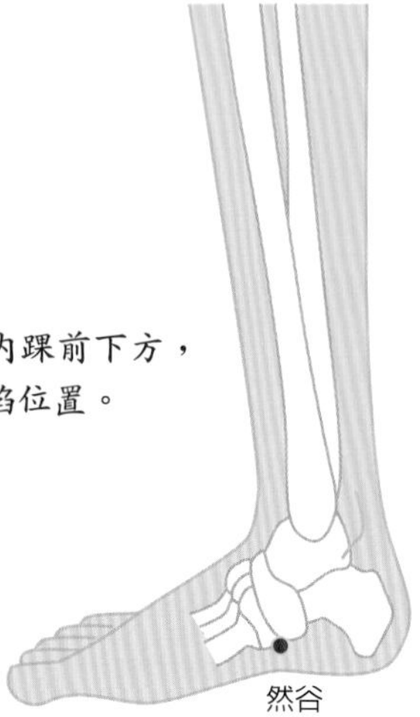

位置：
位在腳內踝前下方，足弓凹陷位置。

然谷

●療效

按摩足少明腎經的滎穴「然谷」，能發揮滋陰降火的功效。

●按摩手法

以拇指指尖按摩穴位，每次持續壓按3秒後鬆開，2秒後再按，至少重複36次。

●時間及頻率

每天按摩，早晚各1回，每回約3~5分鐘。

耳穴法

耳部擁有豐富的神經血管，更是人體五臟六
影。刺激耳朵特定穴位，有調整機體代謝、平衡
功效。特別是刺激迷走神經，能影響胰島素分泌
食欲進而達到降血糖的目的。

糖尿病患者若需在家壓按耳穴進行保健，宜先
諮詢，配合個人狀況按壓，一般保健穴位與方法如

內分泌

適用對象 血糖不穩定或是有水腫的患者

療效

具有調節內分泌的作用，能改善內分泌功能紊亂引起的疾病，如糖尿病、肥胖、甲狀腺功能亢進等等，同時也有利水消腫的效用。

按摩手法

以食指尖按摩穴位，每次持續壓按2秒後鬆開，2秒後再按，至少重複75次。

時間及頻率

每天按摩，早晚各1回，每回約5分鐘。

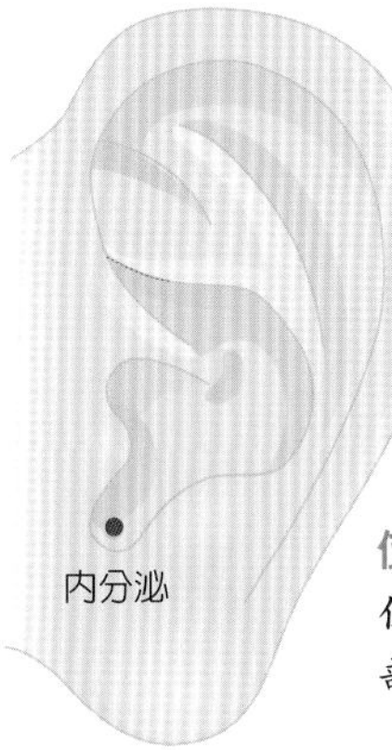

位置：
位於耳甲腔
部近耳屏間

丘腦

適用對象 常用於治療輕型糖尿病、嗜
水腫、內分泌功能紊亂。

療效

丘腦穴是交感神經、副交感神經的高級中樞，能調節內臟與體內生理活動。

按摩手法

以食指尖按摩穴位，每次持續壓按2秒後鬆開，2秒後再按，至少重複75次。

時間及頻率

每天按摩，早晚各1回，每回約5分鐘。

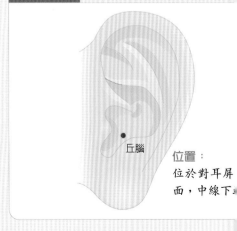

位置：
位於對耳屏
面，中線下

對象 用於糖尿病患者腹脹、腹瀉、便祕、白帶過多、浮腫等症。

脾

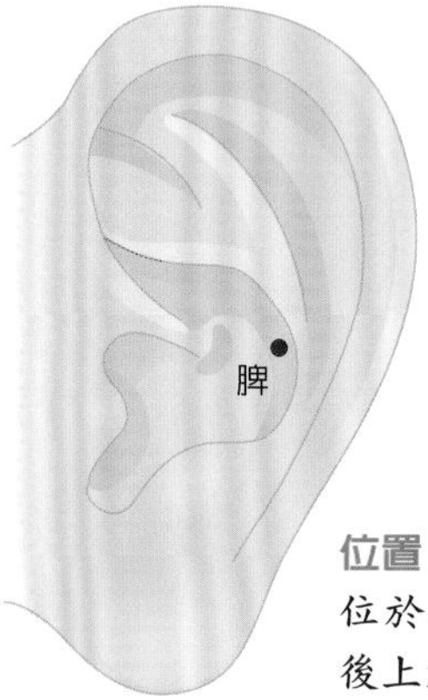

位置：
位於耳甲腔的後上方。

療效

具有運化水穀、健脾補氣、統血生肌的作用。

按摩手法

以食指尖按摩穴位，每次持續壓按2秒後鬆開，2秒後再按，至少重複75次。

時間及頻率

每天按摩，早晚各1回，每回約5分鐘。

對象 可用於糖尿病患者腰痛、耳鳴、腎炎、腎盂腎炎、遺尿、浮腫等症。

腎

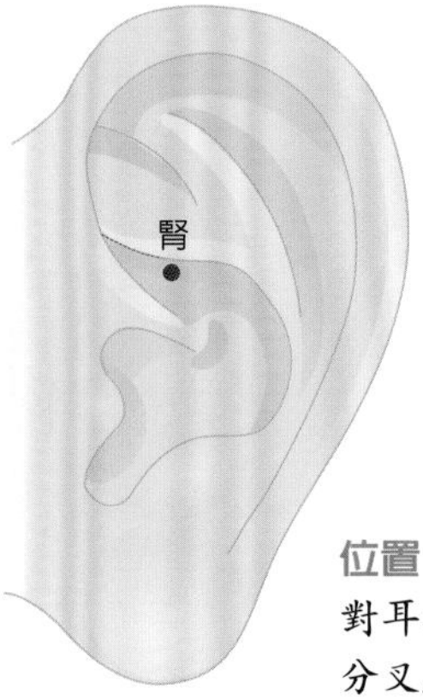

位置：
對耳輪上、下腳分叉處下方。

療效

具有壯陽益精、明目聰耳、通利水道、強壯健身的作用。

按摩手法

以食指尖按摩穴位，每次持續壓按2秒後鬆開，2秒後再按，至少重複75次。

時間及頻率

每天按摩，早晚各1回，每回約5分鐘。

在生活中靈活運用

鬆、促進新陳代謝、進而調整內分泌，對糖尿病的控制也很有幫助喔。

糖尿病的輔助療法

芳香療法

芳香療法的原理是運用香味，透過人體的嗅覺器官，達到改變腦波，進而調整內分泌的效果。芳香療法是以精油為媒介，經由泡澡、薰香、按摩等三種主要途徑，有效利用揮發性芳香油成分的藥理作用，這些成分混合之後，會產生化學反應，使精油產生療效，可穩定中樞神經、促進新陳代謝、調整內分泌，而能刺激人體血糖平衡機能，有益糖尿病患者緩解症狀。

精油的三大用法

●薰香法

薰香法是精油最普遍的用法，將清水倒進香薰燈的盛水容器裡，滴進二~五滴精油然後加熱，使精油慢慢溶解釋放即可。

●按摩法

進行按摩法，需將精油與基礎油搭配調合運用，按摩方式是往心臟的位置按摩，下肢部位由下往上，上肢部位是由手腕往手臂按摩，腹部是依順時鐘方向按摩，輕輕按摩即可。洗完澡後按摩，效果最好，身體吸收精油有效成分的速度最快。

●泡澡法

以精油泡澡時一邊進行輕柔按摩，一次泡約十~十五分鐘。可以每天泡或一星期泡三至四次。糖尿病患者若併發神經病變，產生感覺遲鈍症狀，對泡澡溫度要小心，需請他人測試水溫，避免入浴燙傷而不自知。

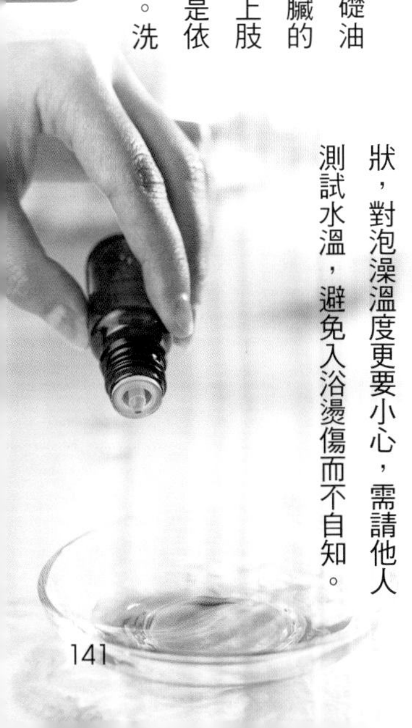

糖尿病患適合使用哪些精油？

• 檸檬

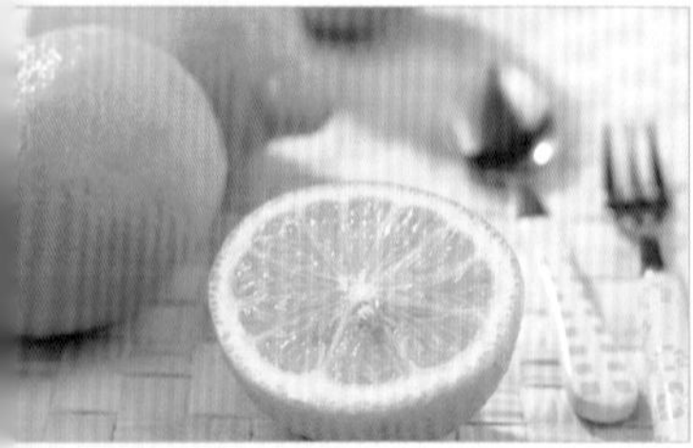

■可改善糖尿病患者容易疲倦、血壓高、肢端麻木、傷口不易癒合等症狀。
注意事項：使用後4小時勿日曬。

• 薰衣草

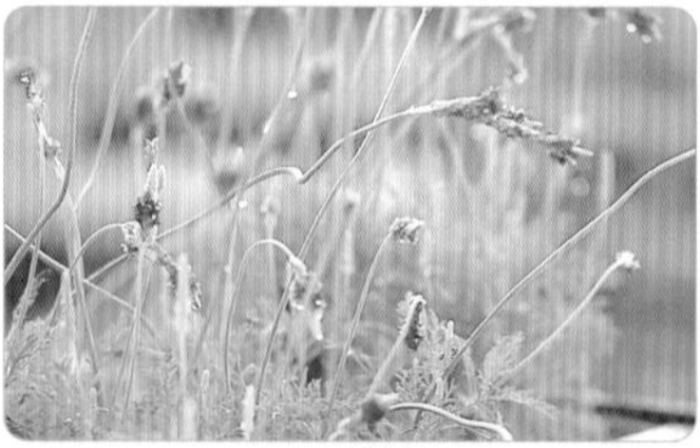

■可改善糖尿病患者經常感覺神經緊張、肩頸痠痛、睡眠品質差等症狀。
注意事項：陰虛燥熱體質者不宜多用。

• 迷迭香

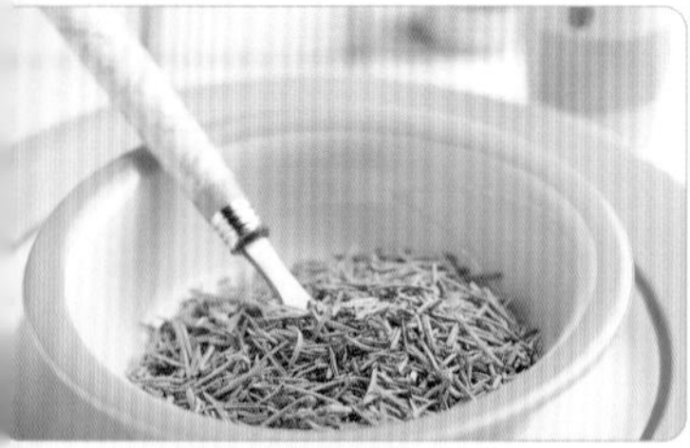

■可改善糖尿病患者容易疲倦、肌肉痠痛、容易感冒等症狀。
注意事項：高血壓者不宜使用。

• 薄荷

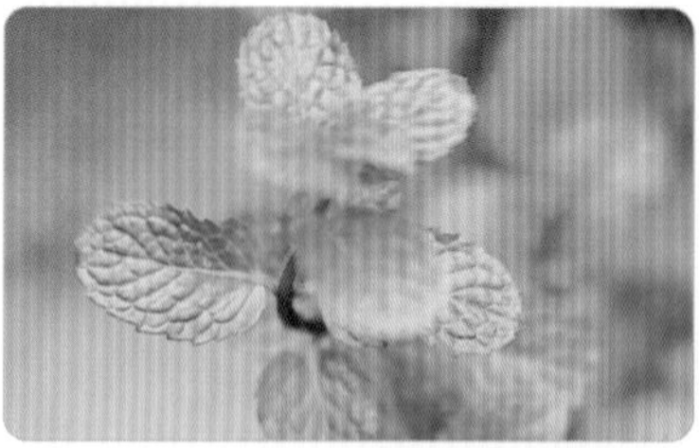

■可改善糖尿病患者經常感覺口乾多飲、身體燥熱、胃脘脹滿等症狀。
注意事項：使用劑量勿超過1%。

• 玫瑰

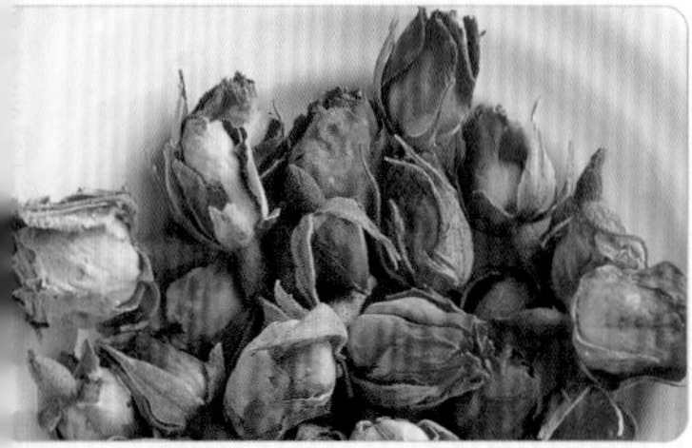

■可改善糖尿病患者經常感覺神經緊張、肩頸痠痛、皮膚乾燥搔癢等症狀。
注意事項：玫瑰有通經作用，懷孕期間不宜多用。

• 肉桂

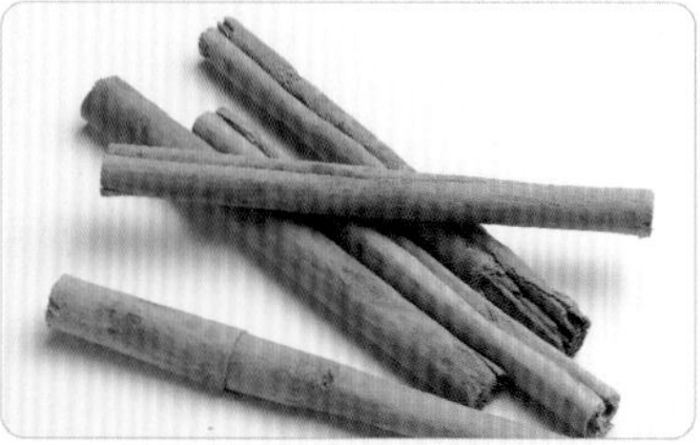

■可改善糖尿病患者經常感覺心悸胸悶、肢寒畏冷、食慾不振等症狀。
注意事項： 有光敏性、勿日照。

音樂療法

中醫的音樂療法是藉由角、徵、宮、商、羽五種音樂的特性，配合五臟五行的對應關係選擇樂曲，進行輔助治療，具有不錯的效果。

不同證型的糖尿病患者應視個人情況，選擇合適音樂。肝氣鬱滯型的糖尿病患者應選擇歡樂暢快的音樂，以調和情緒。如果是肝鬱化火型的患者，應選擇恬靜、舒緩的樂曲，以調節自主神經系統。脾胃虛寒型的患者適合溫厚中和的音樂，能鼓昇陽氣，改善脾胃機能。

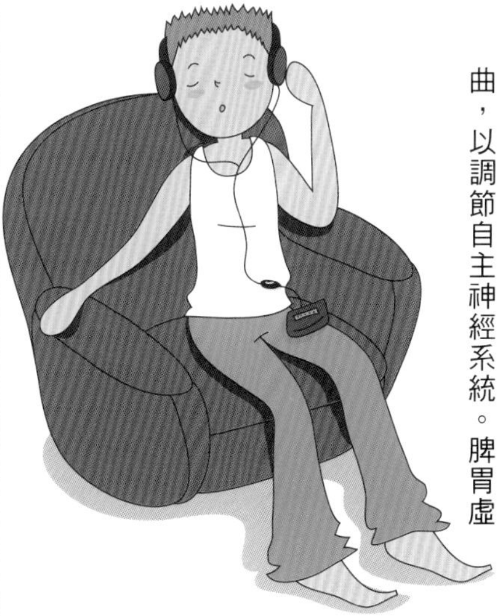

音樂治療可以在睡前進行，平時一天一次，一次約三十分鐘。治療中應注意體位姿態，能結合適當的按摩效果更佳。

脾胃虛弱的患者，聽音樂時，宜採取仰臥，做深長的腹式呼吸，按壓「關元穴」或以順時針方向揉按腹部，以促進腸胃活動，加速胃腸排空。平時可選用助益脾氣的宮調音樂；或是市售五行音樂中屬於「土」的音樂；或是「三六」、「花好月圓」、「喜洋洋」、「歡樂歌」、「喜相逢」等國樂曲目，達到養生保健、預防疾病發生。

◎關元穴位置圖

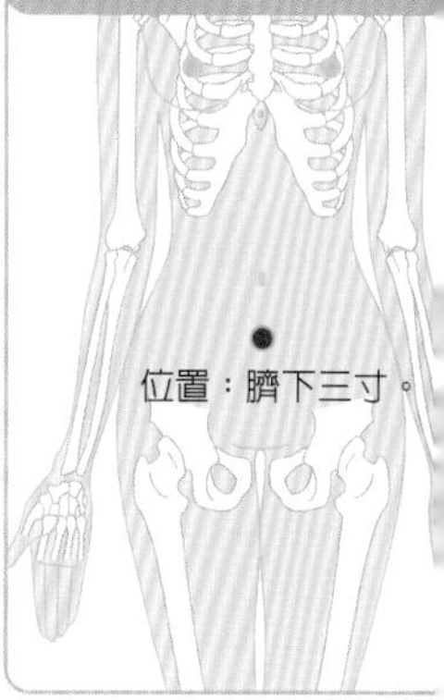

位置：臍下三寸。

腎氣虛弱容易有腰膝痠軟、排尿不暢、視力模糊的症狀，平時可選用滋益腎氣的羽調音樂；或是市售五行音樂中屬於水樂的曲目；或是「牧歌」、「陽關三疊」、「漁歌唱晚」、「出水蓮」等國樂曲目來調養。

藥浴療法

藥浴是透過經絡溝通內外，經由人體皮膚、穴位施藥，使藥物療法直接作用於臟腑，進行補虛瀉實，陰陽調和，使人體的各種機能恢復正常。

遠在殷商時期就已經開始使用藥浴，一直到唐代此項療法才愈加完善，更被廣泛運用。藥浴不僅是民間療法，也是醫生常用的外治法之一，一般民眾初次使用應在醫師指導後進行，等熟悉做法後，才適合自己進行，進行後病情若有變化，或有任何疑慮，應諮詢中醫師，不可自行診斷（當腳部已有潰瘍傷口或是感染情況時不宜使用）。

藥浴時的注意事項

●堅持辨證論治的原則：選擇藥浴使用的藥方、藥物，需堅持中醫辨證施治的用藥原則，才能發揮最大功效。

●因病施法，隨機變通：使用時需要依據患者病情，靈活選用藥浴方法。例如四肢局部病變，可選用局部藥浴；肛門、陰道病變，可選用坐浴法。

●溫度需要適宜：選擇水溫時，要以病人能接受為準則。注意藥浴溫度過高容易燙傷，過低又會影響治療效果，對溫度感覺遲鈍的

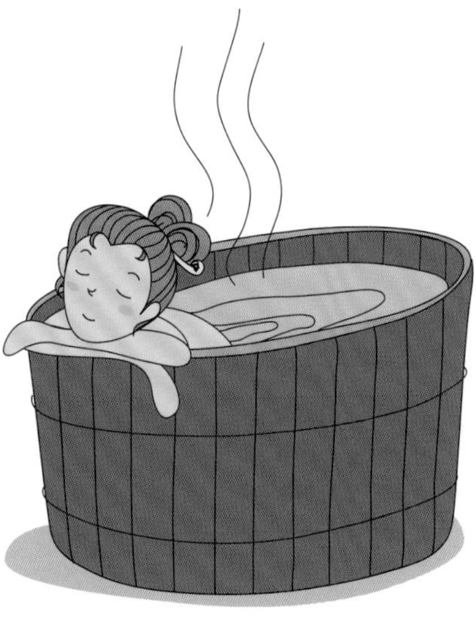

●內外治兼用：單用藥浴療法能治療改善多種疾病。但是某些較為複雜的病，最好藥浴外治法、內治給藥法相互配合，互相呼應，才能發揮較佳的作用，糖尿病患無傷口者較適用這種方法。

●謹慎用藥：藥浴用藥選擇範圍廣泛，但一樣要遵守中藥配伍原則。小孩皮膚嬌嫩，用量宜小，孕婦用藥更應小心，例如中藥麝香有引產作用，孕婦禁用。此時，也不宜坐浴和熏洗陰部。

浴，在進行過程中，溫度較高，人體會大量出汗，體能消耗過大，所以水分、食物需即時補充，糖尿病患者更要小心避免低血糖。藥浴者應在密閉環境中好好休息，注意防寒。

●注意病情變化，隨時調整治療方法：疾病發展的過程複雜，在進行過程中，應密切觀察病情變化，有效則繼續用藥，若無效或反有加重情形，則及時調換藥方。在藥浴中，發生頭暈等不適症狀，應即刻停止藥浴，並臥床休息；有嚴重高血壓、心臟病的患者，在藥浴中應慎防意外。

●注意保暖不受寒：藥浴療法全年皆可行。冬季藥浴時，要注意保暖，可以輔用電爐、電暖器取暖。夏季藥浴，外界溫度較高，毛孔開放，藥浴結束後要用毛巾擦乾身體，穿好衣服，避免風吹，預防感冒，以免加重

糖尿病友適用的藥浴方子

加味冬瓜皮茯苓方

組成：冬瓜皮500克、茯苓300克、木瓜100克、豬苓60克。

用法：將藥材加入20公升的水煎煮約30分鐘，取藥液，溫熱全身洗浴，每日1次，20~30日爲1個療程。

功效：可以改善糖尿病脾胃氣虛或是腎病變所引起的水腫。

消渴溫經方

組成：桂枝、生附片各50克，紫丹參、忍冬藤、生黃耆各100克，乳香、沒藥各24克。

用法：加水15公升，用小火煮沸後，再煎20分鐘，倒入桶中，待溫度降至50℃時浸泡患足。每次浸泡30分鐘，每晚1次。每劑藥可反覆應用5天，每日1次，5天爲1個療程。

功效：可以改善糖尿病末梢神經病變，血液循環不良，四肢麻木疼痛、發白怕冷。

消渴透痹方

組成：澤蘭、川芎、赤芍、地骨皮各15克，丹參20克、銀花30克、菊花15克。

用法：將藥材加入5公升的水煎煮約30分鐘，溫熱足部洗浴，每日1次，5日爲1個療程。

功效：本方可改善糖尿病足部病變所引起的肢端壞死。

注意事項：當腳部已有潰瘍傷口或是感染情況時不宜使用。

消渴通絡方

組成：透骨草30克、絡石藤50克、生地50克、當歸30克、羌活50克、威靈仙30克、豨簽草50克、紅花25克、天花粉50克。

用法：將藥材加入15公升的水煎煮約30分鐘，溫熱四肢洗浴，每日1次，5日爲1個療程。

功效：本方可改善糖尿病末梢神經炎，上肢或下肢疼痛，麻木症狀。

四、飲食調養篇

不少糖尿病患者一確定自己得到糖尿病，

最先的反應就是「以後我不能好好吃東西了！」。

其實這是種先入為主的錯誤想法，

因為正確的「糖尿病飲食」是一種全家都能共享的低油、

低鹽、低糖、高纖、營養均衡的健康飲食，

不僅各種食物都可以吃，

六大類食物更要均衡攝取。

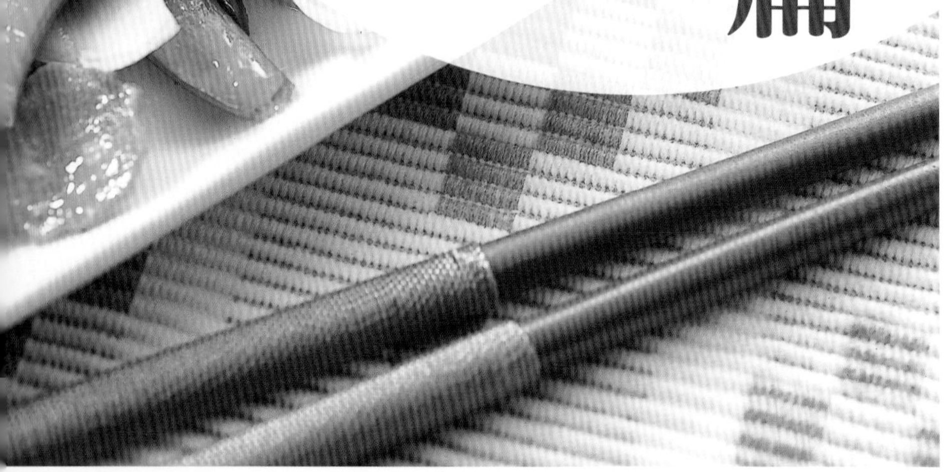

Chapter 4

糖尿病≠與美食絕緣

只有飲食能克服糖尿病

糖尿病無法治癒，本身並非可怕的致命性疾病，但需要控制以避免併發症發生。在這些方法裡，飲食調養是最基本、也是最重要的方法之一。

破解糖尿病要從吃做起

糖尿病被稱為富貴病，隨著生活水準持續提升、運動與活動量大幅減少與飲食精緻化的影響，都使糖尿病人口以驚人速度增加。

糖尿病無法治癒，本身並非可怕的致命性疾病，但需要控制以避免併發症發生。在這些方法裡，飲食調養是最基本、同時亦是最重要的方法之一。大多數的第二型糖尿病患者，初期皆以飲食控制調養做為主要治療方式，[illegible]、使用藥物。

飲食與血糖的關係

攝取食物之後，飲食中所含的醣類（如主食類、甜點、汽水、果汁、牛奶等含醣類的食物）經過吸收消化，成為血中的糖分，稱為血糖。血糖需透過胰島素的協助，才能運送至身體組織，並轉變為能量，為人體所用。一般正常情況來說，含醣食物吃得多，胰島素就分泌得多，吃得少，胰島素就分泌得少。

但如果胰臟因各種原因影響而受損，使胰島素分泌不足，就會造成血

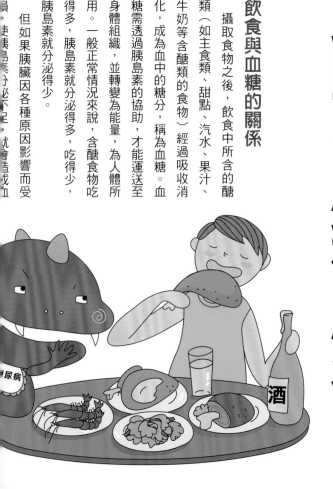

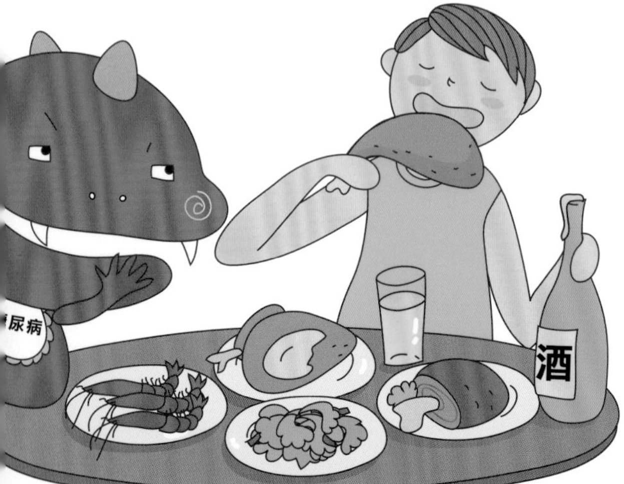

糖無法被人體所用，不斷囤積」
升，而形成糖尿病。在健康狀態下，經由胰島素的作用，人體的血糖濃度會維持在一定的標準值內，但糖尿病患者的血糖會不斷升高，若不加以控制，暴飲暴食，吸收的醣類忽多忽少，就會使血糖值高低不定。

血糖控制不佳，不但會混淆醫師診斷，無法正確用藥，也會增加胰臟許多不必要的負擔，使胰臟受損加快，所以，血糖的良好控制須從飲食做起。

「糖」＝「醣」嗎？

醣類又稱碳水化合物，每公克醣類提供四大卡熱量，是身體能量的主要來源。醣類又分爲單醣、雙醣、多醣。單醣、雙醣就是我們所稱的「糖」。

糖尿病≠與美食絕緣

不少糖尿病患者一確定自己得到糖尿病時，最先的反應就是「以後我不能好好吃東西了，不論吃什麼都要接受嚴格的限制」。其實這是種先入為主的錯誤想法，讓有些患者因此偏食、造成營養不良。有些則不願面對現實，不建立正確的飲食觀念，不落實飲食控制，使血糖值居高不下，病況加速惡化。

其實，正確的「糖尿病飲食」是一種全家都能共享的低油、低鹽、低糖、高纖、營養均衡的健康飲食，在食物的選擇與烹調上，料理的方式與一般並無太大的不同，沒有特殊的禁忌與限制，不僅各種食物都可以吃，六大類食物更要均衡攝取。

糖尿病患者可以攝取各種食物，只是攝取量不可超過建議量。在飲食控制方面，重要是要依照營養師建議的份量，學會適當控制「食物攝取量」，使正確的飲食成為生活中不可或缺的一部分，才能有效控制好血糖值，避免併發症的發生。

常見的錯誤飲食觀念！

●不能吃水果嗎？

由於需要限制醣分攝取，有些患者以爲不能吃甜甜的水果，這是很普遍的錯誤觀念。實際上，水果富含維生素、纖維質和礦物質。每天適量的攝取水果（約2個拳頭大小的量），不但不會增加血糖的負擔，反而有益人體健康。不必擔心影響血糖升高，而一概不吃水果。

●不能攝取油脂嗎？

油脂對人體有很多益處，能提供熱量，也是人體必須的的營養素，所以必須適當攝取，不能完全限制。

糖尿病六大飲食原則

一定要養成的飲食習慣

飲食控制是糖尿病友致勝的關鍵，這裡為大家整理出最重要的六大飲食原則，病友以及家屬可據以找出自己的飲食方式與習慣，控制好疾病。

1 三餐定時定量

要良好控制血糖，不論是服用或注射藥物，除了需要控制體重，最基本的飲食原則就是「定時定量」。絕對不能三餐減為二餐吃，也不宜早、午餐吃得少，晚餐大吃大喝，不要過了用餐時間就不吃，也不能不斷地進食，因為這些進食方式，都會使血糖值忽高忽低。

此外，攝取的食物量尤其重要，特別是含醣類的食物攝取更需要經過計算。

2 均衡攝取六大類食物

飲食控制雖然是控制血糖的必要方法，但是也不能過於嚴格，對太多食物忌口。忌口過度反而會因為飲食不均衡導致營養不良，使身體機能衰退，更有可能使病情惡化。糖尿病患者需要的營養成分與一般人無異，每天應以一定的比例均衡攝取奶類、五穀根莖類、豆蛋魚肉類、蔬菜類、水果類及油脂類等六大類食物，均衡飲食，才能吃出健康。

3 攝取多纖維質的食物

要多吃纖維質豐富的食物。因為纖維質可增加飽足感、使腸胃道吸收較慢，具有延緩血糖上升的作用，所以制定飲食計劃時，應注意每餐是否攝取了足夠的纖維。另外，纖維質還有刺激腸胃蠕動與控制血脂等等的益處，對人體有很大的幫助。

攝食五穀根莖類食物時，可適度選擇糙米、全穀類或全麥吐司等來代替精緻過的白米飯麵包等，每天三餐至少一盤蔬菜〈一百公克〉，最好每天吃不同顏色的蔬菜，多吃深綠與深黃色蔬菜，如紅蘿蔔、南瓜、甘藍菜、菠菜等。

有些富含水溶性纖維的食物，像添加代糖的愛玉、仙草等等，熱量很低，肚子餓的時候，可以當作嘴饞的小點心食用。

4 減少高鹽食物的攝取

除了血糖應該控制，鹽分的攝取也須注意；常常食用高鹽分的食物容易影響血壓，還會增加腎臟額外的負擔，對健康不利。一般人與糖尿病患者的飲食都應該避免高鹽與過度加工的食品，如醃漬類食品與速食品，罐頭、火腿、臘肉、梅菜、醃菜、泡菜、蜜餞等等。

5 吃甜食要小心

一般來說，除非發生低血糖，糖尿病患者的飲食中，應減少含有白糖、砂糖、果糖、冰糖等容易吸收的糖類，因為白糖、砂糖、果糖、冰糖等屬於單醣或雙醣類，在腸胃中吸收較快，會促使血糖快速上升。

醣類應依飲食計劃中的比例攝取，而且要以多醣類為主，避免單醣或雙醣。所以，糖果、飲料、果汁、運動飲料等額外添加糖類的飲食應少吃，冰淇淋、蛋糕等中西式糕餅、甜點除了含有糖分，油脂也很多，也要避免。如果要吃，建議事先與營養師討論可食用的份量與如何與食物代換。

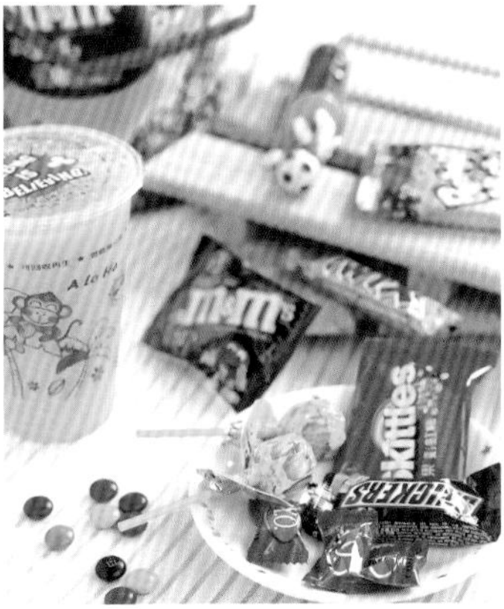

6 少吃高油脂與高膽固醇食物

為了保護心血管，減少糖尿病併發症產生的機會，血脂肪的控制也十分重要。像蛋黃、魚卵、內臟、海鮮這類含高膽固醇的食物要儘量少吃。高油脂的食物含有很高的熱量，不僅容易影響血糖，還會使膽固醇無法如常於人體內代謝，所以油炒、油煎、油酥與豬皮、雞皮這類油脂高的食物應該避免。

同時應該儘量減少油煎、油炸等高油的烹調方式，多選擇清蒸、水煮、涼拌、燉、燒等烹調法，同時充分運用蔥、薑、蒜、胡椒、花椒粉、紫菜等等香辛料來下菜，可產生視覺作用，彌補食物清淡的不足感。

克服糖尿病的飲食祕訣

如何訂做你的飲食計劃？

為了不使病情惡化，糖尿病友的飲食需要更多的控制與計畫。因此請調整心情，與營養師好好討論，用心訂做一個專屬於你的飲食計畫！

訂做飲食計劃前的準備

糖尿病患者為了使血糖穩定，不能過度飲食，但是更需要攝取均衡的營養，量身訂做的飲食計劃是治療糖尿病的基礎。

● **從計算熱量開始**：血糖高低與熱量直接相關，因此良好的飲食計劃就是從每日應該攝取多少熱量的計算開始。計算出每日所需熱量後，適當分配到六大類食物中，就能每餐吃得健健康康。

● **需持之以恆**：糖尿病的飲食治療，需要長時間的習慣養成，只要能夠在每次用餐前，多注意一下食物的種類與份量，堅持依循一天的能量攝取量，飲食治療就能發揮最大的功效。

● **要準備所需工具**：由於需要計算食物的重量，所以必須準備一個小磅秤，計量範圍在一千公克以內即可；還需要一套量匙（最少要有一西西、五西西、十五西西三種），與測量液狀食物的量杯（約二四〇西西），再加上計算機與記錄表，計算飲食中的熱量，並詳細記錄下來。

● **試著自己製作料理**：飲食計劃會運用到食物代換表，即使準備食物者不是自己，也應該花一些時間自己去購買並嘗試做一些簡單料理，藉此深刻了解食物交換表中「一份」所代表的意義，如此比較能夠將這些概念應用在一般飲食，也更能落實飲食計劃。

● **熟練食物代換表**：剛開始進行飲

食計畫時，常會覺得受限很多，也因此這一段時間更需要與家人嚴格督促自己，按照計畫中的份量用餐，此時食物代換表就很有用處，在同類食物中轉換成自己喜歡的食物，盡量多嘗試各種食物，不但能豐富飲食的變化，還能加深對代換表的認識，基本原則是份量不能改變，一直要到把這種習慣變成一種直覺式的「反射動作」，到時就算不用磅秤或查詢表格，也能吃得剛剛好。

● **訂出真正適合自己的飲食計劃**：實際進行飲食計劃之後，難免會遇到困難，或遇到難以做到的部份，此時應該向營養師提出自己的問題，不厭其煩地經過討論後做出適當的修正。只有訂出一套真正適合自己的飲食計畫，才能持之以恆地繼續下去。

Step 1

計算體重與每日所需的熱量

量身訂做飲食計畫之前，我們必須先知道自己每天需要的熱量究竟是多少，糖尿病友要如何估算自己每日的熱量需求呢？熱量需求根據個人的身高、體重與活動量而定，怎樣的體重才是合理的體重呢？

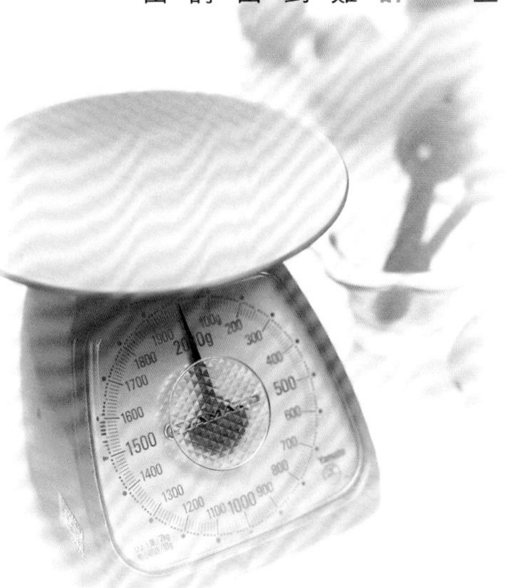

體重&熱量計算法

1 理想體重=身高²（公尺）×22

只要體重介於理想體重的±10%以內都算正常體重範圍，若體重爲±10%到20則屬於過重或偏瘦的範圍，若體重超出±20%則爲過瘦或肥胖。1天的熱量需求與活動量須一併考量，下頁的表格爲一般成人每公斤理想體重所需熱量。

2 每天所需熱量=理想體重×每公斤理想體重所需熱量

＊「每公斤理想體重所需熱量」請見次頁。

每公斤理想體重所需熱量表

工作量	過重10%以上	理想體重	過輕10%以上
臥床休息	20卡/公斤	20~25卡/公斤	30卡/公斤
輕度工作	20~25卡/公斤	30卡/公斤	35卡/公斤
中度工作	30卡/公斤	35卡/公斤	40卡/公斤
重度工作	35卡/公斤	40卡/公斤	45卡/公斤

Step 2 將熱量平均分配到六大類食物

算出每日熱量的需求之後，接下來就是設計適合自己的飲食計劃，糖尿病的飲食是一種健康均衡的飲食，因此我們要將熱量平均分布在六大類食物當中。

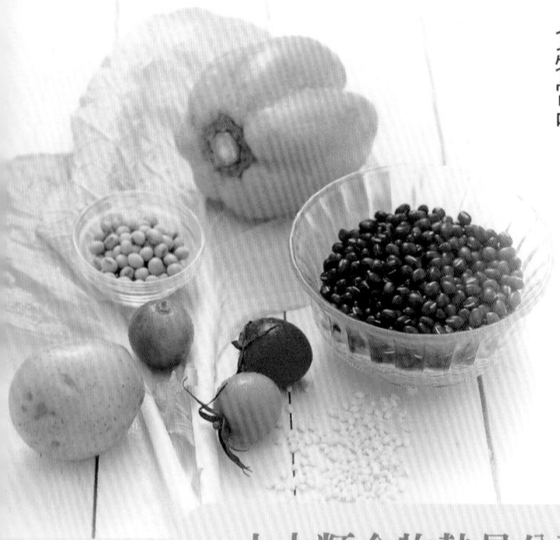

六大類食物熱量分配建議表

每日建議熱量	六大類食物熱量分配份數					
	低脂奶類	水果類	蔬菜類	油脂〈湯匙〉	五穀根莖類	肉魚豆蛋類
1200卡	1	2	3	4	7	3
1400卡	1	2	3	4	9	4
1600卡	1	2	3	5	11	4.5
1800卡	1	2	3	6	12	5
2000卡	1	2	3	6.5	14	6

◎注意事項：如有合併其他慢性病的糖尿病患者，需向營養師諮詢。

Step 3 將食物份數分配在每個餐次

算出自己每日六大類食物所能攝取的份數之後，再來便是將食物份數分配在每個餐次中，餐次分布從三~六餐不等，可依據個人的飲食習慣而定。

可以只吃三餐加一次點心，甚至晚上再吃一次消夜，或是配合施打胰島素或糖尿病藥物的需求來分配。對於口服降血糖藥物的病患而言，一般建議一天三~四餐；對於施打胰島素的病患而言，建議一天四~六餐，原則是將總熱量適量分配到各餐。

通常都會選一至四份的主食作為主要的澱粉類來源，然後再選擇適量的肉、蛋類和油脂類份數，作為蛋白質、脂肪的主要來源，水果的份數可在點心的時間使用。

1800卡的一日飲食範例（一日四餐）

食物類別	每日攝取總份數	早餐〈份〉	午餐〈份〉	午點〈份〉	晚餐〈份〉
五穀根莖類	12	3	4	1	4
肉魚蛋豆類	5	1	2		2
奶類	1	1			
蔬菜	3	1	1		1
水果類	2			1	1
脂肪類	6	1	2.5		2.5

實行飲食計劃的過程中，不必過份拘泥一些誤差，一般來說，每天約一百大卡的誤差，即使不小心吃下去也無妨，控制計劃雖然重要，但飲食本身是一種享受，如果太過神經質，反而會讓用餐變得索然無味。

Step 4 六大類食物的代換法

只要是同一類的食物都可以相互替換（如一碗白飯可替換為二碗麵條，也可替換為一碗薏仁），這樣一來可增加食物的多樣化選擇，每天攝取不同的食物，營養攝取更均衡。同一類食物的替換選擇，可參考以下的食物份數代換表，作為替換時的參考。

食物份數代換表

大類食物	份/熱量	品 名 及 1 份 代 換 量
五穀根莖	1份主食：70大卡	1/4碗飯〈50克〉 ＝1/4個饅頭〈30克〉＝1/4碗番薯＝1/2碗稀飯＝1/2碗麵條＝1/2碗米粉＝1/2碗冬粉＝1片蘿蔔糕〈70克〉＝4張餃子皮〈30克〉 ＝7張餛飩皮〈30克〉＝3片蘇打餅乾〈20克〉＝2湯匙麥片〈20克〉 ＝1個小餐包〈25克〉
奶	1份全脂奶：150大卡 1份低脂奶：120大卡 1份脫脂奶：80大卡	1盒全脂鮮奶〈市售240cc〉＝全脂奶粉4湯匙〈35克〉 1盒低脂鮮奶〈市售240cc〉＝低脂奶粉3湯匙〈25克〉 1盒脫脂鮮奶〈市售240cc〉＝脫脂奶粉3湯匙〈25克〉
肉魚豆蛋	1份低脂肉類：55卡	1兩魚肉〈不含骨頭重〉＝1兩瘦肉〈豬,羊,牛,雞,鴨...〉＝豆皮〈15克〉＝豆包〈濕,25克〉＝麵腸1/2條〈40克〉＝豆漿1杯〈240ml〉
	1份中脂肉類：75卡	1個雞蛋〈55克〉 ＝1塊豆腐〈110克〉 ＝2塊豆乾〈45克〉＝2湯匙豬肉鬆〈20克〉 ＝4個魚丸〈60克〉 ＝豬小排〈35克〉＝肉鯽魚〈35克〉
	1份高脂肉類： 120大卡以上	臘肉〈25克〉 ＝豬後腿肉，牛條肉〈35克〉 ＝麵筋泡〈20克〉
	熱量135卡以上， 應避免食用之肉類	五花肉〈45克〉 ＝豬大腸〈100克〉＝香腸〈40克〉
蔬菜	1份蔬菜：25卡 (可食部份100公克)	冬瓜、大白菜、菇類、茄子、青椒、番茄、白蘿蔔、竹筍、海帶、以及各式葉菜類。1份約1碗份量。
水果	1份水果：60大卡	橘子1個〈180克〉＝柳丁1個〈170克〉＝葡萄柚2/5個〈170克〉＝番石榴1/2個〈180克〉＝木瓜1/6個〈可食量200克〉＝葡萄13粒〈125克〉=蘋果4/5個〈125克〉＝水梨1/2個〈140克〉＝香蕉1/2根〈75克〉 ＝西瓜1片〈300克〉＝楊桃2/3個〈190克〉＝鳳梨1/10個〈可食量125克〉
油脂	1份油脂：45大卡	1茶匙〈5克〉植物油〈大豆油、玉米油〉 ＝1茶匙乳瑪琳＝1茶匙〈8克〉花生醬＝1湯匙〈15克〉鮮奶油＝20克瓜子＝10粒〈8克〉花生＝2茶匙〈10克〉沙拉醬〈法國式、義大利式〉

營養師診療室

一日飲食計劃範例

王小姐，38歲，職業為銀行員，身高150公分，體重64公斤，五年前發現為第二型糖尿病患，目前使用口服降血糖藥物控制血糖，下午3、4點時容易有飢餓感，喜歡吃個小點心填肚子。

王小姐的飲食計畫如下：

1. 算出理想體重

理想體重=1.5^2×22=49.5（身高換算成「公尺」）

王小姐目前體重為64公斤，超過標準體重25%，屬於肥胖的範圍。

2. 算出所需熱量

王小姐的工作屬於輕度工作的範圍，且目前體重超過標準體重的20%，所以每公斤所需的熱量為20~25大卡。

每天所需的熱量=25×64=1600〈大卡〉

3. 食物份數分配就對照六大類食物熱量分配建議表（見154頁）將所需份數計算出來：

每日建議	六大類食物份數					
熱量〈卡〉	低脂奶類	水果類	蔬菜類	油脂〈湯匙〉	五穀根莖類	肉魚豆蛋類
1600	1	2	3	5	11	4.5

4. 建議餐次分配

由於王小姐使用口服降血糖藥物控制血糖，因此可將餐次分配為3~4餐。王小姐工作至下午時肚子容易有飢餓感，因此可將餐次分為4餐。

食物類別	每日攝取總份數	早餐〈份〉	午餐〈份〉	午點〈份〉	晚餐〈份〉
奶類	1	1			
水果類	2			1	1
蔬菜	3	1	1		1
油脂類	5	1	2		2
五穀根莖類	11	3	4	1	3
肉魚蛋豆類	4.5	0.5	2		2

控制血糖必備

減糖的飲食祕訣

造成血糖不穩定的原因很多，如果遇到原因不明的狀況，可以詳細記錄自己的飲食三天至一週，並請營養師檢視飲食紀錄，也許可以找到「元凶」！

可口的甜點、多樣的果汁飲料，日常生活中難免會吃上一點，但這類食物，在製作過程中大多會添加大量的蔗糖與油脂，對穩定血糖沒有幫助，反而容易使血糖快速上升。對於剛確認糖尿病的患者，在開始進行飲食控制之前，不妨就從少吃甜食、不喝含糖飲料開始。

吃飯時先吃「高纖食物」

富含纖維質的蔬菜十分適合糖尿病患者食用，用餐時可以先從青菜吃起。先吃青菜能產生飽足感，緩解肚餓的感覺，然後再吃其他肉類與五穀根莖類的食物。這種進食方法的好處是一方面可透過青菜的纖維質幫助穩定血糖，此外，因為飢餓感已經緩解，所以不會吃太多含醣量高的食物，造成血糖攀高。

與家人邊聊天邊吃飯

吃東西時要細嚼慢嚥，最好每一回都咀嚼十次以上，如果吃得太快，容易因為得不到飽足感而增加食量，使飲食控制變得困難。此時，最好與家人一起吃飯，先將要吃的部分裝於盤中，邊用餐邊聊一些當日發生的事，不僅能減慢用餐速度，也能增加用餐的樂趣。

血糖控制不佳時先記錄每日飲食

有些患者血糖控制不佳，可是平時都有按時服藥，也沒有吃得太多，原因真令人費解。

造成血糖不穩定的原因很多，有

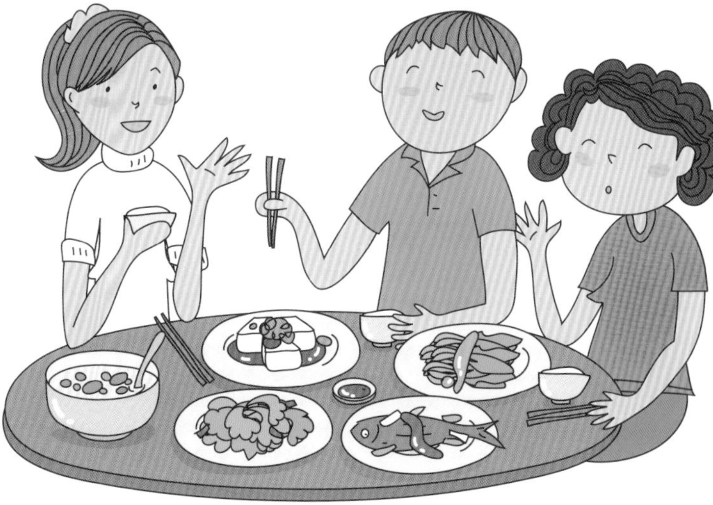

飲食因素、生活的壓力、身體健康狀況、有沒有適當運動與服藥，都可能造成影響。如果遇到這類原因不明的狀況，可以詳細記錄自己的飲食三天至一週，並請營養師檢視飲食紀錄，也許你常吃一些令血糖升高的食物而不知呢！假使飲食種類與攝取量都正常，就需要考慮是否有其它與飲食無關的因素造成血糖不穩。不要氣餒，一定可以找出真正原因，確實改善。

超值「套餐」無益健康

餐廳提供超值套餐、組合套餐，兼顧豐富的總類與實惠價格，顧客點了之後，為了避免浪費，常常整份吃得一乾二淨，其實一餐下來已攝取過量的醣類與熱量，造成血糖負擔。所以，糖尿病患者如果到餐廳用膳時，還是應以單點作為優先考量，選擇適合自己的餐點，少吃套餐為妙。

選擇適合的工具書

有些患者因為工作或生活型態的關係，經常外食或購買便利商店速食品的機會高，很容易因為不了解飲食中隱含的醣類含量，而不小心吃下含高醣、高熱量的食物，無法有效控制血糖。此時，可以選購一些有食品標示的書籍。依據食品標示中醣類含量，再運用醣類計算方式，選擇適合自己的食物與份量，就能有效控制好血糖，使外食不再成為生活的困擾。

可以利用的食品標示資訊

《台灣常見食品營養圖鑑》（行政院衛生署員工消費合作社出版）

醣類計算法

每15公克醣類份量為一個醣類計算單位

將每種含有15公克醣類份量的食物設爲1個醣類計算單位，不管醣類是蔗糖、果糖或是多醣類，都能成爲一般飲食中醣類的來源。

醣類攝取男女有別

通常女性每餐可從各類食物中選擇3~4份的醣類計算單位，男性則約5~6份醣類計算單位，點心約1~2份醣類計算單位。

須先與營養師討論

在使用醣類計算前，應與營養師討論每餐可選擇的醣類計算單位與肉類份數，並以均衡飲食爲原則，注意蔬菜的攝取量是否足夠，同時要減少高油脂、高膽固醇的食物。

● 每1單位的「醣類計算」可攝取的份量舉例：

五穀根莖類 1/4碗飯＝1/2碗白粥＝1/2碗麵＝1片薄土司＝2~3片蘇打餅乾＝4湯匙麥片＝1/3個饅頭＝1小個馬鈴薯＝1/3根玉米

奶類 240cc鮮奶＝3湯匙低脂奶粉＝1小瓶優酪乳

水果 拳頭大小水果1個＝半根香蕉＝5顆荔枝＝5個山竹＝半斤西瓜＝1/4顆木瓜＝1/3個泰國芭樂＝1/3個中型哈密瓜

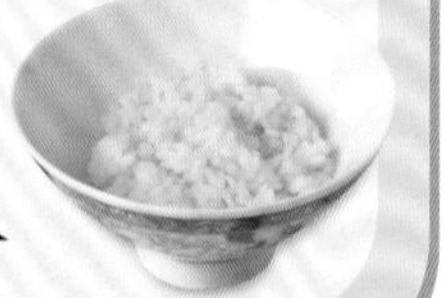

以醣類計算法讓飲食控制簡單化

飲食代換是糖尿病患者控制熱量、營養攝取的重要方式，不過施行較為繁複，剛開始不妨先以「醣類計算」（carbohydrate counting）來簡化飲食控制的流程。

不把甜食飲料帶回家

飲料、甜點這類口感佳的精緻食物，要儘量減少攝取的機會，所謂「眼不見為淨」的最好方式就是不把食物帶回家。只要在家裡看不見這些誘惑，自然就會降低想吃的慾望，降低攝取甜點、飲料的機會。

家人的支持與鼓勵

對糖尿病患者來說，飲食控制是一輩子的事，要持續真的不容易，特別是愛吃甜食的人，更是困難重重。

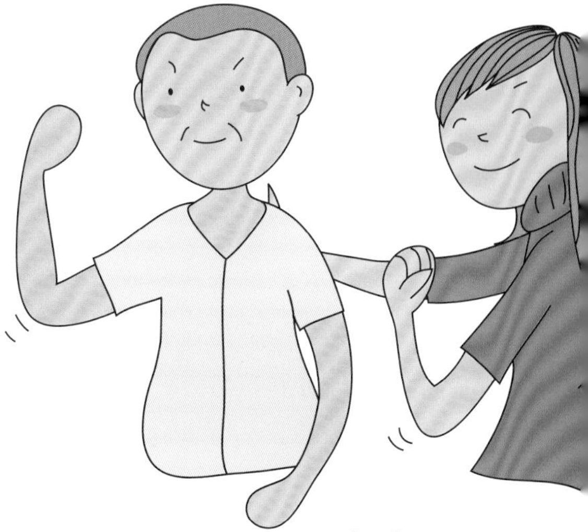

所以，家人如果發現患者血糖控制不佳，不應該一味責怪他是否偷吃了什麼該忌口的東西，而要給予支持，協助他一同找出飲食控制不佳的原因。一旦血糖控制穩定，家人也該給予鼓勵，對患者平常嗜吃的食物，不要過於嚴格限制，只要注意食用的次數，並用食物代換的方式取得平衡就可以了。

無法按時吃三餐的職業怎麼辦？

有些患者因為工作關係，無法按時吃三餐，例如經常加班或是夜間工作者，在這種狀況，不妨將一天應該攝取的總熱量分成四~五餐。夜間工作者將三餐改為四餐，也就是傍晚時吃一餐（等於晚餐），下班後再吃一餐。而需要很早起床工作的人，在吃早餐之前，最好先吃一些點心，以保持血糖值的穩定。維持每天總熱量的攝取與均衡營養是基本原則，因為職業的特殊性與個人因素實際執行仍有困難的人，應該與醫師、營養師討論，制定最合適的飲食計劃。

無法三餐定時者，可將1天所需熱量分配至以下餐點中：

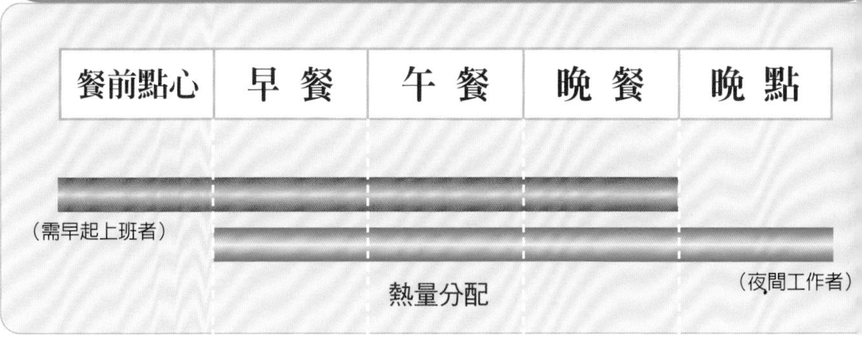

飲食前停看聽

糖尿病友飲食號誌標示

糖尿病友大部份的食物都可以吃，因此「飲食號誌燈」是一個選擇食物的好方法，可以協助病友從五花八門的食物中挑選健康飲食的準則。

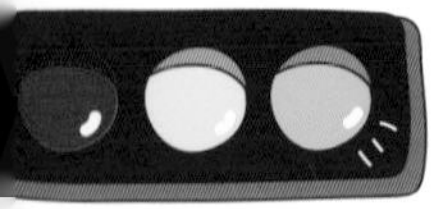

所謂的「飲食號誌燈」是將食物依據所含的營養成分及熱量，分類為紅黃綠燈（高、中、低熱量）三大類食物，可作為食物選擇的參考，適合大部份的糖尿病患者。至於病情嚴重、病況特殊或有併發症的糖尿病患者，則需與醫師、營養師討論，做更進一步的區分與選擇。

一般的日常飲食最重要的是注意均衡飲食的原則，並善加運用「飲食號誌燈」，除了上述的特殊狀況外，其實大部份的食物都不需要完全忌口，只是食用時，要控制攝取量及頻率。只要依醫師、營養師的建議，就能吃出健康。

紅黃綠燈食物的定義及用法

種類	定義	用法
綠燈食物	含有多種人體必須的營養素，對人體健康有益，大部份都是新鮮、天然、原味的食物，烹調方法也較爲清淡。	適量食用
黃燈食物	雖然含多種營養素，但這類食物在製作的過程，添加的糖、鹽、油脂的量較高。	減少食用
紅燈食物	含營養素較少，這類食物在製作過程中，會產生高熱量，並含有高糖、高油和高鹽。	避免食用

綠燈食物

含有人體必須的營養素，對人體健康有益，適合每天選擇攝取。

奶類	脫脂、低脂奶、低脂乳酪、低脂無糖優酪乳。
主食類	米飯、白麵、饅頭、烤馬鈴薯、蘇打餅、吐司麵包、水餃、綠豆等雜糧。
蛋類	蒸蛋、茶葉蛋、蛋花湯、滷蛋。
豆類	涼拌豆腐、滷豆干、無糖豆漿、涼拌干絲、滷豆腸。
魚類	蒸魚、烤魚、魚湯、吻仔魚。
其他海鮮類	文蛤湯、生蠔、燙花枝、海蜇皮、水煮蝦、烤魷魚〈不加醬〉。
肉類	瘦豬、牛、羊肉、去皮雞肉、鴨肉、鵝肉。
蔬菜類	燙青菜、蔬菜湯。
水果類	新鮮水果。
油脂類	橄欖油、花生油、麻油、芥菜油、沙拉油、葵花油、紅花籽油、水煮花生、烤堅果類。
綜合類	壽司、三角飯糰、水餃、包子。
零嘴類	蒟蒻豆干、無糖果凍、愛玉、仙草、無糖口香糖。
飲料	開水、茶、健怡可樂、無糖烏龍茶、無糖麥茶、礦泉水、黑咖啡。
調味料類	醋、蔥、薑、蒜、胡椒、八角、五香粉。

小叮嚀

●糙米亦需控制攝取量！

糙米比精製過的白米保留更多的營養素，但糖尿病患者不能因此而認為可以吃較多糙米飯。因為白米是糙米精碾而成，所含醣量沒有太大變化，不能因此增加份量攝取。

●不甜的綠豆湯含醣也很多！

綠豆營養豐富，綠豆湯更是夏日普遍的消暑佳餚，有些人難免想多喝一下，認為只需在煮湯時不放糖就不會影響血糖。其實碳水化合物是綠豆的主要組成成分，就算沒放糖，還是會直接影響血糖，因此食用綠豆湯，還是應該列入主食類一併計算。

黃燈食物

含有人體必須的營養素，但糖、脂肪或鹽分的含量過高，必須限量攝取。

奶類	全脂奶、鮮奶酪。
主食類	炒飯、炒麵、煎蘿蔔糕、烤玉米、調味饅頭。
蛋類	荷包蛋、炒蛋、蛋餅、三色蛋。
豆類	甜、鹹豆漿、油豆腐、調味乾豆干。
魚類	煎魚、魚鬆、魚丸、烤鰻魚、魚肚、小魚干。
其他海鮮類	蚵仔煎、烤魷魚〈加醬〉。
肉類	烤熱狗、火腿、肉脯、內臟類。
蔬菜類	炒青菜。
水果類	新鮮果汁、脫水水果乾。
油脂類	花生、堅果類、沙拉醬、炒花生、新鮮酪梨。
綜合類	傳統飯糰、牛肉捲餅、廣東粥、蛋餅。
零嘴類	鱈魚香絲、烤的點心類。
飲料	不加糖之新鮮果汁、罐頭番茄汁。
調味料類	低脂沙拉醬、瘦肉肉燥。

小叮嚀

● 鮮奶不能喝太多！

喝起來不甜的鮮奶（甜度約只有蔗糖的百分之二十），因此會給人不含糖的錯覺，其實鮮奶（特別是全脂鮮奶）熱量不低，二四〇西西約有一五〇大卡，所以糖尿病患者可不能毫無顧忌地喝。

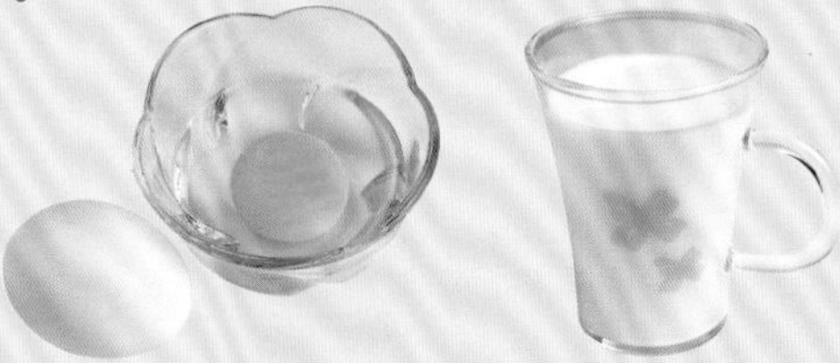

紅燈食物

含有較少的人體必須營養素，但糖、脂肪或鹽分過高，因儘量避免攝取或限量攝取。

奶類	調味奶、冰淇淋、奶昔。
主食類	洋芋片、炸薯條、甜甜圈、蛋糕、油條、包餡麵包、爆米花、奶油玉米、蔥油餅。
蛋類	布丁、皮蛋、鹹蛋、烘蛋。
豆類	炸豆皮、炸豆包、麵筋罐頭、炸豆腐、滷油泡、豆棗、調味溼豆干、臭豆腐。
魚類	炸魚、魚罐頭、鹹魚、糖醋魚、調味魚干片。
其他海鮮類	炸蚵粿、炸蝦、奶油螃蟹、鳳梨蝦球。
肉類	炸熱狗、臘肉、香腸、豬腳、三層肉、金華火腿、貢丸、肉鬆、豬腦。
蔬菜類	炸蔬菜。
水果類	水果罐頭、蜜餞、炸水果乾。
油脂類	豬油、牛油、椰子油、棕櫚油、培根、炸花生、花生醬、蜜汁堅果類。
綜合類	煎餃、水煎包。
零嘴類	夾心餅乾、巧克力、椰果果凍、炸的點心類。
飲料	加糖果汁、汽水、可樂、運動飲料、各種含糖飲料、加味水、三合一咖啡。
調味料類	番茄醬、沙茶醬、香油、蛋黃醬、市售果醬、蠔油、沙拉醬、蝦油、芝麻醬、肉燥。

小叮嚀

●一餐不能吃多項主食！

有些患者將玉米、麵線、冬粉這類高澱粉食物當菜來吃，同餐仍以米飯作為主食，沒將份量減少，這樣做就會使主食攝取量增加，因此應該把這些食物與米飯一起併入主食類計算份量，才是適當的吃法。

以上表格資料來源：中國醫藥大學附設醫院《糖尿病手冊》

每天都要均衡攝取

六大營養素攝取須知

開始進行飲食療法之後，除了要確實遵循每天總熱量的攝取量，更不能忽略必要營養素的均衡攝取，否則辛苦的飲食控制就會變得沒有意義！

醣類、脂肪、蛋白質等三大營養素在人體內的分解利用，非常重要。維生素、礦物質與水則能協助身體各機能正常運行，也是必須的潤滑劑。要注意的是，糖尿病患者比一般人更需要完整的營養，需要均衡攝取這六大營養素。

◎醣類

一公克醣類產生四大卡的熱量，也是人類最主要、最經濟的能量來源，醣類也稱為碳水化合物，以前糖尿病患者被限制醣類的攝取，這種說法已經被推翻，醣類與血糖的高低有直接相關性，糖尿病患者每天至少要攝取一百公克以上的醣類（一般約在二百公克至三百公克），否則不利病情。因此必須注意飲食攝取的總量，用餐時最好加以計算，對血糖控制有不小的幫助！

米、麵類、麵包、麥、芋頭含有大量醣類，這些食物常做為主食，其加工的副食品也含有不少醣類，攝取時需互相替換並加以計算重量。

攝取醣類應以多醣類為主，膳食纖維還可以延緩血糖上升的速度，對血糖控制有幫助；儘量減少飲食中的單醣與雙醣，特別是雙醣中的蔗糖（砂糖），它進入人體後，很容易被吸收，使血糖值快速上升，對血糖與胰島素的調整會產生負面的影響。

要達到相同的甜度，果糖使用量會比蔗糖少，除了攝取的熱量降低外，對血糖的影響也會較小。

「醣」的三大分類

醣類又分為單醣、雙醣、多醣。其中單醣、雙醣就是我們所稱的「糖」。

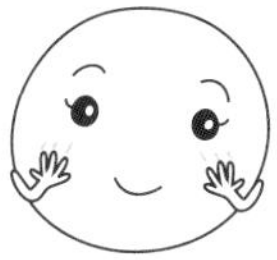

單醣類

以葡萄糖、半乳糖、果糖為代表、被分類為『糖』，在攝取單醣類後，血糖容易上升，對血糖的影響較大，故有低血糖症狀時，應補充單醣類食物來急救，但是對於糖尿病患者來說，平時應減少攝取這類食物，以免影響正常的血糖值，含單醣類的食物包括水果、牛奶及甜點。

雙醣類

以麥芽糖、乳糖、蔗糖為代表，性質與單醣類相近，也不適合糖尿病患者多食。

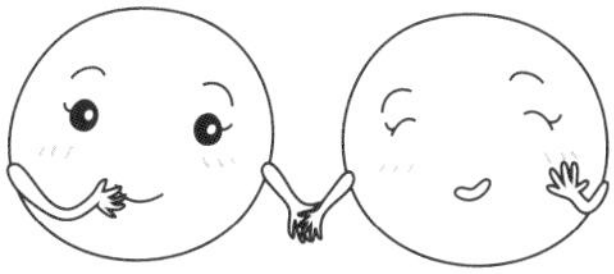

多醣類

有澱粉與纖維質的分別。

- 澱粉的食物來源以五穀雜糧、五穀根莖類（如：馬鈴薯、南瓜、山藥、地瓜等），及乾豆類（如：紅豆、綠豆等）為主。這類的含醣食物經消化吸收後，會分解成葡萄糖，是血糖上升的主要原因，因此雖然患者每天都需要攝取，但要留意份量，以免影響血糖。
- 植物中無法被消化的醣類成分，被歸類為膳食纖維，也稱為「非澱粉性多醣類」。攝取膳食纖維幾乎不會影響血糖值，因此建議糖尿病患者，要多吃富含纖維的食物，像全穀類、蔬菜及水果，它們同時也提供維生素、礦物質等營養素。不過，由於水果也含有不少果糖與葡萄糖，因此血糖控制不佳的患者應注意水果的食用量。

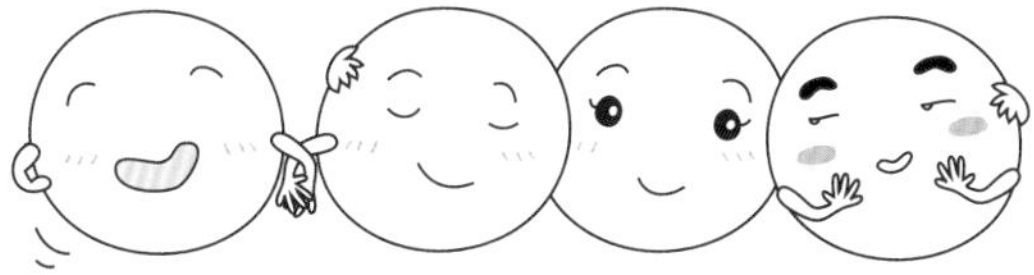

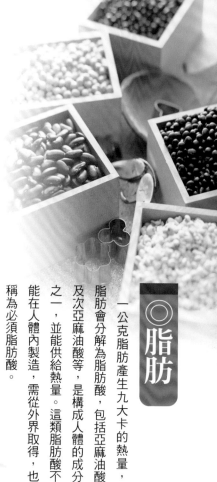

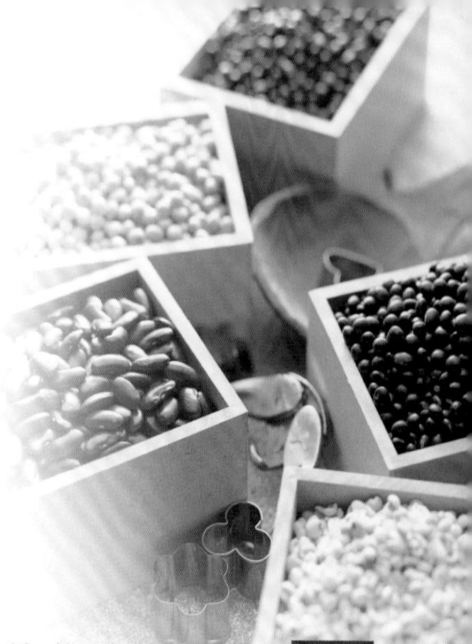

左表是糖的甜度比較表，越往上相對甜度越高，使用量越少：

糖的甜度比較表

種　類	相對甜度
果 糖	170
蔗 糖	100
葡萄糖	70
半乳糖	35
麥芽糖	33
乳 糖	16

使用量增加

◎脂肪

一公克脂肪產生九大卡的熱量，脂肪會分解為脂肪酸，包括亞麻油酸及次亞麻油酸等，是構成人體的成分之一，並能供給熱量。這類脂肪酸不能在人體內製造，需從外界取得，也稱為必須脂肪酸。

脂肪可分為可見脂肪與不可見的脂肪，兩者若過量同樣會引起血糖過高。可見脂肪有動物性的豬油、奶油、肥肉、雞皮、鴨皮等等，植物性的有沙拉油、花生油、橄欖油等等。

不可見的脂肪有動物性的豬肉、牛肉、雞肉、魚肉、海鮮等等。植物性的有豆類製品、花生、瓜子、核桃、腰果等等。

動物性脂肪含量較多的膽固醇，容易沈積於血管壁，造成動脈硬化，應少吃肥肉或脂肪太多的魚類；植物性脂肪含較多的不飽和脂肪酸，烹調食物宜用植物性脂肪。脂肪酸是屬於高熱量的營養素，並能協助脂溶性維生素A、D、E的吸收，所以年輕的糖尿病、心臟冠狀動脈硬化的患者，需特別限制脂肪的攝取。

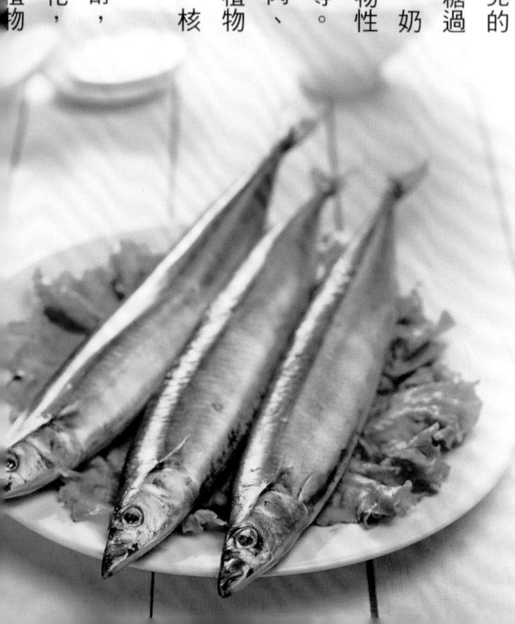

◎蛋白質

一公克蛋白質產生四大卡的熱量，蛋白質的功能為構成人體組織、促進生長發育、修補身體組織、調節生理機能等等，是人體基本的三大營養素之一。糖尿病患者應攝取的蛋白質量與常人相同，但如果有腎臟併發症時，則需限制，以免增加腎臟的負擔。

含有蛋白質的食物，大部份也都同時含有脂肪，以肉類居多，是高熱量食物，因此這類食物的攝取應依循醫師或營養師的指導。

動物性蛋白質的來源有豬、牛、羊、雞、鴨、魚、海鮮、內臟等等，有腎臟併發症的患者蛋白質的攝取量必須有所調整，尤其優質蛋白質的來源必須佔總蛋白質攝取量的一半以上。

植物性蛋白質的食物來源則有黃豆、黑豆、豆漿、豆類製品等等。

◎維生素

雖然不含熱量，但維生素負有調節生理機能的功能。如果人體缺乏維生素，將會產生機能障礙，其中溶解於水者稱水溶性維生素，容易從食物中取得，但也很容易隨尿液排出體外，所以，每天都要攝取一定的量。脂溶性維生素會溶解於油脂中，積存在肝臟及脂肪組織裡，待有需要時，則會發揮功能。

大多數維生素均不能由身體製造，必須從食物攝取，在身體中的作用就像機械中的潤滑油一樣，可維持生理機能的正常運作。

●**脂溶性維生素**：有維生素A、D、E、K等。

**①維生素A～與眼睛適應光線變化、表皮黏膜的保護功能有關，能保護眼睛與皮膚，有促進成長的作用，肝臟、魚肝油、紫菜、芹菜、菠菜、紅蘿蔔含量較多。

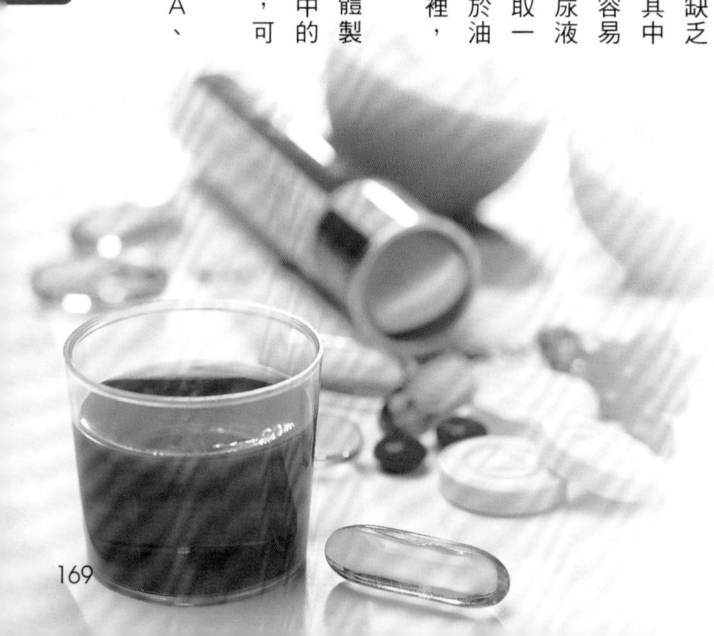

②維生素D～可協助鈣、磷的吸收與利用、有益骨骼及牙齒的發育，魚肝油、蛋黃、奶油中的含量十分豐富。

③維生素E～為體內的抗氧化劑，能促進血液循環，魚肝油的含量較多。

④維生素K～則是構成凝血所必須的物質，有抗出血的作用。

●水溶性維生素：有維生素B群與維生素C。

①維生素B群～可幫助血液形成，具分解代謝營養素、強健皮膚黏膜等功能，主要存在於牛奶、肉類、蔬菜及全穀類當中。

②維生素C～是細胞間質的主要構成物，可以促進膠原蛋白的形成，並能增強身體的抵抗力，在綠色花椰菜、草莓、柳橙、番茄等水果中含量豐富，維生素C經高溫烹調會被破壞，有些蔬菜不妨涼拌生吃。

◎礦物質

營養上的重要礦物質有鈣、磷、鐵、銅、鉀、鈉、氟、碘、氯、硫、鎂、鉻、錳等，稱為無機質，與維生素一樣不可或缺，它的份量雖然稀少，卻非常重要，除了是構成身體細胞的原料之外，還能調節生理機能。只要均衡攝取六大類食物，奶類、五穀根莖類、肉魚豆蛋類、蔬菜類、水果類及油脂類，就可適度攝取礦物質，不容易有缺少的情況。必要時，也可以考慮使用補充劑補充。

◎水

水是人體內基本組成成分之一，是人體成長的基本物質，並有修護身體的作用。水還能促進食物的消化與吸收、維持正常的循環與排泄機能、調節體溫、有益維持體內電解質的平衡，對代謝失常的糖尿病患者來說，是不可或缺的營養素。

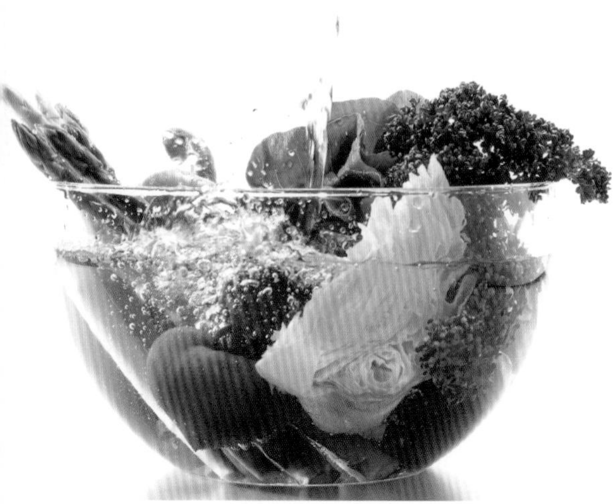

漢方智慧

改善糖尿病的12種藥材

—因此只要經過醫師診治，就可以在生活中善用本章所提到的有益藥材！

一、葛根

葛根味甘辛，性平，入肺、脾、胃經。具有退熱、生津、止渴、止瀉的功效，可以刺激血液循環，發揮解熱作用，還能透疹，止瀉。葛根能升提脾陽、鼓舞胃氣上行，改善上中消患者口渴、多飲的症狀。對於後頸部、四肢肌肉僵硬痠痛的症狀，也有緩解的療效。適合陰虛燥熱型的糖尿病患者與中、上消型患者使用。

●**注意事項：**陰虛火旺且上盛下虛者不宜多用。

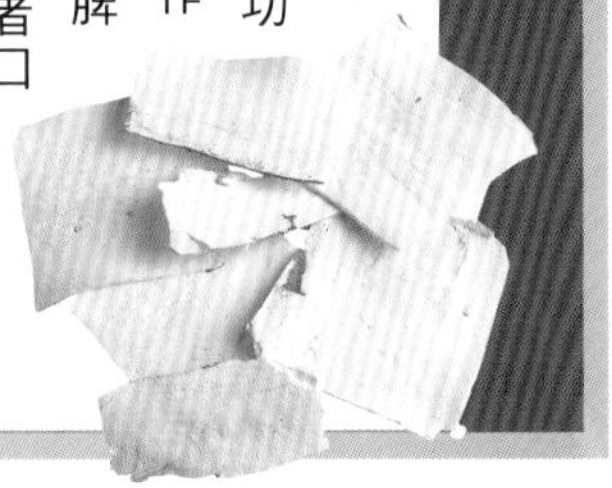

二、知母

知母味苦，性寒，入肺、胃、腎經。具有瀉火滋陰、潤燥解熱、清胃通便、利尿退腫等多種功能，尤其是滋陰降火的功效，非常適合溫熱病患者使用。能有效改善消渴症三消患者身熱、口渴、心煩的症狀。知母不像一般的清熱藥，久用或大量使用有化燥傷陰的缺點。同時，對於腎陰虛引起的夜間頻尿、腰痠有緩解的作用。適合一般陰虛燥熱屬於上、下消型的糖尿病患者使用。

●**注意事項：**腎陽虛、脈搏微弱、有腹瀉症狀的人不宜多用。

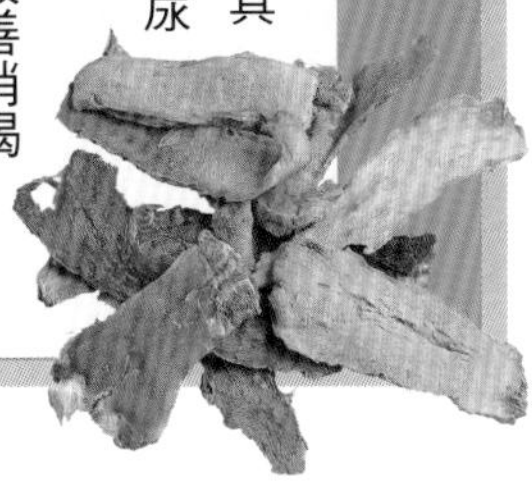

三、天花粉

天花粉味甘苦，性寒，入肺、胃經。具有清熱潤燥、生津止渴的功效，是常用的養陰藥材，常用來治療消渴症、黃疸、咳血、乳癰等疾病。天花粉含天花粉蛋白等有效成分，具有抗菌、抗癌、降低血脂、血糖、血壓的作用，也可用來治療冠心病患者。天花粉常與多種藥材配伍，可以用來改善糖尿病人的陰虛燥熱症狀，尤其是中消或是上消的病人。

●**注意事項：**由於天花粉性寒，因此脾胃虛寒，有腹瀉的人不宜多用。此外，天花粉與烏頭相剋不能共用。特別要注意的是，曾經報導天花粉有引產作用，因此懷孕女性宜經醫師指導使用。

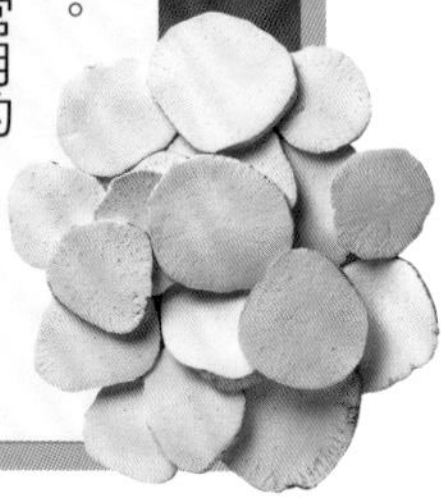

千金栝蔞根茶

材料：天花粉、麥門冬、蘆根、白茅根各30克，生薑6克。

作法：以天花粉、麥門冬、蘆根、白茅根、新鮮生薑加水適量同煎，煎好取藥液飲用即可。

頻率：每日一劑，代茶飲。

功效：可清熱生津、潤燥止渴。

四、生地黃

生地黃味甘、微苦、性寒，入心、肝、腎經。具有涼血清熱、滋陰補腎的功效，常用來治療熱病患者高熱不消、口乾舌燥、咽喉腫痛、便祕與各種出血症狀，是常用的清熱滋陰強壯藥，也是治療糖尿病的常用藥材。陰虛燥熱型的糖尿病人可以考慮酌量使用，特別是對上消或是下消的患者，具有較佳的滋補效果。

●**注意事項：**生地黃味厚滋膩，大量或久服時，易有滯膩感使胃口變差，此時可搭配少量砂仁或以薑汁炒用改善。此外，濕盛、胸悶、食慾不佳者不宜多用。

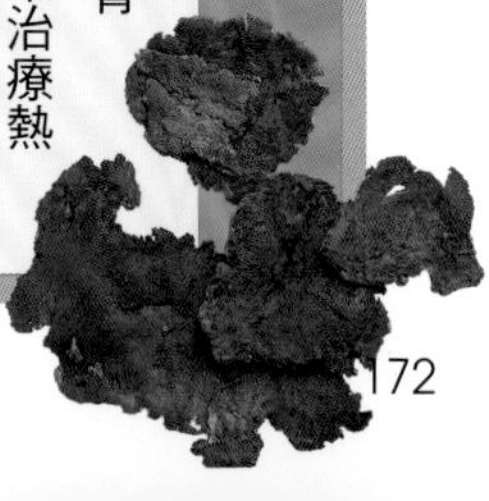

三汁飲

材料：麥門冬10克、蓮藕80克、生地黃15克。

作法：

1. 將麥門冬、生地黃洗淨，加水適量，大火燒沸後，小火煮20分鐘，過濾去渣，留汁待用。
2. 蓮藕切約0.2公分厚片，洗淨，加水適量，大火燒沸後，小火煮30分鐘，過濾去渣，二汁合用。

頻率：每日一劑，代茶飲。

功效：清熱生津、潤燥止渴。

黃耆味甘，性微溫，入脾、肺經。具補中益氣、強健脾胃、提昇免疫力、利水退腫、強心等功效。黃耆補氣的作用，常用來治療糖尿病三消患者倦怠、短氣、無力、頭昏、頭重的症狀，還能幫助血糖穩定，並能緩解腎病變引起的頭、臉與四肢水腫，改善糖尿病人足部病變、周邊傷口不易癒合，還可以減輕糖尿病周邊神經病變所引起的肢端麻木、癢、刺痛的症狀。適合氣陰兩虛型的糖尿病患者使用，特別對容易感到疲勞的患者，有極佳的補益功效。

●**注意事項：**黃耆藥性相較之下較為溫和、較適合長期使用，但要注意胸悶、胃滿、多怒的人不宜多用。

消渴茶

材料：黃耆、茯神、天花粉、甘草、麥門冬各90克、地黃150克。

作法：

1. 依上方按照比例，加大劑量，研為粗末，混合備用。
2. 每日用30~50克，以紗布包住，放入保溫瓶中，沸水適量沖泡，加蓋悶約20分鐘即可飲用，可反覆沖泡，至無藥味為止。

頻率：每日一劑，代茶飲。

功效：益氣補中、養陰生津。

黃精味甘，性平，入肺、脾、腎經。具有補脾氣、養胃陰、潤心肺的作用。對於糖尿病三消患者的精神疲倦、四肢懶動的症狀有不錯的改善作用，也對久病體虛，或是開刀之後氣血虛弱，面色蒼白、體力差的患者有所幫助。還能緩解末期腎病變引起的身體虛弱、沒有食慾、頭昏眼花，適合氣陰兩虛型的糖尿病患者使用。

●**注意事項：**不過要注意，使用量過大時，容易產生氣壅的副作用，最好與陳皮這類理氣藥相配共用，效果較好。

健脾茶

材料：沙參、麥門冬、生地黃、黃精、玉竹等分。

作法：

1. 依上方按照比例，加大劑量，研為粗末，混合備用。
2. 每日用30~50克，以紗布包住，放入保溫瓶中，以沸水適量沖泡，加蓋悶約20分鐘即可飲用，可反覆沖泡，至無藥味為止。

頻率：每日一劑，代茶飲。

功效：健脾益胃、潤燥止渴。

七、玉竹

玉竹味甘，性平；入心、肺、胃經。可以滋陰、養胃、補益氣血。能改善多尿、遺精，對身體虛弱與病後復原具有療效，對糖尿病人抵抗力差、容易反覆感冒者具有提高免疫力的作用。此外，玉竹養陰效果佳，長久服用也不容易傷到脾胃，不像一般的補養藥有滋膩的缺點。

現代藥理研究顯示，玉竹所含的有效成分，有較佳的強心作用，不僅對風濕性心臟病、冠狀動脈硬化性心臟病等有一定療效，對於糖尿病併發冠心病，容易有胸悶、心悸甚或胸痛的患者也有保養心臟的效果。

玉竹茶

材料：玉竹15克。

作法：以玉竹製成粗末，沸水適量沖泡，加蓋悶約10~15分鐘即可飲用，可反覆沖泡，至無藥味為止。

頻率：每日一劑，代茶飲。

功效：養陰潤燥、生津止渴。

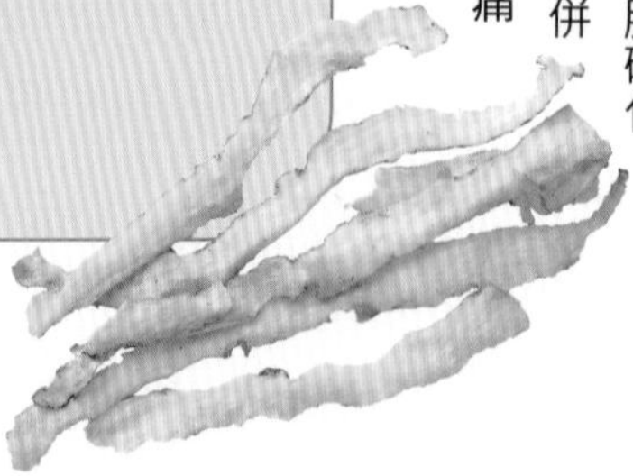

八、茯苓

茯苓味甘淡，性平；入心、脾、腎經。具有利水滲濕、健脾化痰、寧心安神的功效。是常用的利水滲濕藥材，一般多用於治療水腫，也常用於改善小便不暢、脾虛腹瀉、腹悶、胸悶、心悸、失眠等症狀。

茯苓健脾、淡滲利濕的作用，可以減少糖尿病三消型患者身體各部份組織間隙內多餘水分的儲留，並能改善患者腹脹、腹瀉、消化不良、腸胃蠕動不佳的症狀。適合水分儲留多的糖尿病患者使用。

●**注意事項**：口乾舌燥、便祕、滑精者不宜多用。

去腫茶

材料：陳皮4克、茯苓10克、綠茶4克。

作法：以陳皮、茯苓加水適量煮沸後同煎20分鐘，取藥液沖泡茶葉5分鐘即可飲用。

頻率：每日一劑，代茶飲用。

功效：健脾行氣、化濕祛痰。

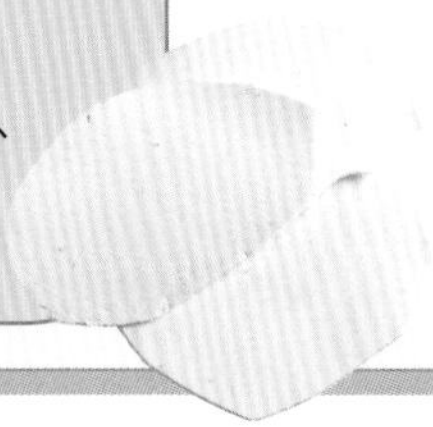

扁豆味甘，性微溫，入脾、胃經。有健脾除濕、和中下氣、消暑止瀉等功效。可以有效提升糖尿病患者的水分代謝效率，改善患者嘔吐、泄瀉、頭昏沉、胸悶、四肢沈重的症狀。

而且扁豆對於發生在夏季的感冒，合併有頭痛、惡寒發熱、口水黏膩、心腹悶痛、食慾不振，甚或是腸胃發炎者有治療的作用，適合脾虛盛型的糖尿病人使用。

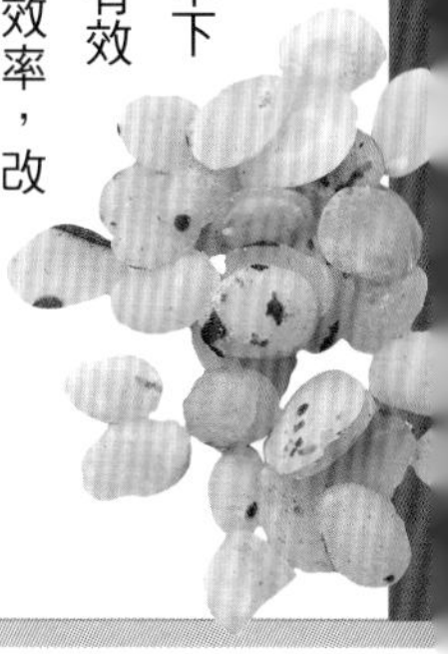

●**注意事項：**有便祕者不宜多用。

荷葉扁豆茶

材料：荷葉6克、絲瓜皮12克、扁豆15克、金銀花15克、淡竹葉10克。

作法：以上藥物加水適量，煮沸後同煎15分鐘，取藥液飲用即可。

頻率：每日一劑，代茶飲。

功效：清熱止渴、利濕化痰。

黃連味苦，性寒，入心、肝、胃、大腸經。具有清熱涼血、瀉火解毒、益肝膽、健胃腸、助消化、止嘔、解渴、降血糖等多種功效，是味苦的清熱藥材，常用來治療腸道感染性疾病或是心律失常、嘔吐、腹瀉、痢疾、發熱不退，對粥狀動脈硬化所引起的冠狀動脈循環功能不全、原發性高血壓也有一定的療效。

黃連特別適用於體壯的糖尿病患者，能改善胃火亢盛引起的口渴多飲。

●**注意事項：**黃連性寒，不宜久服，一般應該少量酌量使用，服用過量容易傷胃，醫師診斷為脾虛者更要小心服用。

黃山飲

材料：黃連5克、山藥15克。

作法：以黃連、山藥加水適量同煎，去渣取藥液飲用即可。

頻率：每日一劑，代茶飲。

功效：補氣養陰、清熱解毒。

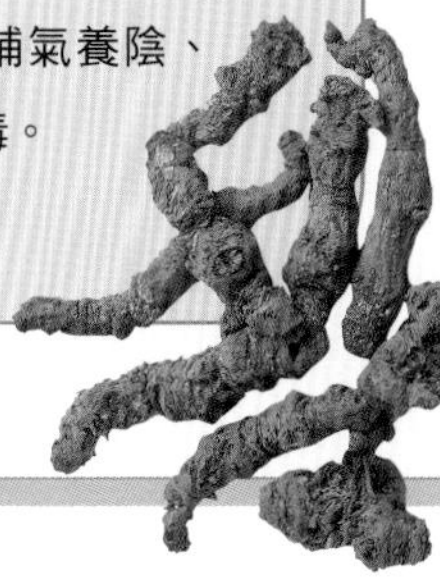

十一、枸杞

枸杞味甘，性平，入肝、肺、腎經。具有明目益精、滋補肝腎的作用，加上藥性平和，能強壯筋骨、潤肺止咳，有增強免疫功能、抗衰老、保護肝腎的效用，是常用的補陰藥材，中醫多用來改善遺精消渴、腰膝痠軟、頭暈目眩、虛弱消瘦等肝腎虛虧症狀。適合搭配其他藥材，以治療小便頻繁症狀明顯、尿色量多，有陽痿、腰膝痠軟等腎虛證的糖尿病患者。

●**注意事項：**有感染症狀，或脾胃虛弱，容易消化不良、腹脹、腹瀉、火氣大者不適合服用。此外，性情太過急躁，或患有高血壓，為了避免上火，也不宜單獨食用過多。

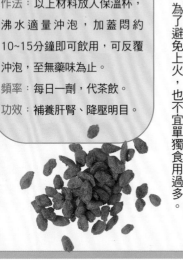

保眼茶

材料：槐花3克、枸杞10克、茉莉花茶3克。

作法：以上材料放入保溫杯，沸水適量沖泡，加蓋悶約10~15分鐘即可飲用，可反覆沖泡，至無藥味為止。

頻率：每日一劑，代茶飲。

功效：補養肝腎、降壓明目。

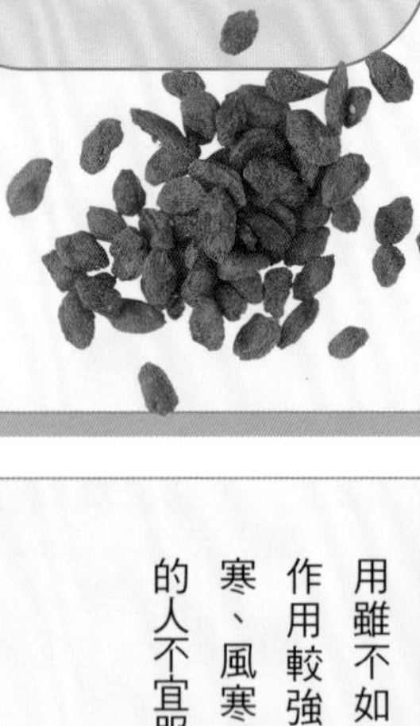

十二、西洋參

西洋參味苦、微甘，性涼，入心、肺、脾經。具有補肺養陰、清熱生津、消除疲倦的作用，是常用的益氣保健藥材。含人參皂苷、多糖和多種微量元素，能刺激血管擴張、促進新陳代謝、調節身體機能，並有抗缺氧作用，能促進蛋白質合成，達到消除疲勞的效果。西洋參具有調整血壓、血糖的功效，適合需要人參調補，卻不能承受人參性溫特性的人服用。特別適合全身疲倦無力，稍稍活動就會氣喘不止的糖尿病患者使用。

●**注意事項：**西洋參補氣作用雖不如人參，但生津作用較強，所以體質虛寒、風寒咳嗽、消化不良的人不宜服用。

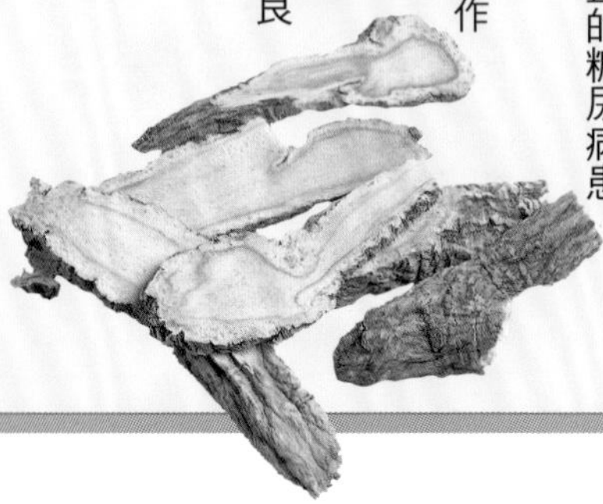

有助控制血糖的食物

適時適量攝取——將可豐富你每日的飲食菜單，血糖也不會無限制飆高！

◎山藥

山藥在中醫認識中，有健脾、除濕、補氣、益肺、固腎、益精的功效，常與其它藥材搭配治療糖尿病。山藥含有可溶性纖維與山藥多醣〈dioscoran C〉，能延遲胃排空的時間，具有延緩飯後血糖升高的作用，每一百公克的山藥約含二十克的醣類，因此半斤山藥約只有一碗飯的醣分，以山藥代替米飯，容易有飽足感，而不會攝取過量的醣類。

近來發現，以山藥加工品來取代第二型糖尿病患者六份主食類的來源，對於患者血糖與血脂的控制有益。不過如想以山藥作為主食，食用時仍須依照營養師的建議量取代部分主食類食物。

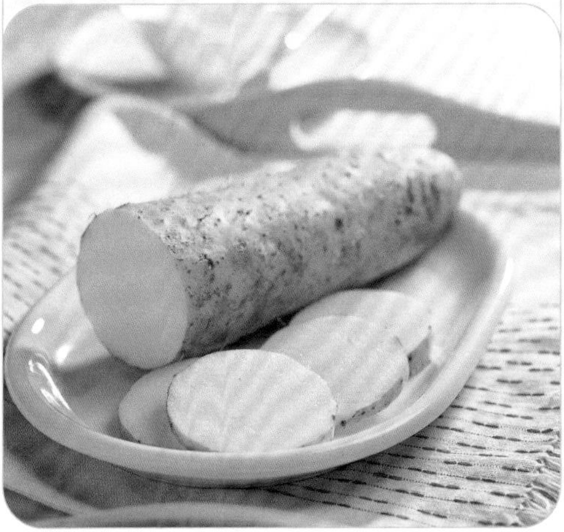

◎薏仁

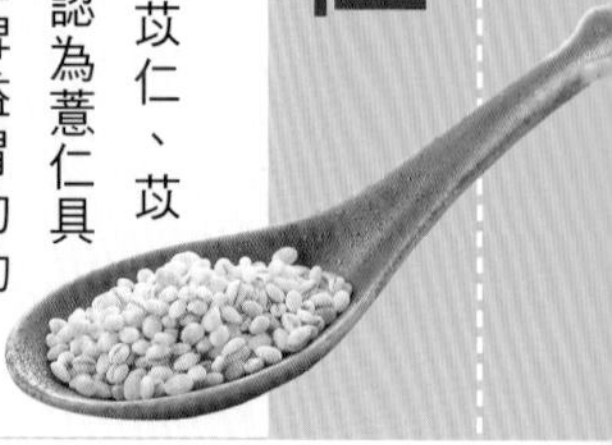

薏仁又稱為薏苡仁、苡米、苡仁，中醫認為薏仁具有清熱除濕、健脾益胃的功效，可以健胃、利尿、消炎、止痛、抗腫瘤。薏仁所含的薏苡脂可以抑菌、抗病毒，對皮膚病的治療有益，並含有豐富的蛋白質，能防治青春痘與皮膚粗糙。

在現代營養學的研究報告中，證實薏仁含有豐富的膳食纖維，含量高於其他五穀類，因此可以延緩血糖上升，並能吸收膽汁中的膽鹽，減少腸道對脂肪的吸收，以達到降低血脂的作用。

建議以薏仁取代部分主食類，有助於控制血糖。薏仁調配出的各種食物，以溫熱食用最佳。熟的薏仁一碗（二百公克）=白飯一碗（二百公克）。

◎含豐富膳食纖維的食物

膳食纖維又分為水溶性與非水溶性兩種。在人體內增加飽足感、延緩飯後血糖上升、降低血脂是它的主要作用。而且這類食物熱量又低，十分適合糖尿病患者，肚子餓時拿來當做低熱量點心充飢解饞。膳食纖維豐富的食物包括蒟蒻、仙草、愛玉等等。如果想品嚐一些甜食，不妨在上述食物中添加代糖，但也不宜添加過多。

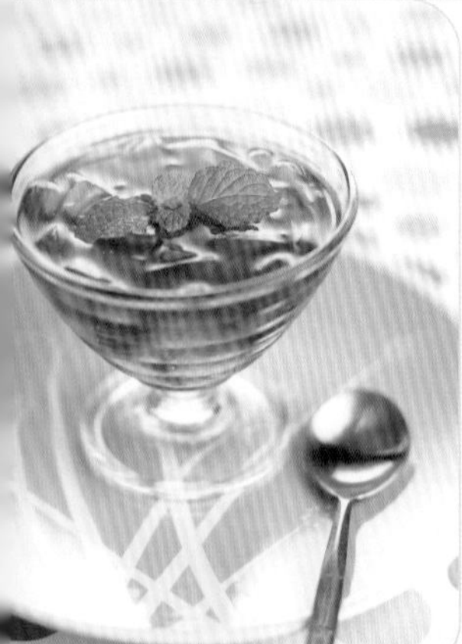

◎綠茶

綠茶是有益身體健康的飲品，它所含的有效成分，能降低血液中的膽固醇、抑制血壓上升，同時因為含有維生素C、E、紅蘿蔔素等，有助於感冒、癌症的預防。

對糖尿病患者而言，綠茶含有多酚類的抗氧化物質，在動物實驗中發現，綠茶中的多酚類化合物具有增加大白鼠脂肪細胞葡萄糖攝取能力的效果，因此推測茶多酚可能為綠茶的有效成分，能刺激脂肪細胞攝取葡萄糖，所以能改善胰島素的阻抗現象。

糖尿病患者想喝飲料的時候，不加糖的綠茶是建議的優先選擇。

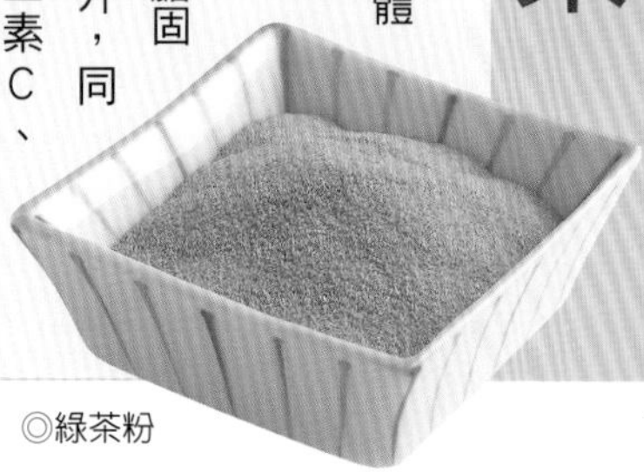

◎綠茶粉

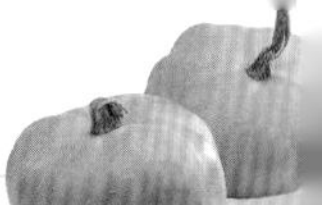

◎南瓜

南瓜含有蛋白質、醣類、脂肪、纖維素、鈣、磷、鐵、鉻、紅蘿蔔素、維生素C、腺嘌呤、精氨酸、瓜氨酸、天門冬氨酸、葫蘆巴鹼、甘露醇等營養成分。特別是紅蘿蔔素、維生素C的含量豐富，是預防感冒與癌症的優良食物。

南瓜的降血糖原理，主要在於它含有大量的果膠纖維素，與澱粉類食物混合時，可以提高胃裡內容物質的黏稠程度，還能調節胃對食物的消化吸收機能，使吸收碳水化合物的速度減緩，達到延遲胃部排空的時間，改變腸胃蠕動速度，使飯後血糖不會在短時間內快速升高。

另外一方面，果膠纖維素能在腸道內形成一種類似凝膠狀的物質，它具有均勻混合消化酶和碳水化合物的作用，也能使腸道對單糖類物質的消化吸收速度減緩，發揮降低血糖的作用。因此它的纖維含量高，是不錯的醣類來源。

但是南瓜與米食都屬於主食類，如果份量控制不當，還是會使血糖上升，最好依營養師的建議量做適當的主食代換。不少蔬菜經過高溫烹調後，所含的維生素C會受到破壞，南瓜中的維生素C因為被澱粉包覆，狀態類似於甘薯，所以較不會因為烹調而流失營養。

◎蕎麥

蕎麥含有「蕎麥蛋白」，這種有效成分具有降低膽固醇、抑制體脂肪累積、預防動脈硬化的作用。蕎麥除了富含營養之外，由於含有百分之十八的纖維質，能減緩飯後血糖的上升，同時因為豐富的纖維質具有增加飽足感的作用，也非常適合糖尿病患者食用，可以做為另一種主食類的來源。

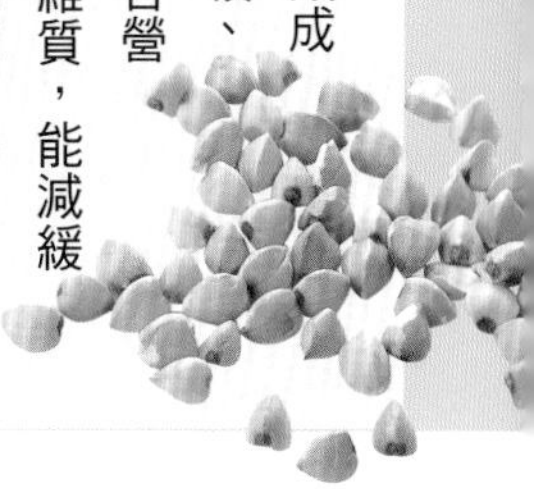

◎燕麥

燕麥可以清熱解毒、消食整腸。也含有豐富的水溶性纖維質，對於血糖控制有益，同樣需與主食類做食物代換。在一些研究中也發現，燕麥亦可降低血脂，能與腸內的鈉離子產生交換反應，把鹽所含的鈉排泄到糞便中，發揮降血壓的作用，因此可預防糖尿病併發高血脂及高血壓症。

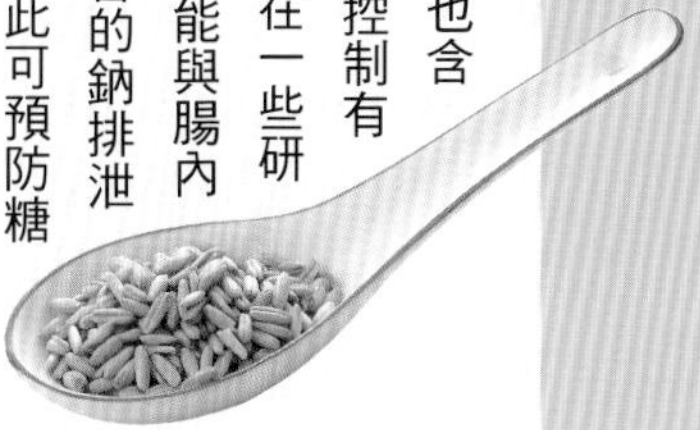

◎牛蒡

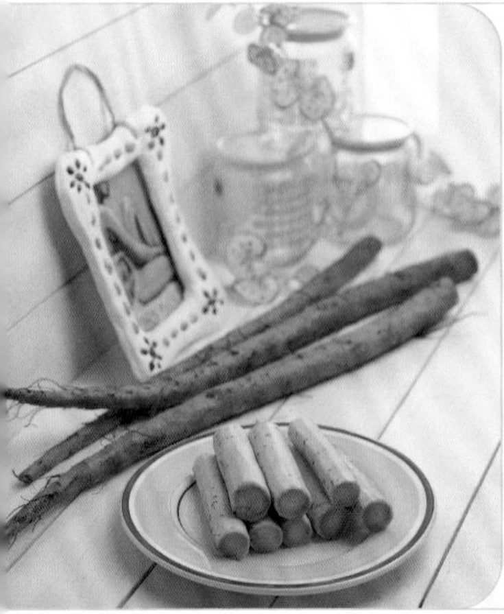

牛蒡具有利水、發汗、解渴、助消化等功效，它的根部及水萃取物中含有大量菊糖〈inulin〉。這一種膳食纖維，可以刺激大腸蠕動，預防便祕，能增加飽足感，延緩血糖上升，進而穩定血糖，還具有降低膽固醇、提昇免疫力的作用，是十分適合糖尿病患者攝取的食品。

◎洋蔥

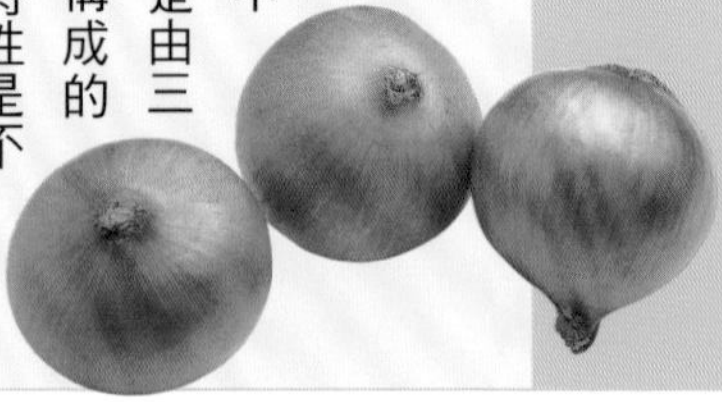

洋蔥具有清熱解毒、化痰殺菌、健胃消食等作用，當中含有豐富寡糖，這是由三～十個單醣分子所構成的醣類化合物。它的特性是不能被人體的消化酵素分解，所以能通過小腸。但是它又能被腸中的細菌發酵利用，轉換成短鏈脂肪酸以及乳酸。這些不能被人體直接吸收，卻能被發酵的碳水化合物，每克約只產生〇～二．五大卡的熱量，與其它醣類相比，產生的熱量十分低，所以不會升高血糖，也不會對胰島素的分泌產生負擔。一般精緻過的糖類會促成中性脂肪的上升，寡糖卻有促進血脂肪下降的作用，適合糖尿病患者食用。

◎含「鉻」食品

鉻為一種葡萄糖耐受因子，具有調節胰島素接受器的作用，能降低胰島素阻抗，使血糖保持穩定。有研究指出，適量的補充鉻，有助於糖尿病患者控制血糖。因此市售的含鉻食品，如含鉻奶粉、鉻酵母粉、鉻錠劑等等，都適合做為糖尿病患者攝取的保健食品。不過，患者服用時，還是需依建議量食用，不宜擅自增量。選購含鉻食品，需認明已經通過健康食品認證，具有調節血糖功能者較佳。

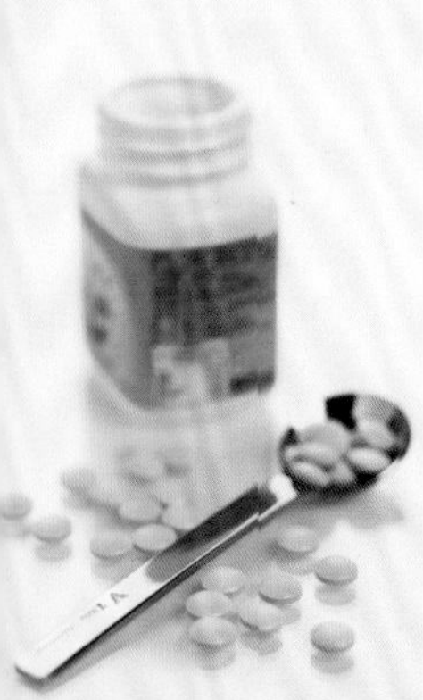

◎含鉻的啤酒酵母菌

代糖的重要常識

糖尿病友如何嚐甜頭？

—此時可以適量使用代糖，享受「甜蜜」的滋味。

因應糖尿病友的需求，市面上已有不少「代糖」食品，這些食品的特點是不加糖（如：白糖、砂糖、蔗糖、葡萄糖等），而以代糖(Sugar subsitute)代替，使食品同樣有甜味，食品的包裝上通常標示著「無糖」(Sugar less或Sugar free、No Sugar added或Artificial sweeten等)，讓你既可以享受甜味，也不會增加熱量，影響血糖值。

代糖的種類很多，根據產生熱量與否，一般又分為營養性的甜味劑（可產生熱量）及非營養性的甜味劑（無熱量）兩大類。

營養性甜味劑建議用法

● 山梨醇、木糖醇、甘露醇

山梨醇、木醣醇等是糖的醇類衍生物，會使血糖略為升高，但吸收速度慢於葡萄糖、蔗糖，仍需列入熱量計算，因為吸收率低，大量攝取易造成腹瀉，每日建議量為五十~六十公克。

● 果糖

使血糖上升速度較蔗糖慢，而且甜度很高，用一點點就能得到甜味的效果，適合糖尿病控制良好的患者使用，但仍需計算在醣類的總量中（即一份主食＝十五公克醣類＝十五公克果糖＝一份水果）每日建議量為不超過三十公克，以免影響血糖值。

● 蔗糖

使用蔗糖仍會影響血糖控制，故需併入主食份量計算（即一份主食＝十五公克醣類＝十五公克蔗糖），一般含糖食物多富含油脂，所以不宜過量食用。

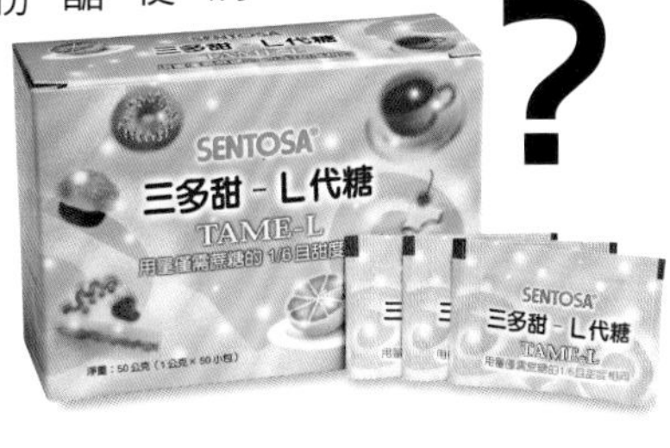

非營養性甜味劑的建議用法

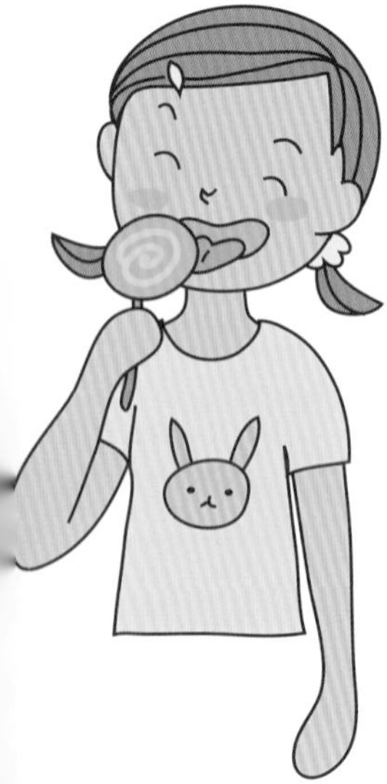

●阿斯巴甜（Aspartame）

甜度約為蔗糖的一百八十倍至二百倍，少量使用即能感受甜度，不必計算熱量，容易因加熱被分解失去甜味，所以不適合高溫烹煮，目前廣泛使用於糖果或低熱量飲料中，（如：健怡可樂、健怡汽水）。因為阿斯巴甜中含有苯丙胺酸，在腸道會被分解吸收，因此不適合苯丙酮尿症（phenylketonurics, PKU）的患者使用，否則易造成智能不足。

●醋磺內酯鉀（Acesulfame-K）

甜度約為蔗糖的二百倍，不會被人體代謝，不會產生熱量，對熱穩定，不會因高溫加熱而分解，可於烹調與烘焙時使用。很適合與阿斯巴甜混合使用，能改善阿斯巴甜的不安定性，同時可消除醋磺內酯鉀稍具苦味的特性，不過由於含鉀離子，限鉀者要小心使用。

●糖精（Saccharin）

甜度約為蔗糖的三百倍，不會因熱分解，而且價錢便宜，但添加太多時會產生苦味，影響食物風味。

●甜葉菊（Compositae）

甜葉菊整株含有糖藻，以葉片甜度最高，可作為甜味劑，其能取代化學合成的代糖，於泡製花茶飲品時添加使用。

代糖的生活應用祕訣

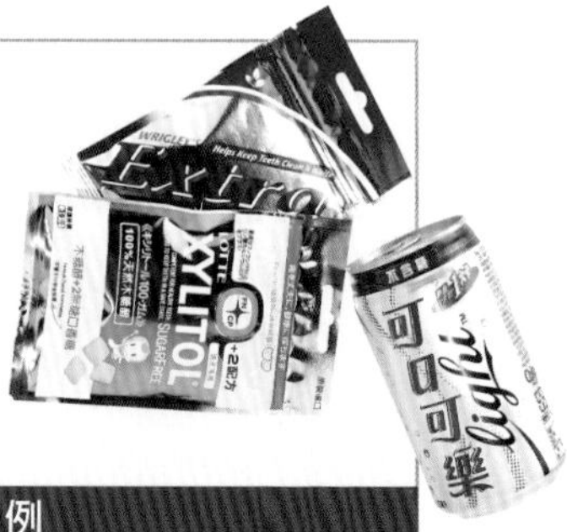

糖尿病患者常有易餓、多食的問題，所以不妨準備好以代糖製作低熱量的點心，當想吃東西時用來充饑，如此可避免攝取過多熱量，造成血糖上升或體重增加。

● 低熱量點心範例

類別	食物舉例
夏日冰品	加代糖的仙草、愛玉、杏仁凍、山粉圓、白木耳、蒟蒻條。
飲料	無糖烏龍茶、健怡可樂、低卡百事可樂、水、礦泉水、紅茶加代糖、咖啡加代糖。
其他	大番茄、涼拌墨魚蒟蒻、無糖口香糖、低熱量糖果等。

常見市售代糖比較表 》》》

比較項目＼代糖種類	阿斯巴甜〈Aspartame〉	醋磺內酯鉀(ACE-K)	糖精〈Saccharin〉
熱量	略有	無	無
蔗糖倍數	180~200	200	300
血糖反應	略上升	不影響	不影響
高溫反應	會失去甜味	不會失去甜味	不會失去甜味
口感	沒有苦味	沒有苦味	略有苦味
市售商品	金美適甜 三多甜－L代糖	煮甜甜 蜜而康代糖（紅色包裝）	美適甜 蜜而康代糖（藍色包裝）
安全劑量	每天每公斤 體重50毫克	每天每公斤 體重15毫克	每天每公斤體重5毫克

常見市售代糖功能表 》》》

市售代糖＼烹調運用		作菜烹調〈如糖醋或紅燒〉	製造蛋糕西點或中式甜點	沖泡咖啡或紅茶	加入冰點或冷飲中〈如紅豆湯或豆
煮甜甜	（阿斯巴甜 醋磺內酯鉀）	✓	✓	✓	✓
金美適甜	（阿斯巴甜）			✓	✓
美適甜	（糖精）	✓	✓	✓	✓
蜜而康代糖（紅包裝）	（醋磺內酯鉀 糖精）	✓	✓	✓	✓
三多甜代糖（綠包裝）	（阿斯巴甜）			✓	✓
三多甜－L代糖包	（阿斯巴甜）			✓	✓
熱甜甜	（阿斯巴甜）	✓	✓	✓	✓
怡口健康糖（EQUAL）	（阿斯巴甜）			✓	✓

※請正確地使用代糖商品，購買前應先了解產品所含代糖的成分及使用說明。

※資料來源：中國醫藥大學附設醫院 《糖尿病手冊》

外食族與主婦的寶典

糖尿病外食、烹飪祕訣

患有糖尿病照樣可與一般人一樣生活、享受飲食的樂趣。不管是需要在外用餐或在家烹飪，只要掌握本章的要訣，血糖控制不破功！

外食

患有糖尿病照樣可與一般人相同工作、旅遊，需要在外用餐時，應該掌握下列的基本原則，才能確保血糖正常：

糖尿病患外食的祕訣

1. 出發前要確認當餐應攝食的份數，包括主食類、肉魚豆蛋類等六大類食物，依飲食計劃進食，並先在家自我複習一下份數與種類歸屬。
2. 注意用餐時間，為避免用餐時間延誤，請先自備小點心，如高纖蘇打餅乾一小包、吐司一片等等，如果筵席時間延誤，先吃一點自備點心避免低血糖發生。
3. 帶一小瓶熱水或礦泉水，若筵席的飲料不適合食用，可把礦泉水當飲料喝，食物太油也可以過水去油。
4. 隨身攜帶一小包代糖，可加入飲料或無糖甜品中。
5. 問清楚菜單上特殊食物內容與作法後再點菜。
6. 若吃了自己不是很清楚的食物，回家後需做血糖監測。
7. 外食時應注意蔬菜及水果的攝取量，也可自備蔬果，在外食後吃。
8. 儘量少喝酒，酒所含的酒精熱量很高（一毫升有七卡，僅低於脂肪），容易使血脂惡化、混淆血糖。血糖控制良好者較適合適量

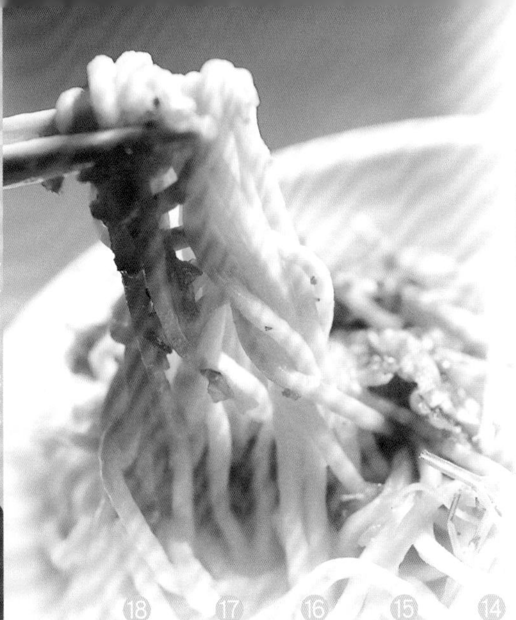

飲用，但一次不宜超過二個當量，每週不宜飲酒超過二次。酒類以蒸餾酒較佳，而水果酒、參茸酒、烏梅酒之類的甜酒應避免。此外，不可空腹飲酒。若有飲酒習慣者，每日不宜超過十個酒精當量。

⑨ 高油脂食物不宜多吃，吃時要去除肥肉部份。

⑩ 裹粉油炸的食品應去除外層麵皮後再吃。

⑪ 茶鵝、燻鴨等的肉製品要去皮後再吃。

⑫ 避免高醣分食物，無糖之甜品可加代糖調味。

⑬ 避免食用魚卵、蟹黃、烏魚子、牛、豬脂肪等這類含高膽固醇的食物。

⑭ 多選擇川燙、清蒸、涼拌的烹調方法，使食物口味較為清淡。

⑮ 可將燙青菜過水或瀝乾湯汁後再食用。

⑯ 水果份量控制於一小碗量〈以一餐一份為原則〉。

⑰ 多選擇以植物油烹調的餐廳，其中以橄欖油最為適合。

⑱ 餐後的飲料以無糖茶類、健怡可口可樂及果汁最佳，新鮮果汁以一百毫升為限。

中式料理怎麼吃？

① 主食類可選擇白飯、蒸饅頭等低油烹調品來取代用油烹調的炒飯、炒麵。

② 肉類應該去除脂肪厚多的肥肉，同時避免炸香腸、滷爌肉等。

③ 糖醋、蜜汁、茄汁、芶芡烹調類的食物，只吃瀝乾的料即可，湯汁不要喝。

④ 多吃盤飾蔬菜，儘可能過水、刮油或瀝乾湯汁。

⑤ 中式小吃中一份肉圓約有四百大卡、一碗蚵仔麵線近二百大卡、一盤蚵仔煎也約有三五〇大卡，都不宜多吃。

⑥ 即使是普遍的中式簡餐或是陽春麵、米粉等，熱量也常在二五〇大卡、五〇〇大卡之間。食用之前最好檢視是否符合自己的飲食計劃。

西式料理怎麼吃？

①主菜以雞肉、魚類為優先選擇，以燒烤處理較佳；田螺、生蠔也可以嚐試，但需注意總攝取份量，每餐次不宜攝取超過三兩。

②生菜沙拉可以多吃，但沙拉醬以二茶匙為限。

③湯類選擇清湯為佳，濃湯不宜。

④麵包、馬鈴薯、玉米類選擇小份量，不塗奶油、果醬。這類食物同屬五穀根莖類，應該熟記換算份數再選用。

⑤飲料部分用代糖取代砂糖，鮮奶取代奶精奶油（奶精含葡萄糖漿或椰子油，不宜食用）。不論紅茶或咖啡，以熱飲為佳，冰飲通常已經加糖。

⑥精緻甜點份量雖少，但熱量很高，還是少吃為妙。

速食怎麼吃？

①漢堡、薯條、比薩、炸雞含有高量的脂肪，高血脂與過胖者不宜，一般的糖尿病患者雖然可以食用，但要注意份量。一個普通漢堡約有二六〇大卡的熱量、一份小薯與八分之一個九吋披薩的熱量都近二四〇大卡，相當於半碗白飯加三匙沙拉油。

②選擇包裹一層肉的漢堡（熱量近五〇〇大卡）請服務員少加沙拉醬，食用時也要併入每日的飲食計算中。

③吃炸雞時可以去除裹粉油炸的外皮，並儘可能用面紙將油吸掉再食用，並以一餐次吃一塊為限。

④組合套餐的油脂、熱量大多過量，還是以單點的較好。

⑤蔬菜水果的份量通常不足，應該自行補充。

在家烹飪

糖尿病患者都是以低油做為基本烹調原則，並以天然新鮮的食材為主，減少額外調味料的添加，以做出美味健康的餐點。

美味健康的烹調祕訣

①以清蒸、水煮、川燙、燒烤、清燉、涼拌、滷等烹調方式，取代中式烹調常用的煎、炸、炒等高油脂的烹調方式。

②多用植物性油脂取代動物性油脂烹調食物！無形中可減少烹調用油的攝取，而且植物油（如：橄欖油、芥花油等）的單元不飽和脂肪酸含量高，有益於降低膽固醇，預防心血管疾病。

③食材的選擇部份以天然的素材為主，天然新鮮的材料本身就有鮮

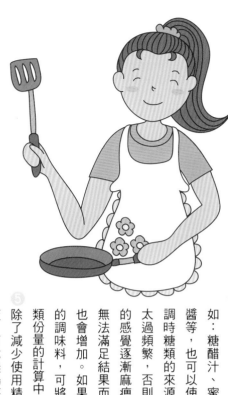

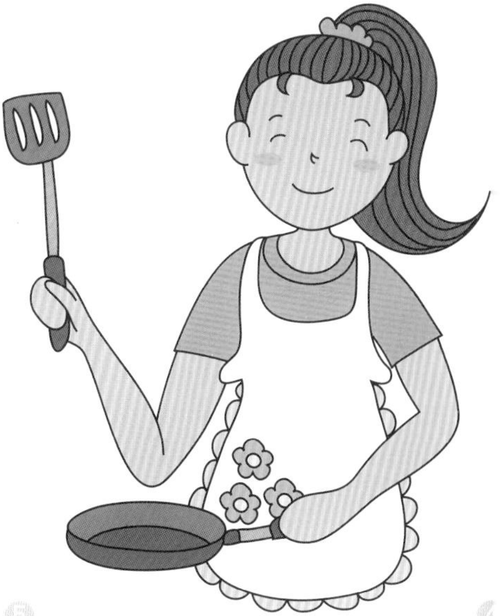

味，即使少放調味料，一樣能烹調得美味可口，如果使用不夠新鮮的食材，就需加重調味料以掩蓋腥味，自然就會增加熱量。要避免香腸、臘肉、火腿、醃瓜、醬菜等高油或高鹽的加工食物類攝取，以減少腎臟的負擔！

④ 減少添加含精緻糖類的調味料，如：糖醋汁、蜜汁、茄汁、照燒醬等，也可以使用代糖，作為烹調時糖類的來源，不過使用不宜太過頻繁，否則會使舌頭對甜味的感覺逐漸麻痺，久了以後，會無法滿足結果而改用砂糖，用量也會增加。如果使用糖類含量高的調味料，可將糖量列入當天糖類份量的計算中。

⑤ 除了減少使用精緻糖類之外，芶芡、西式濃湯等含澱粉類調味料的烹調方式，也儘量少用，以減少攝取油脂與多餘的糖分。

⑥ 掌握低鹽的飲食原則：番茄醬、醬油等含高鹽分的調味料要小心適量的添加。至於沙茶醬、沙拉醬等富含油脂的調味料，攝取量更是愈少愈好！

⑦ 善用天然的辛香料為食物去除腥味，如：蔥、薑、蒜、八角、花椒、月桂、肉桂、九層塔等，都能發揮很好的去腥效果。

⑧ 利用水果與食物搭配，豐富餐點內容，透過菜色變化，引發食慾。但要注意的是水果本身富含果糖，使用時要將水果的份量列入一整天水果份量的計算中才行，不可過量！

⑨ 以沾醬調味是增加食物口感的常用方法，可以利用富含香氣的檸檬汁或是奇異果作為醬料的主要原料，藉此減少一些較不適合的醬料，如沙茶、沙拉醬的使用。

⑩ 擁有特殊香氣的香草植物也是烹調時的好幫手。常用於料理的香草有薄荷、迷迭香、百里香、羅勒、茴香等等，都非常適合入菜調味。使用香草做醬汁或飲料都是極佳的選擇。

《五穀根莖類

食譜設計◎林國誠 營養師

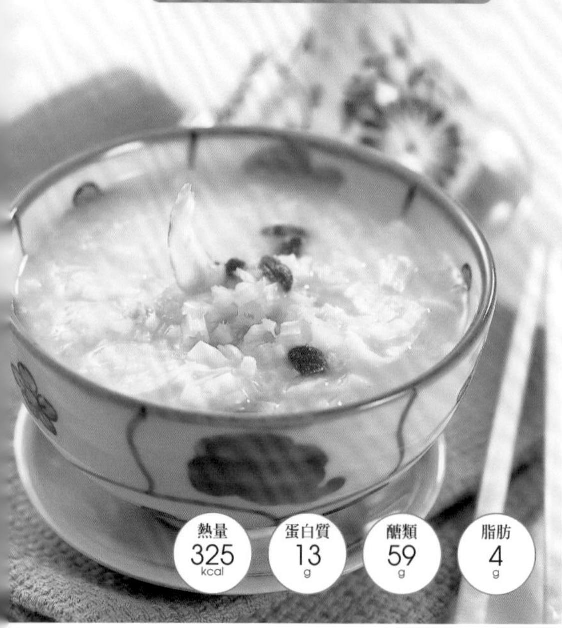

熱量	蛋白質	醣類	脂肪
325 kcal	13 g	59 g	4 g

枸杞山藥粥

4人份

料：白米240克、山藥280克、高麗菜200克、黃耆25克、
杞15克、絞肉120克、芹菜末1大匙。

味料：鹽1小匙

法：

山藥去皮，切小丁。高麗菜洗淨切絲備用。

將黃耆、枸杞、山藥放入鍋中，加入3碗水，待水煮開後，加入白米轉小火熬粥。

待米煮成糊狀時，加入高麗菜及絞肉，以大火煮2分鐘，起鍋前加入鹽及芹菜末即可。

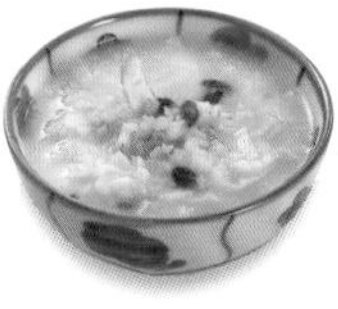

適用對象 脾胃氣虛型的糖尿病患者。

健康補給站

藥性平、味甘，具健脾、止瀉、補腎、補中益氣、強腰健骨功效。黃耆性微溫、味甘，具補中益氣、增強免疫力的功。枸杞性平、味甘，具滋補肝腎、易精、明目的功效。高麗熱量低且含豐富纖維質，能幫助腸胃蠕動並增加飽足感。

健康與美味兼顧

糖尿病調養食譜

罹患糖尿病就必須喪失享受美食權益嗎？答案是否定的。由營養師特別調配，為病友設計的56道調理藥膳，讓你不僅可享受美食，也吃得安心！

（以下食譜營養素標示以1人份計算）

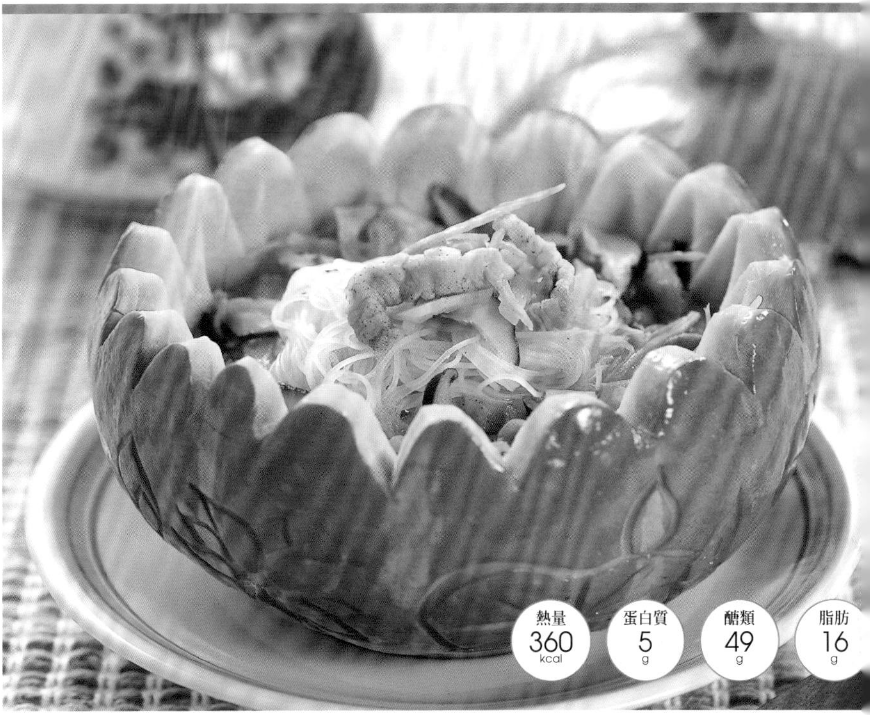
熱量
360
kcal
蛋白質
5
g
醣類
49
g
脂肪
16
g

茯苓金瓜粉絲

4人份

材料：乾米粉200克、後腿肉絲75克、南瓜35克、香菇8朵、紅蘿蔔絲80克、蔥段20克、蝦米少許、蒜頭少許、油4小匙、茯苓30克、白朮30克

調味料：醬油1/2小匙、煮甜甜（代糖的一種）1/4小匙、鹽1小匙

適用對象 脾胃氣虛型的糖尿病患者。

健康補給站

茯苓、白朮健脾益氣，南瓜有助穩定血糖濃度。

注意事項

製作米粉時，除添加南瓜可讓醣類吸收速度降低外，也可以依個人喜好加入金針菇、袖珍菇、高麗菜、豆芽菜、碗豆莢等食材，減緩飯後血糖上升。因南瓜與米粉在營養上皆歸屬為五穀根莖類，所以食用時，應與米飯代換。

作法：

1. 香菇泡水後切絲、南瓜去皮及子後切絲、米粉切小段泡水瀝乾、後腿肉絲放入滾水中燙熟備用。
2. 茯苓、白朮加入2碗水（500cc）煮開後，用小火熬煮20分鐘，將湯汁倒入果汁機中並加入南瓜絲50克，打成南瓜汁備用。
3. 起油鍋，放入蒜頭、香菇、蔥段爆香後，依序加入蝦米、調味料、後腿肉絲、南瓜絲、米粉拌炒後，加入南瓜汁用小火悶煮至南瓜熟透即可。

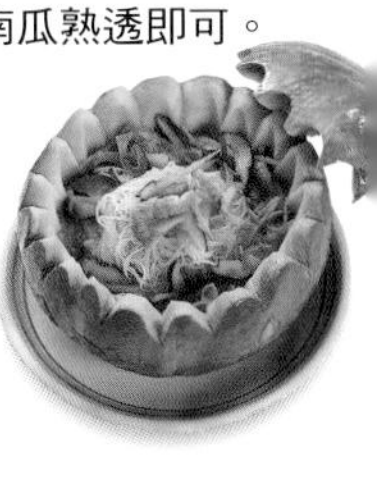

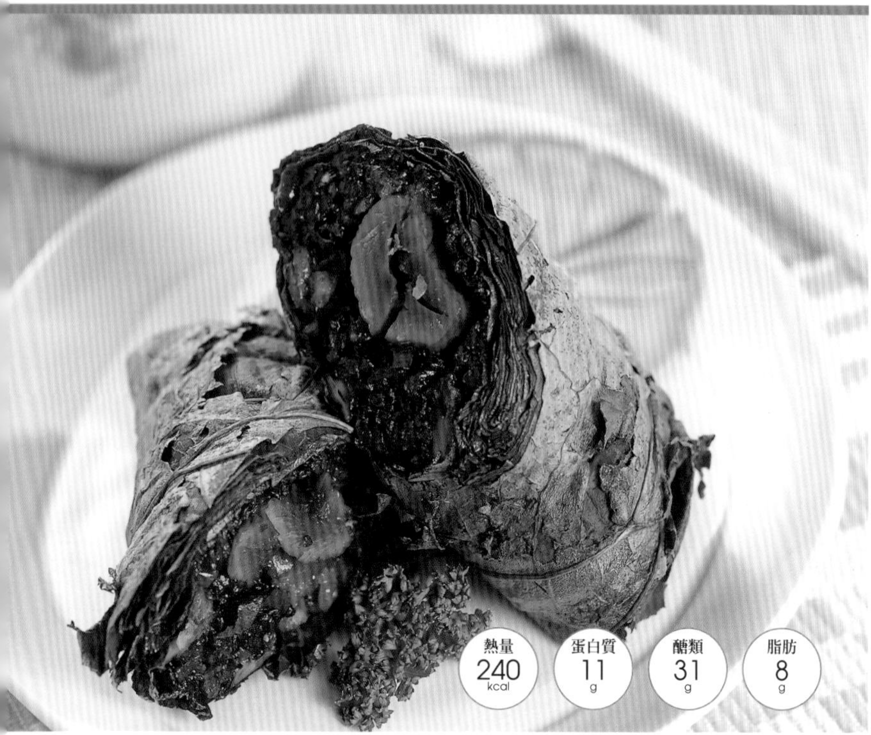
熱量
240
kcal
蛋白質
11
g
醣類
31
g
脂肪
8
g

4人份

荷葉金菇飯

材料：白米120克、紫米40克、去骨雞腿肉120克、乾蓮子8顆、金針菇80克、香菇4朵、紅蔥頭2顆、栗子4顆、蝦米1大匙、油1又1/2大匙、荷葉2張、棉繩4條

調味料：醬油1又$\frac{1}{2}$大匙、鹽1/4小匙、胡椒粉少許

醃料：醬油1又$\frac{1}{2}$大匙、糖1/4小匙、米酒1小匙

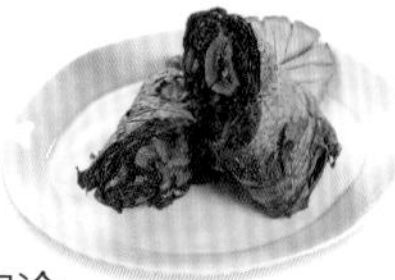

作法：

1. 荷葉去梗、洗淨後，浸泡冷水3~4小時，瀝乾備用。
2. 金針菇洗淨，切成1公分長，加入洗淨的白米、紫米（不需事先浸泡）及水130cc，放入電鍋中煮成金針菇飯後，將金針菇飯拌勻備用。
3. 乾蓮子、栗子泡水1小時，蒸熟備用。蝦米、紅蔥頭洗淨去皮拍碎，香菇洗淨後切絲備用。
4. 去骨雞腿切丁，放入醃料醃30分鐘後，過油炸至8分熟。
5. 起油鍋，放入紅蔥頭、香菇爆香，加調味料炒香後，將過油的雞腿肉一同拌炒均勻。
6. 取荷葉，鋪上金針菇飯40克，包入蓮子2顆、栗子1顆及拌炒配料後，再鋪上金針菇飯40克，包成筒狀，用棉繩綁緊。最後放入蒸籠蒸20分鐘即可。

適用對象 濕熱中阻型的糖尿病患者。

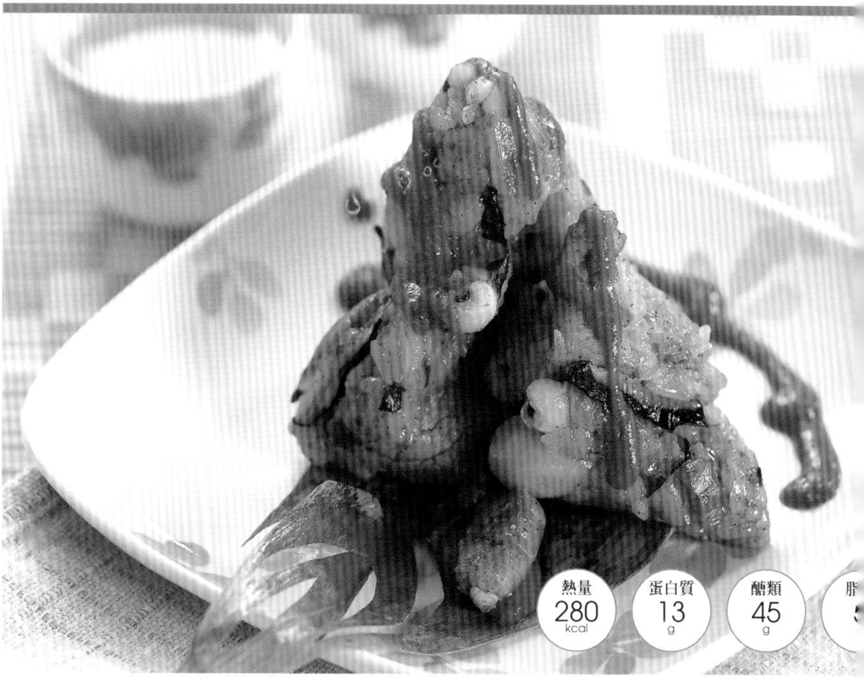

4人份

天麻養生粽

材料：白米200克、燕麥15克、薏仁10克、後腿肉120克、核桃仁15克、白果40顆、香菇4朵、蝦米4大匙、紅蔥頭末20克、天麻15克、粽葉8張、棉繩10條

調味料：

1. 橄欖油3大匙
2. 鹽1/4小匙、醬油4大匙、米酒1大匙、白胡椒粉、冰糖少許、水350cc
3. 醬油1大匙、鹽1/2大匙、五香粉少許

作法：

1. 天麻加入水1碗半，用小火燉煮至半碗水，取出天麻剁成細末混入湯液中備用。
2. 白米、燕麥、薏仁洗淨瀝乾，加入天麻燉煮成湯汁，再加入水450cc，放入電鍋煮熟備用。
3. 粽葉洗淨、後腿肉切丁、香菇泡軟、核桃仁烤至金黃色備用。
4. 起油鍋倒入油1大匙，放入後腿肉丁、香菇炒熟後，拌入「調味料2」滷30分鐘備用。
5. 起油鍋倒入油2大匙，加入紅蔥頭末以小火炒香，然後加入白果及「調味料3」一同拌炒後，加入步驟2煮熟的米及滷肉湯汁拌勻備用。
6. 取粽葉2片葉折成漏斗狀，放入一半炒香的米後，再放入後腿肉、香菇、核桃仁後，再填滿米，將粽葉覆蓋包成三角形，用棉繩綁緊固定。最後，將做好的粽子放入蒸籠，水滾後以中火蒸30分鐘即成。食用前可依個人喜好淋上甜辣醬或蒜頭醬油。

適用對象 脾胃氣虛型的糖尿病患者。

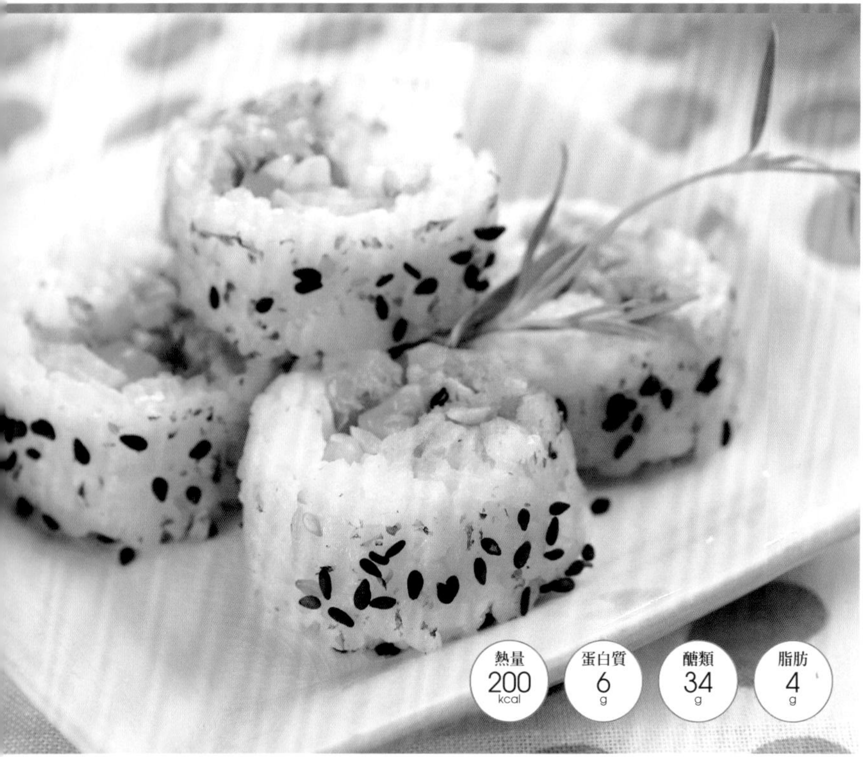
熱量
200
kcal
蛋白質
6
g
醣類
34
g
脂肪
4
g

鮭魚烤飯糰

4人份

材料：白米160克、鮭魚50克、起司粉10、杏鮑菇60克、橄欖油1/4小匙、白果20、黑芝麻少許

調味料：細鹽1/4小匙、白醋15cc、白糖克

適用對象 心血管病變的糖尿病患者。

注意事項

魚爲高油脂魚類，富含DHA油脂，可防止腦老化，減少心臟血管疾病，因本身爲高油肉類，烹調時應避免油煎及油炸，建議使蒸或烤的方式，以降低熱量攝取。

作法：

1. 杏鮑菇洗淨，切成0.5公分小丁，加入洗淨的白米及水180cc，煮成杏鮑菇飯。
2. 將白糖加入白醋中，以小火煮至白糖溶解後，加入細鹽，拌入杏包菇飯中，放冷備用。
3. 白果切細末；鮭魚洗淨，塗上少許鹽，放入200℃烤箱，烤4~5分鐘後取出，去除皮及魚刺後，剁成細末，與起司粉、白果末拌勻備用。
4. 取約55克杏鮑菇飯，放於手中鋪平，加入鮭魚起司末及白果後，再鋪上55克杏鮑菇飯，捏成扁圓形或三角形，灑上少許黑芝麻即可食用。

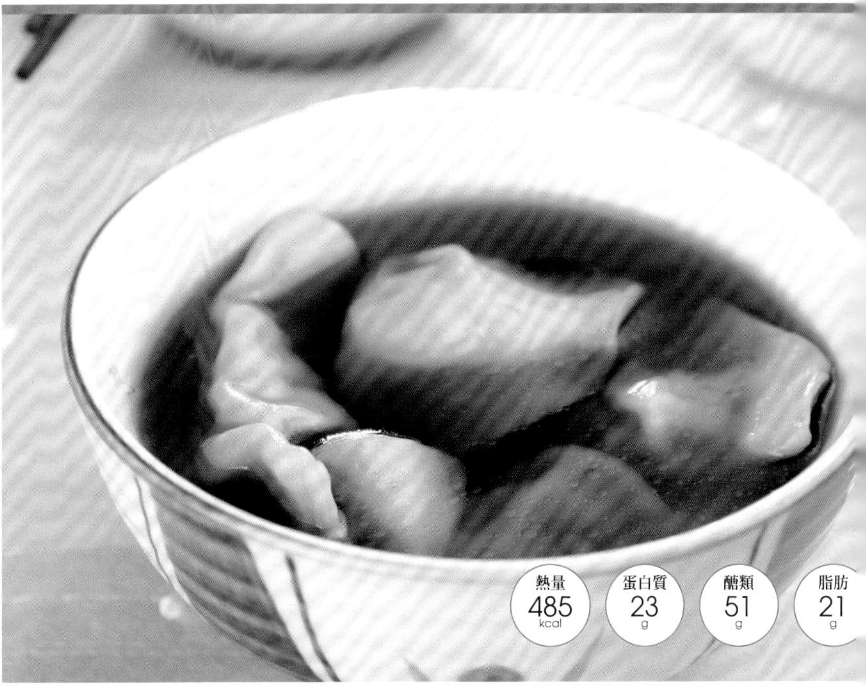
熱量
485
kcal
蛋白質
23
g
醣類
51
g
脂肪
21
g

南瓜湯餃

4人份

材料：南瓜100克、中筋麵粉250克、後腿絞肉280克、高麗菜300克、洋蔥50克、茯苓15克、黃耆15克、當歸10克、川芎6克、陳皮6克

調味料：麻油1小匙、鹽1/4小匙、白胡椒1/4小匙

作法：

1. 南瓜洗淨去皮、去子，放入電鍋中蒸熟後，置於果汁機中，加入水100cc打成南瓜泥。
2. 將南瓜泥倒入大碗內，加入中筋麵粉並搓揉攪拌成麵糰後，再揉成圓球狀，放入碗中用保鮮膜密封，讓麵團靜置15分鐘後，即為南瓜麵糰。
3. 將南瓜麵團分成30小塊，於桌上灑上少許麵粉，將麵糰桿製成南瓜水餃皮備用。
4. 高麗菜、洋蔥洗淨，切成細絲，加入許鹽並搓揉至出水，將水擠乾後，加後腿絞肉及調味料拌勻，製成水餃餡
5. 將水餃餡包入南瓜水餃皮中，製成南水餃備用。
6. 將茯苓、黃耆、當歸、川芎、陳皮加1500cc水中，水開後以小火燉煮2鐘，將藥材撈出並加入南瓜水餃及鹽許，煮熟即可食用。

適用對象 脾胃氣虛型的糖尿病患者。

健康補給站

1. 製作水餃時，除了增加水餃餡料中韭菜高麗菜等蔬菜比例外，亦可烹煮成湯餃式，並於湯中加入青菜或菇菌類等高纖材，可增加飽足感及纖維質的攝取。
2. 製作水餃時，肉類可選用脂肪較低的後肉或雞肉，來降低不飽和脂肪酸的攝取

4人份

焗烤山藥地瓜

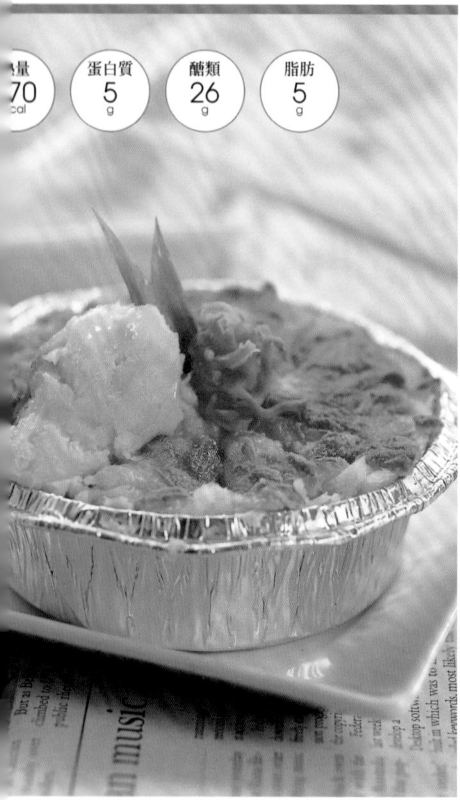

熱量	蛋白質	醣類	脂肪
70 kcal	5 g	26 g	5 g

材料：地瓜240公克、白山藥240公克、起司醬40公克、低脂起司40公克

作法：

1. 山藥、地瓜洗淨切片放入電鍋中蒸熟。
2. 將蒸熟之山藥及地瓜搗成泥後拌入起司醬後，放入鋁箔盒中，灑上低脂起司，放入預熱200℃烤箱，約烤4分鐘至起司成金黃色即可。

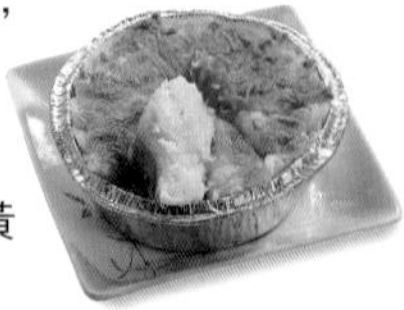

適用對象 脾胃氣虛型的糖尿病患者。

健康補給站

對於喜歡甜食的病友，點心可選用地瓜作爲醣類來源。因地瓜與山藥都屬於五穀根莖類食物，所以食用時，只要控制份量，就不會對血糖造成負擔。

4人份

干貝牛蒡絲飯糰

熱量	蛋白質	醣類	脂肪
205 kcal	9 g	35 g	3 g

料：白米100公克、薏仁80公克、牛蒡絲公克、乾干貝4顆（約10公克）、海苔粉少、沙拉油1/4小匙

味料：蘋果醋15cc

適用對象 濕熱中阻的糖尿病患者。

注意事項

0克牛蒡約含熱量98大卡，屬於五穀根莖類，以食用時應計算其醣類含量。

作法：

1. 白米、薏仁加水150cc，放入鍋中煮成薏仁飯。
2. 牛蒡去皮刨細絲，稍微炸過後與蘋果醋一同加入薏仁飯中拌勻備用。
3. 乾干貝放入碗中，加水淹過干貝泡30分鐘，置於蒸鍋中，水開後以小火蒸20分鐘。
4. 將蒸熟的干貝包入飯中，捏成圓球型，灑上海苔粉即可食用。

4人份

番茄蝴蝶麵

熱量	蛋白質	醣類	脂肪
340 kcal	11 g	49 g	11 g

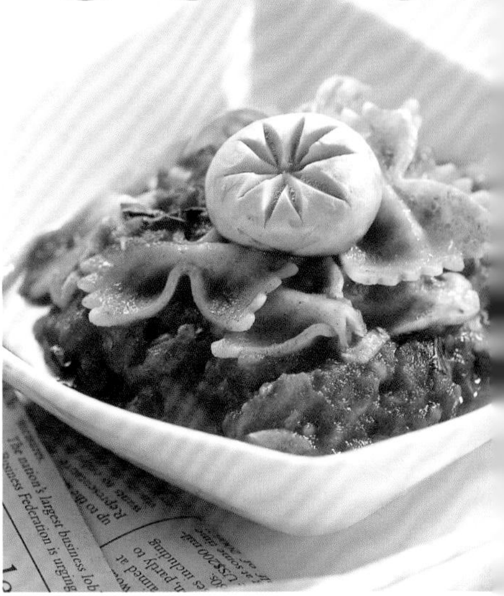

材料：蝴蝶麵240克、紅番茄360克、洋蔥50克、蘑菇50克、大蒜10克、月桂適量、無鹽奶油50克、九層塔少量

調味料：鹽少許、帕梅膳起司粉（Parmesan cheese powder）少許

作法：

A 番茄洋菇醬

1. 紅番茄皮上輕劃十字刀痕，放入沸水中，待皮捲起，撈起泡水放冷後將皮剝淨，放入果汁機中打成泥狀。
2. 奶油放入鍋內加熱，待油溶後，放入洋蔥、大蒜爆香，加入少許水、蘑菇及番茄泥、月桂葉拌勻後煮沸，加入鹽少許，調味備用。

B 鍋內放入適量水，待水煮開後，加入蝴蝶麵煮熟，瀝乾後用冷水沖涼。淋上番茄醬汁，灑上帕梅膳起司及九層塔即可。

適用對象 中消型糖尿病患者

健康補給站

新鮮番茄所含茄紅素為脂溶性，烹煮後更容易被人體吸收。

4人份

山藥蘿蔔糕

熱量	蛋白質	醣類	脂肪
185 kcal	6 g	15 g	11 g

材料：在來米粉200克、紫山藥200克、白蘿蔔200克、乾香菇5朵、油2大匙、油蔥酥10克

調味料：鹽1/2小匙、胡椒粉1/4小匙

適用對象 脾胃氣虛型的糖尿病患者。

注意事項

烹調蘿蔔糕時，以蒸、烤取代油煎、油炸的烹調方式，再淋上蒜頭醬油，可減少油脂使用量。

作法：

1. 紫山藥、白蘿蔔洗淨、去皮，加水240cc入果汁機中打成山藥蘿蔔泥；香菇洗淨用水泡軟瀝乾切絲備用。
2. 在來米粉加入鹽、胡椒粉及冷水240cc拌勻備用。
3. 起油鍋，依序放入油蔥酥、香菇爆香後加入山藥蘿蔔泥，大火煮沸後，快速沖入在來米糊中並攪拌至均勻濃稠狀，放入模型盒中。
4. 將模型盒放入蒸籠，以大火蒸30分鐘即可。

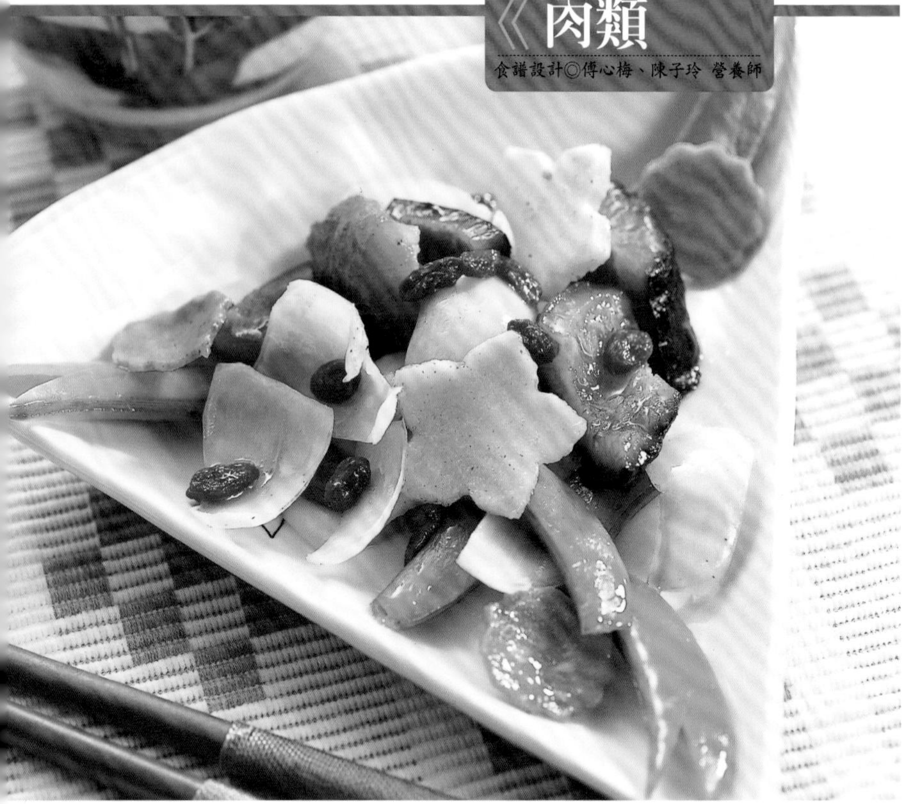

4人份

百合燒海參

熱量	蛋白質	醣類	脂肪
65 kcal	8 g	8 g	1 g

材料：海參300克、新鮮百合50克、甜豆莢60克、紅蘿蔔50克、枸杞少許、薑片約20克、油少許

調味料：鹽少許

適用對象 肺胃燥熱型糖尿病患者。

● 健康補給站

海參本身為低熱量、低膽固醇、高膠原蛋白的海鮮，對中老年人來說是極好的養身食材，在烹調這道養生食材時可以不要勾欠，減少油脂以及澱粉的攝取，健康加分！

作法：

1. 海參洗淨切菱形片，甜豆莢洗淨去粗絲，紅蘿蔔切片，百合洗淨剝開成瓣狀備用。
2. 以適量的油爆香薑片。
3. 依序放入海參、甜豆莢、紅蘿蔔片、枸杞及新鮮百合爆炒，再加入少許的鹽調味即成。

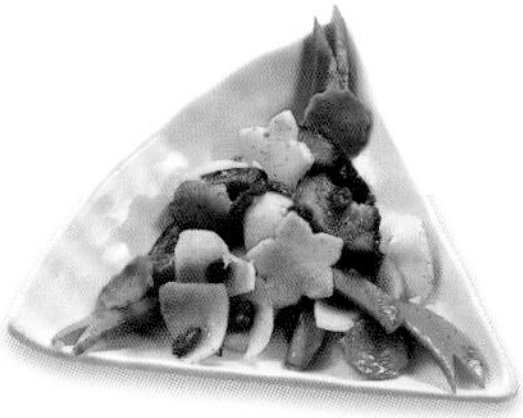

4人份

葛根燉肉

熱量	蛋白質	醣類	脂肪
165 kcal	19 g	— g	9 g

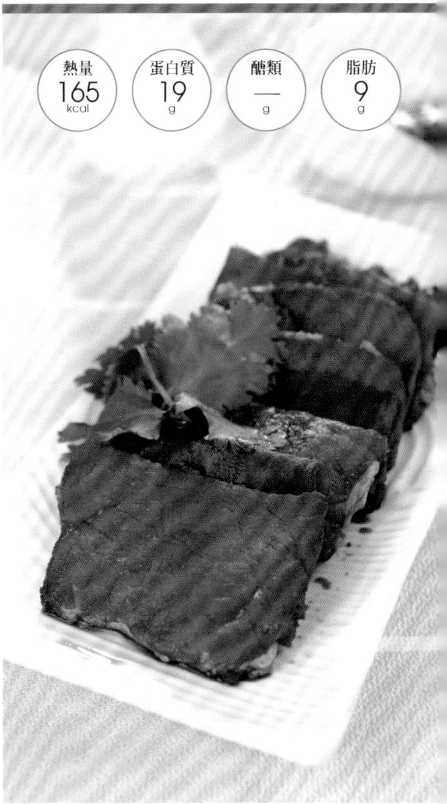

材料：葛根45克、里肌肉350克、滷包1包、醬油適量、香菜少許

作法：

1. 葛根洗淨切片、里肌肉洗淨切片備用。
2. 取一深盤，將葛根與里肌肉交錯擺盤（一片葛根夾一片里肌肉）。
3. 放入滷包與適量的醬油、水，放入電鍋燉煮至熟軟。
4. 起鍋灑上少許香菜即可。

適用對象 脾胃氣虛型的糖尿病患者。

■ 注意事項

糖尿病人心血管疾病發生率高，因此肉類選擇應避免食用肥肉及皮的部分，以減少飽和脂肪酸攝取過量。瘦肉的部分也要適量取用，避免蛋白質攝取過量，增加腎臟負擔。

4人份

藥膳鱈魚

熱量	蛋白質	醣類	脂肪
125 kcal	11 g	— g	9 g

材料：鱈魚切片300克、薑絲10克、黃精30克、川芎6克、當歸25克、紅棗6克、枸杞3克

適用對象 脾胃氣虛型糖尿病患者。

健康補給站

鱈魚富含ω-3不飽和脂肪酸，可增強免疫力、預防心血管疾病，對糖尿病患來說，是不錯的蛋白質來源選擇。

作法：

1. 將鱈魚放入圓盤，灑上薑絲，放入蒸鍋蒸熟。
2. 將黃精、川芎、當歸、紅棗、枸杞放入1水中熬煮成湯汁。
3. 起鍋後將藥膳湯汁淋在鱈魚上即可。

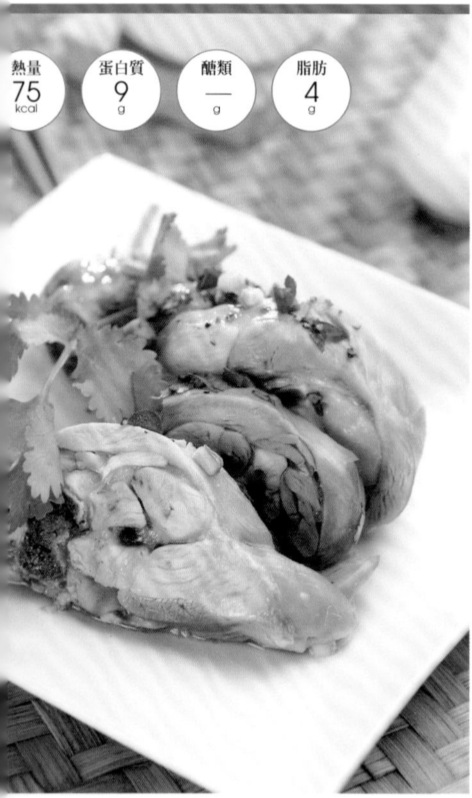

熱量	蛋白質	醣類	脂肪
75 kcal	9 g	— g	4 g

4人份

泰式檸檬雞腿

材料：雞腿2隻(200公克)

調味料：薑少許、檸檬半顆、辣椒少許、胡椒少許、黑胡椒1小匙、蒜末適量、香菜適量、白醋3小匙、酒2大匙

作法：

1. 雞腿去皮後抹上少許鹽及酒醃5分鐘，放入電鍋蒸，待涼後剁塊排好在盤子上。
2. 將調味料調勻，均勻淋在雞腿上。

適用對象 脾胃氣虛型糖尿病患者。

健康補給站

檸檬具開胃生津、止渴的功效，此道菜餚以蒸的方式烹調，熱量、油分、鹽分都不會過多，加上充分運用香辛料調味，可以增加飲食的變化性，適合糖尿病患者食用。

4人份

菊花烘蛋

熱量	蛋白質	醣類	脂肪
85 kcal	7 g	— g	6 g

材料：枸杞5克、乾菊花20克、全蛋4個、鹽適量

作法：

1. 菊花、枸杞加水200cc煮成菊花茶放涼備用。
2. 全蛋打散成蛋液、緩緩加入已冷卻的菊花茶混合均勻，加鹽調味。
3. 將混合好的蛋液放入蒸鍋中蒸熟即可。

適用對象 糖尿病併發眼睛病變的患者。

健康補給站

菊花具有清熱解毒，清肝明目的效果，夏天食用有不錯的消暑功效！

4人份

黃耆豆包捲

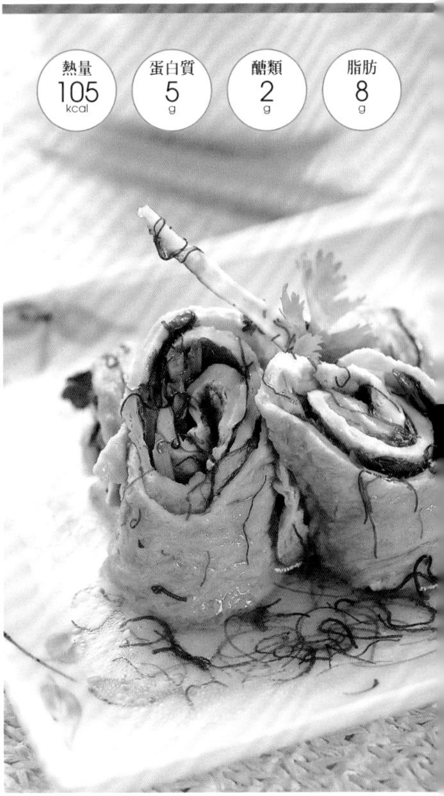

熱量	蛋白質	醣類	脂肪
105 kcal	5 g	2 g	8 g

材料：豆包2副(100公克)、香菜30公克、黃耆15克、髮菜1又1/2克

調味料：鹽1/2小匙

作法：

1. 香菜去根洗淨瀝乾備用。
2. 豆包攤開捲入上述香菜。
3. 少量開水放入黃耆、髮菜略滾，加入鹽調味。豆包蒸熟後切段，淋上黃耆調味醬即可。

適用對象 脾胃氣虛型糖尿病患者。

健康補給站

1. 補氣的黃耆搭配固腎的髮菜，有助血液循環和血糖穩定。
2. 豆包可以取代肉類，是素食者良好的蛋白質來源。

4人份

沙參燉雞湯

熱量	蛋白質	醣類	脂肪
110 kcal	14 g	— g	5 g

材料：烏骨雞腿兩隻(300公克)、沙參10克、當歸6克、何首烏10克、紅棗4~5顆、黃耆10克、人參3克

調味料：鹽1/2小匙、米酒半杯、黑麻油1/3小匙

作法：

1. 將雞與所有材料、調味料、水置入電鍋中蒸煮。
2. 起鍋前再滴入黑麻油即可。

適用對象 脾胃氣虛型糖尿病患者。

健康補給站

沙參是有助血糖控制的中藥材之一，搭配益氣生津的紅棗以及補氣的黃耆、人參來燉烏骨雞，效果更佳。

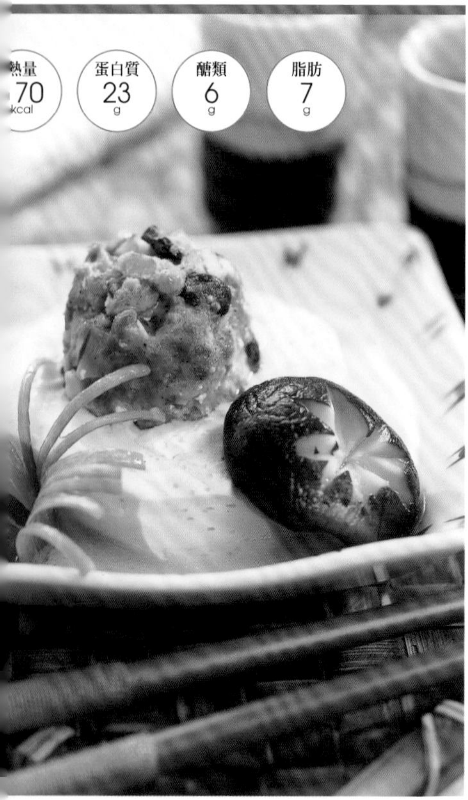

熱量 170 kcal　蛋白質 23 g　醣類 6 g　脂肪 7 g

4人份

菱角肉鑲豆腐

材料：菱角10克、香菇10克、瘦絞肉35克、豆腐100克

調味料：鹽1/2小匙、醬油1/5小匙

作法：

1. 先將菱角、香菇切成小小丁狀，略蒸過備用。
2. 豆腐中心挖出小洞，挖出的豆腐與菱角、絞肉、香菇丁與調味料拌勻。
3. 將上述肉餡抓出球狀塞入豆腐中。將鑲肉的豆腐蒸熟即可。

適用對象 脾胃氣虛型糖尿病患者。

健康補給站

菱角具益氣健脾止瀉的功效、瘦絞肉提供維生素B2及優質蛋白質，十分適合年紀大的患者來食用！

4人份

川耆魚片

熱量 70 kcal　蛋白質 10 g　醣類 4 g　脂肪 1 g

材料：草魚片200公克、四季豆60公克、薑片2片

調味料：鹽1小匙、當歸3克、川芎3克、黃耆3克、人參3克、油1大匙

作法：

1. 魚片用熱水燙過瀝乾備用，四季豆洗淨切段燙過瀝乾備用。
2. 薑、當歸、川芎、黃耆及人參加水熬煮5分鐘，湯汁備用。
3. 起油鍋，先放入魚片及上述湯汁拌炒，加入四季豆及鹽調味略翻炒即可。

適用對象 脾胃氣虛型糖尿病患者。

健康補給站

1. 草魚是可以選擇的低脂食材，搭配綠色四季豆蔬菜，營養蛋白質、纖維質兼顧。
2. 川芎性溫，具活血、行氣、祛風、鎮靜及降壓等功效。

4人份

菊普蒸魚

熱量	蛋白質	醣類	脂肪
150 kcal	23 g	— g	6 g

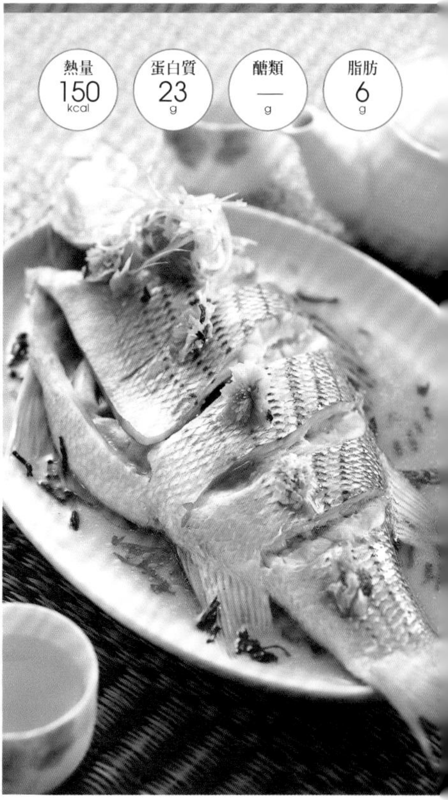

材料：鱸魚1尾（約1斤）、菊花數朵、普洱茶葉30克、蔥絲50克、辣椒絲少許

作法：

1. 鱸魚洗淨抹上適量鹽巴、菊花與普洱茶葉先用熱水燙過備用。
2. 將菊花與普洱茶葉平舖在盤子上，鱸魚直接放在菊花與普洱茶葉上面，入蒸鍋蒸熟。
3. 起鍋後灑上蔥絲及辣椒絲即可。

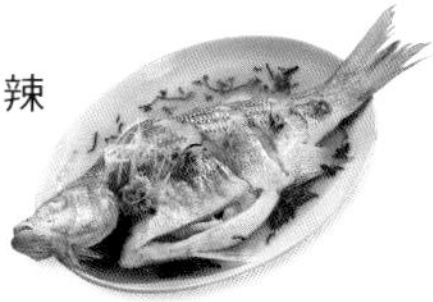

適用對象 濕熱中阻的糖尿病患者。

健康補給站

常喝菊普茶可降低血中膽固醇濃度，用在菜上面別有一番滋味喔！

4人份

黃耆海參

熱量	蛋白質	醣類	脂肪
115 kcal	24 g	4 g	1 g

材料：黃耆五錢、海參300克、青花椰菜50克、白花椰菜50克、枸杞5錢

調味料：鹽1小匙

作法：

1. 海參清洗乾淨切塊狀。
2. 滾水加入少許鹽，將海參、花椰菜燙熟撈起備用。
3. 黃耆、枸杞加水煮3分，加1/2小匙鹽調味。最後將海參、花椰菜加入拌炒即可。

適用對象 陰陽兩虛型的糖尿病患者。

健康補給站

海參是低普林、低膽固醇的海鮮，是痛風及膽固醇血症患者的最佳食材，也適合糖尿病者食用，中醫上具補腎益精、養血潤燥的效。

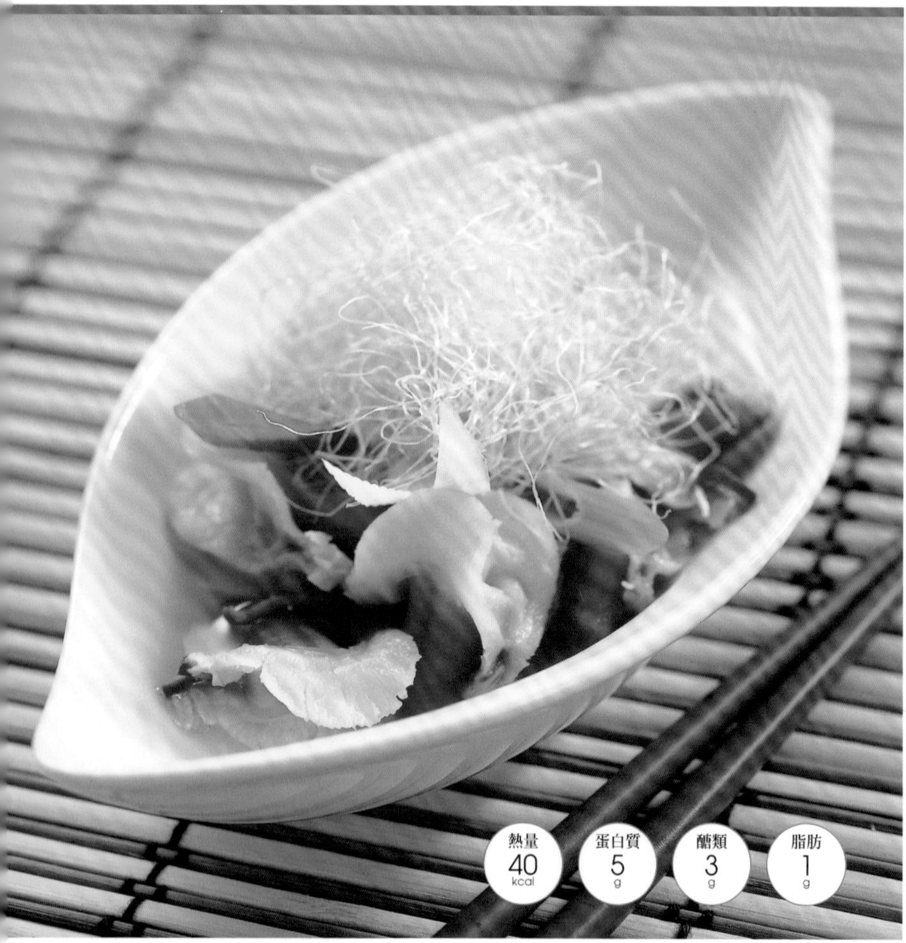

4人份

玉米鬚燉蘭花蚌

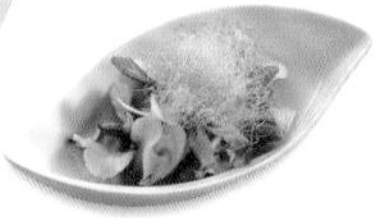

材料：曬乾的玉米鬚30克、去殼蘭花蚌200克、青蔥段30克、薑絲30克

作法：

1. 玉米鬚及蘭花蚌洗淨備用。
2. 取1鍋水約1公升，放入玉米鬚煮至滾，轉小火再煮20分。
3. 將蘭花蚌、青蔥段、薑絲放入鍋中煮滾，加鹽調味即可起鍋。

適用對象 下消水腫的糖尿病患者。

健康補給站

蘭花蚌的熱量較低，富含微量元素，有助提高糖尿病患對胰島素的敏感度，對糖尿病人來說是不錯的蛋白質選擇。

4人份

藥膳蒸蝦

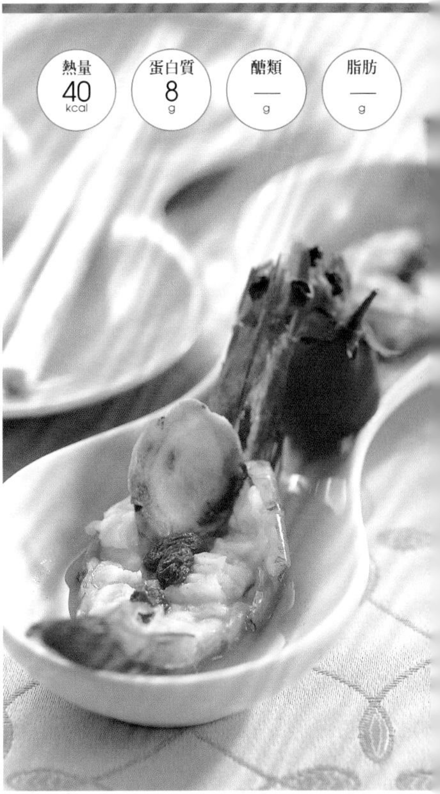

熱量	蛋白質	醣類	脂肪
40 kcal	8 g	— g	— g

材料：草蝦12尾、西洋參6克、枸杞6克、川芎5克、當歸6克、料理米酒少許

作法：

1. 草蝦洗淨後，剪去鬚及腳部分後，自背部劃開並挑出泥腸。
2. 將處理後的草蝦排於盤中，加入中藥材並灑上料理米酒，放入蒸籠中，以大火蒸8分鐘即可。

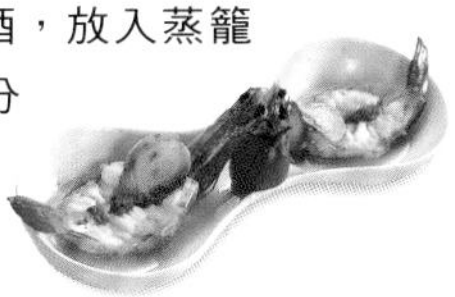

適用對象 陰陽兩虛的糖尿病患者。

健康補給站

1. 蝦頭含較高的膽固醇，食用時應去除。
2. 西洋參具有調整血壓、血糖功效，不適合人參性溫特性的人，也可使用。

4人份

迷迭香雞排

熱量	蛋白質	醣類	脂肪
170 kcal	17 g	— g	11 g

材料：雞排400克，切塊

醃料：迷迭香1/2小匙、胡椒鹽1/4小匙、醬油1/2小匙、香油少許

作法：

1. 雞排洗淨，放入醃料中醃30分鐘。
2. 放入烤箱以150℃烤25分鐘即可。

適用對象 脾胃氣虛的糖尿病患者。

注意事項

雞皮富含膽固醇及油脂，烹調時可先將雞皮除，就可以降低熱量、油脂及膽固醇攝取。

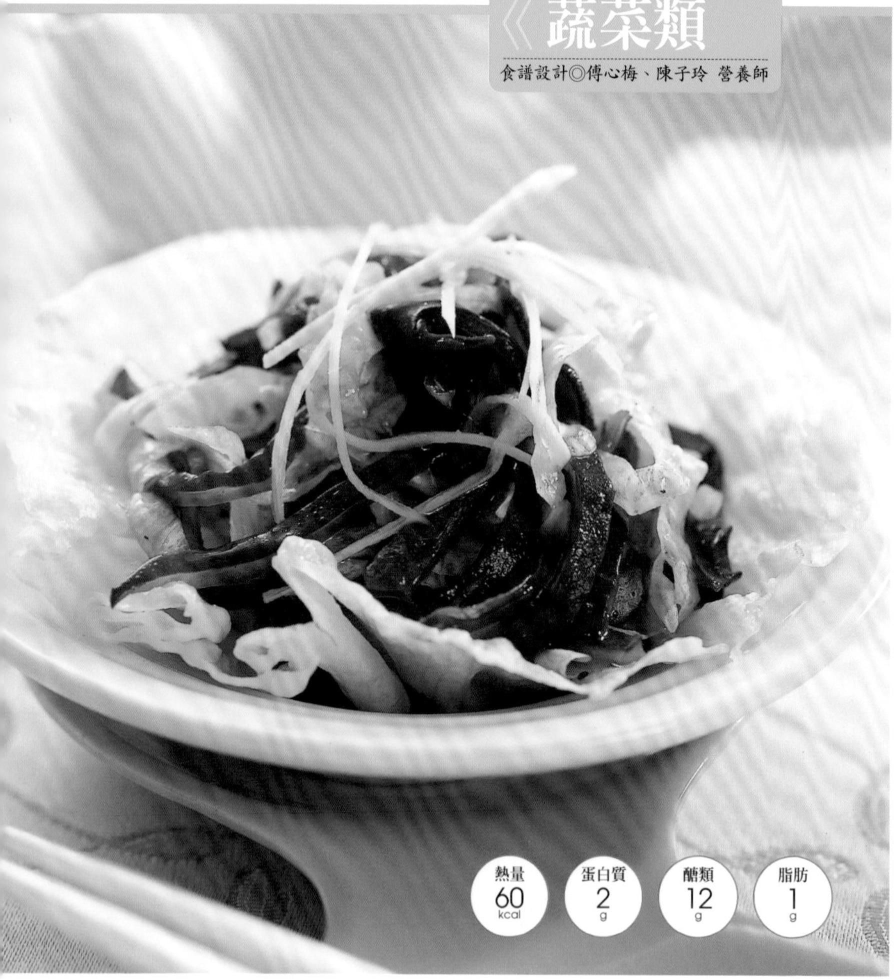
熱量
60
kcal
蛋白質
2
g
醣類
12
g
脂肪
1
g

4人份

木耳拌萵苣

料：黑木耳100克、萵苣200克、薑絲5克

味料：鹽1/2小匙，油1小匙

法：

木耳洗淨切絲，萵苣洗淨備用。

萵苣放入滾水中，加入鹽，燙熟備用。

熱油鍋，放入薑絲拌炒木耳，淋在燙熟的萵苣上，拌勻後即成。

適用對象 併發高血壓的糖尿病患者。

健康補給站

黑木耳與萵苣均屬纖維質豐富的蔬菜，可以刺激腸道蠕動。黑木耳具養胃潤肺及降低血壓的功效，萵苣則能發揮清熱、利尿、通經的作用。

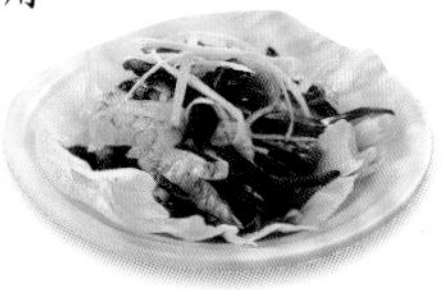

4人份

脆炒綠金針

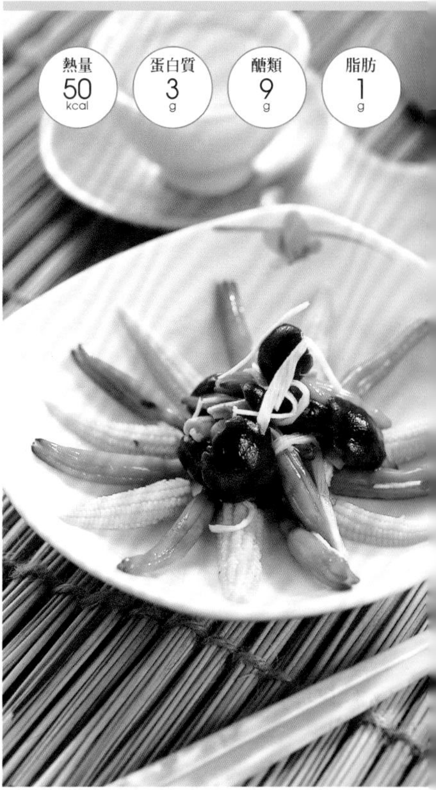

熱量	蛋白質	醣類	脂肪
50 kcal	3 g	9 g	1 g

材料：綠金針120克、玉米筍50克、柳松菇20克

調味料：鹽1/2小匙、油1/2小匙、薑絲少許

作法：

1. 將材料洗淨，玉米筍切成半。
2. 熱鍋放油、薑絲炒香。
3. 加入全部材料拌炒即可。

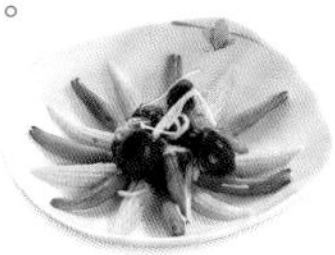

適用對象 糖尿病初期患者。

健康補給站

此道菜餚的材料均屬纖維質豐富的蔬菜，食用後容易產生飽食感，也具有延緩血糖上升的作用，熱量很低。

4人份

百合水果煲

熱量	蛋白質	醣類	脂肪
145 kcal	2 g	37 g	1 g

材料：新鮮百合50克、櫻桃8~10個、蘋果2個、水蜜桃或加州蜜桃1個

調味料：代糖適量

適用對象 肺胃燥熱型糖尿病患者。

健康補給站

1. 雖然水果富含維生素與礦物質，但是平常使用以適量爲原則，多吃仍然會使糖尿病人的血糖升高。
2. 煮糖水時使用代糖，可減少糖尿病患精緻糖類的攝取，對健康更有助益。若是一般人滋補養生之用，則可以冰糖代替代糖。

作法：

1. 準備約1200cc的水煮開，加入代糖煮成水備用。
2. 百合洗淨剝開成瓣狀備用。
3. 將新鮮的百合放入代糖水中煮開，依序入各式水果。
4. 可將煮好的水果煲放入冰箱冰涼後食用或趁熱食用。

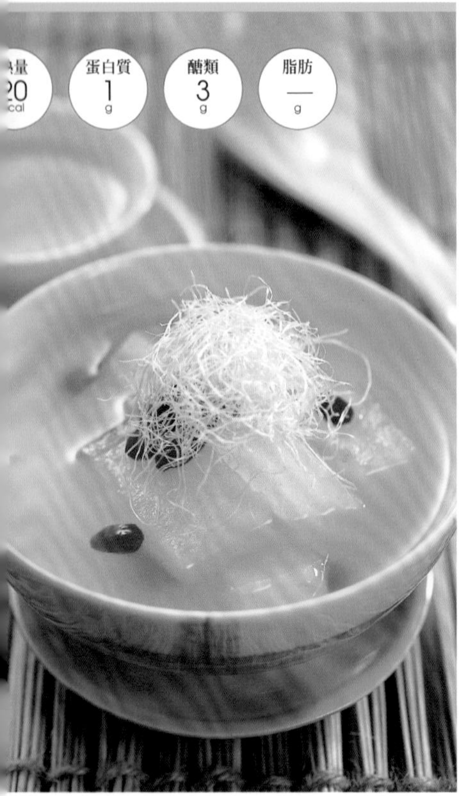

4人份

玉米鬚冬瓜湯

材料：新鮮或曬乾的玉米鬚20克、冬瓜0.5公斤、薑片2~3片、枸杞少許

作法：

1. 冬瓜洗淨去皮切塊、玉米鬚洗淨備用。
2. 準備一鍋水煮開，加入冬瓜、玉米鬚、薑片煮至熟軟，再加入枸杞稍微燉煮數分鐘。
3. 最後加入鹽巴調味即可。

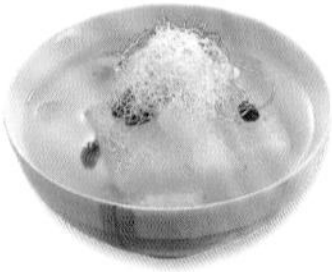

適用對象 下消型水腫的糖尿病患者。

健康補給站

1. 玉米鬚可利水消腫、平肝、止血、降血壓、開胃、益肺之功效。
2. 冬瓜有利水祛濕、清熱解毒的效用，兩者同時服用，效果更佳喔！

4人份

番茄高麗菜

熱量	蛋白質	醣類	脂肪
10 kcal	1 g	2 g	— g

材料：高麗菜苗3小顆(100克)，番茄一顆(30克)

調味料：鹽1/2小匙、蒜頭末少許、油1/2大匙

作法：

1. 高麗菜苗洗淨剝成小片、番茄切小塊。
2. 熱油鍋爆香蒜頭末，放入高麗菜苗炒軟。
3. 再放入番茄拌炒，加鹽調味即可。

適用對象 中消型糖尿病患者。

健康補給站

大番茄與高麗菜苗都是熱量不高的蔬菜；中醫認爲番茄具有生津止渴、健脾消食的療效。西方研究發現，番茄所有的茄紅素，具有抗氧化效果。

4人份

藥膳菠菜

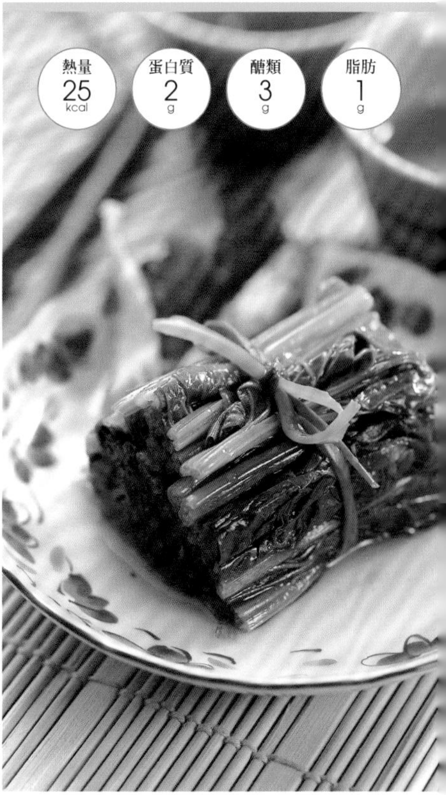

熱量	蛋白質	醣類	脂肪
25 kcal	2 g	3 g	1 g

材料：菠菜400克、黃精30克、川芎6克、當歸12克

調味料：鹽巴少許

作法：

1. 菠菜洗淨切段備用。
2. 將菠菜放入滾水燙熟，撈出瀝去水分，盛至盤中。
3. 將黃精、川芎、當歸用150cc的水燉煮出味，加入適量鹽巴調味。
4. 將煮好的藥膳湯汁淋在菠菜上即可。

適用對象 脾胃氣虛型糖尿病患者。

健康補給站

蔬菜對糖尿病人來說是很重要的食物，每天至少要食用300克，對血糖的控制以及心血管疾病的預防都有功效！

4人份

百合蘆筍

熱量	蛋白質	醣類	脂肪
55 kcal	1 g	12 g	— g

材料：新鮮百合100克、蘆筍400克、紅椒30克、蒜片少許

調味料：鹽巴少許

作法：

1. 蘆筍洗淨切段、百合洗淨剝開成瓣狀、紅椒切段備用。
2. 起油鍋爆香蒜片，將蘆筍下鍋翻炒數下，加入百合、紅椒一同炒至熟透。
3. 加入少許鹽巴調味即可。

適用對象 肺胃燥熱型糖尿病患者。

健康補給站

蘆筍纖維含量高，對糖尿病的病人來說是好的蔬菜選擇，多吃高纖蔬菜，有助於降膽固醇，並延緩醣類的吸收，幫助血糖穩。

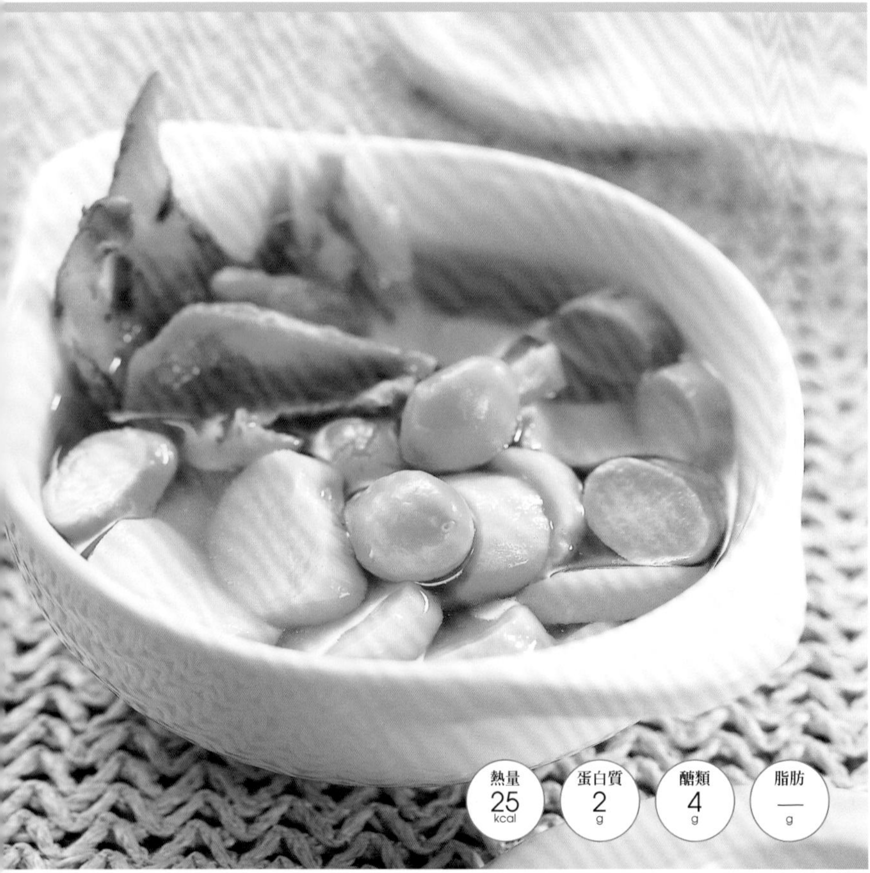

熱量	蛋白質	醣類	脂肪
25 kcal	2 g	4 g	— g

4人份

玉竹沙參燉杏鮑菇

材料：玉竹20克、沙參20克、杏鮑菇200克、白果5顆

調味料：鹽1/2小匙、水350cc

作法：

1. 將杏鮑菇洗淨切成片狀備用。
2. 備妥燉盅，擺放入杏鮑菇、玉竹、沙參、白果。
3. 倒入350cc的水及鹽，放入電鍋燉煮至熟即可。

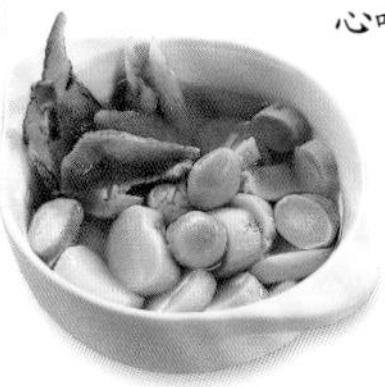

適用對象 脾胃氣虛型糖尿病患者。

健康補給站

杏鮑菇益氣開胃，也是素鮑魚的材料，屬於蔬菜，熱量不高，搭配有助血糖控制的中藥材玉竹、沙參，是糖尿病友或吃素者可以放心吃的佳餚。

4人份

優格蔬菜條

熱量 75 kcal　蛋白質 4 g　醣類 12 g　脂肪 1 g

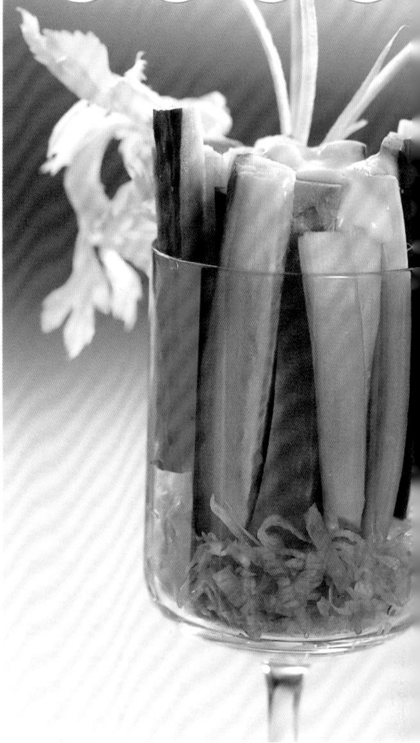

材料：小黃瓜200克、紅蘿蔔100克、西洋芹100克、低脂原味優格2杯、低脂原味優酪乳50克

調味料：代糖少許

作法：

1. 將低脂原味優格、低脂原味優酪乳混合均勻，依自己喜好加入適量代糖即成為美味優格沙拉醬。
2. 西洋芹洗淨，去除粗硬外皮，小黃瓜、紅蘿蔔洗淨，切成10公分條狀大小，放入冰箱中冰涼。
3. 將上述蔬菜條沾少許優格沙拉醬一同食用。

適用對象 併發心血管病變的糖尿病患者。

健康補給站

對於喜歡千島沙拉醬口味的朋友，可將上述優格沙拉醬再拌入20克番茄醬，即成爲低脂的優格千島醬。

4人份

涼拌番茄洋蔥

熱量 40 kcal　蛋白質 1 g　醣類 8 g　脂肪 1 g

材料：洋蔥240克、黃甜椒80克、聖女番茄80克、檸檬1/2顆、芝麻少許

調味料：味醂30克、魚露20克

作法：

1. 洋蔥切絲泡水5分鐘後，撈起瀝乾；黃甜椒洗淨去子切絲。聖女番茄洗淨對切，檸檬榨汁備用。
2. 將洋蔥絲、黃甜椒絲、聖女番茄放入大碗中，加入味琳、魚露、檸檬汁拌勻，灑上芝麻，放入冰箱中冰涼即可食用。

適用對象 併發心血管病變的糖尿病

健康補給站

1. 洋蔥含豐富寡糖，是體內有益菌的能來源，可增進腸道健康。製作涼拌洋時，將洋蔥泡水可去除刺鼻腥味，讓蔥吃起來更甘甜爽口。
2. 番茄及黃甜椒爲維他命C含量豐富食物使用涼拌方式製作，可減少維他命C因熱烹調而被破壞。

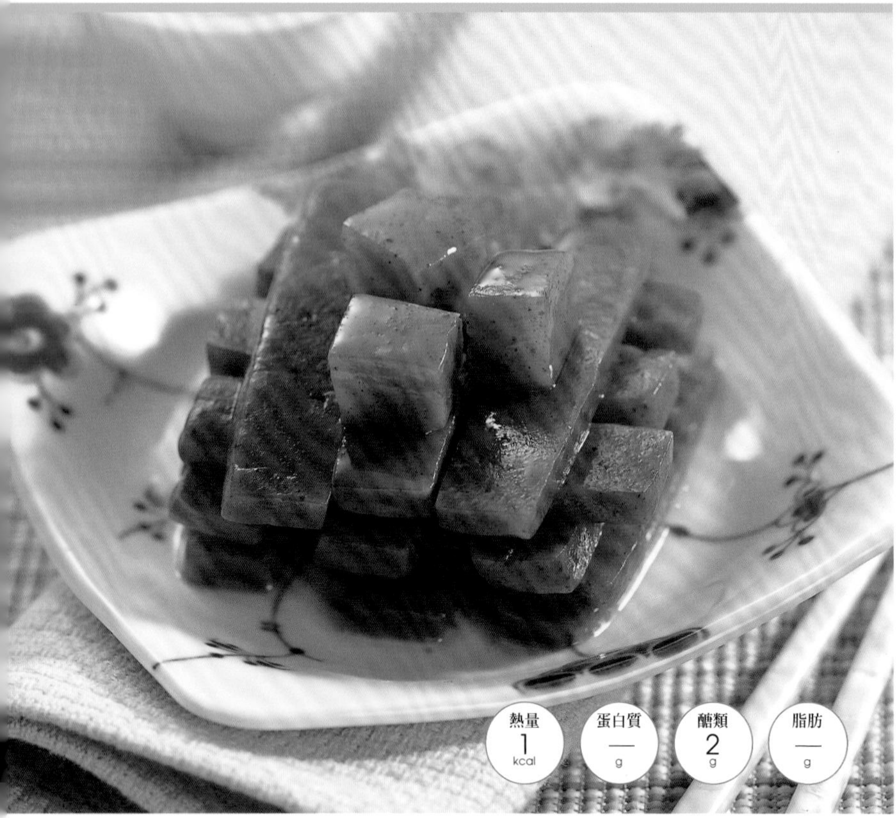

4人份

香滷藥膳蒟蒻

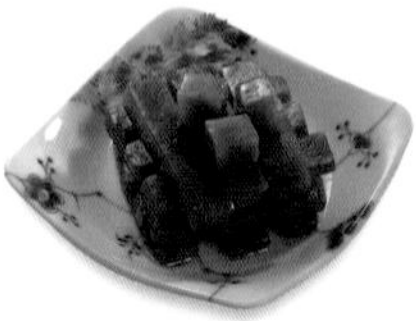

材料：蒟蒻200克、醬油240cc、水500cc、蔥1根、薑3片、代糖1/2小匙、香油少許

滷包香料：八角3克、桂皮3克、陳皮3克、甘草3克、砂仁2克

作法：

1. 將滷包香料放入棉袋中，綁緊袋口。
2. 蒟蒻切成條狀，放入沸水中燙過備用。
3. 蔥用刀拍扁後，切成3段，與醬油、水、蒟蒻、薑片、代糖、滷包同放入鍋中。以大火煮滾後轉小火滷30分鐘。
4. 將蒟蒻撈出置於盤中，淋上少許香油即可。

適用對象 脾胃氣虛型的糖尿病患者。

健康補給站

八角、桂皮能溫脾開胃；陳皮、砂仁可以祛濕健胃。

■ 注意事項

1. 含阿斯巴甜的代糖容易因為加熱的破壞，失去甜味，因此製作需加熱的菜餚、蛋糕、點心時，可選用成份含醋磺內脂鉀的代糖。
2. 蒟蒻購買後若發現有鹼味，可將蒟蒻放入沸水中川燙，即可去除異味。

《點心類

食譜設計◎呂孟純、林秀萍 營養師

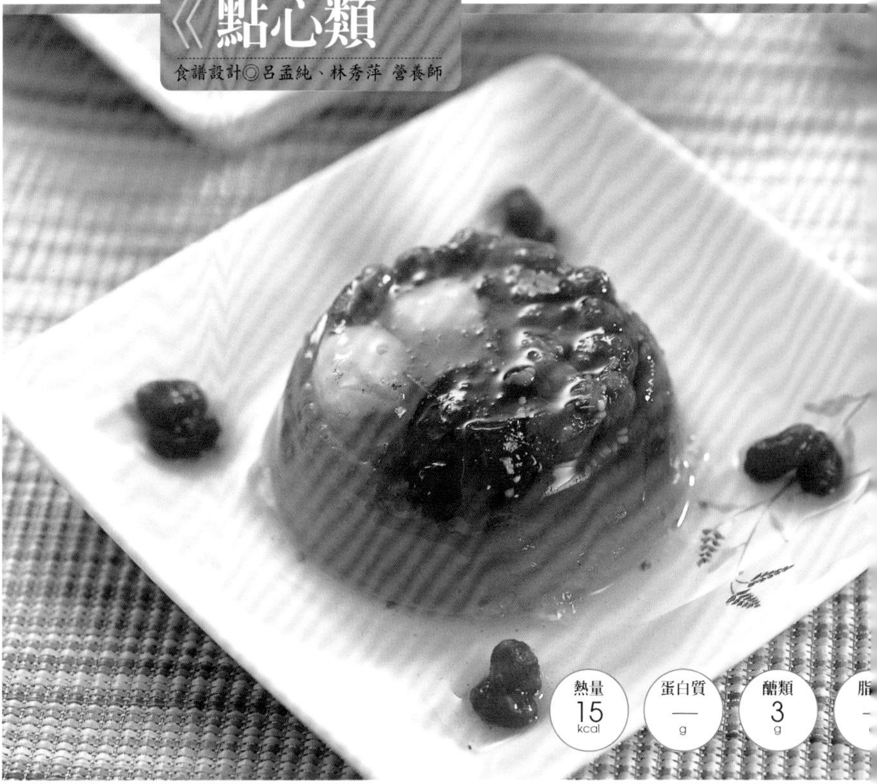

熱量	蛋白質	醣類	脂
15 kcal	— g	3 g	—

4人份

養生蒟蒻凍

材料：蒟蒻凍粉10克、枸杞6克、紅棗4顆、黃耆4片、煮熟蓮子8顆

調味料：代糖少許

作法：

1. 所有材料用水洗淨，放入250cc的水中，煮沸後轉小火，續煮10~15分鐘後熄火待涼。
2. 取出枸杞及紅棗及蓮子，置於耐熱模型中。
3. 將步驟1的養生茶倒入鍋中，蒟蒻凍粉均勻溶解於養生茶中。
4. 用中火加熱至微微沸騰後熄火，加入代糖，倒入模型中待涼即可食用。

適用對象 糖尿病併發神經病變及視網膜病變患者。

健康補給站

1. 蒟蒻為高纖低熱量食品，可延緩血糖升、降血脂，且可增加飽足感，是糖尿患低熱量點心的最佳選擇。
2. 枸杞可改善糖尿病患之神經病變及視網病變。

注意事項

蓮子為主食類，需控制份量，以免影響糖。蓮子可健脾補腎，製備時請記得先將子心取出丟棄再烹煮，避免湯汁變苦。

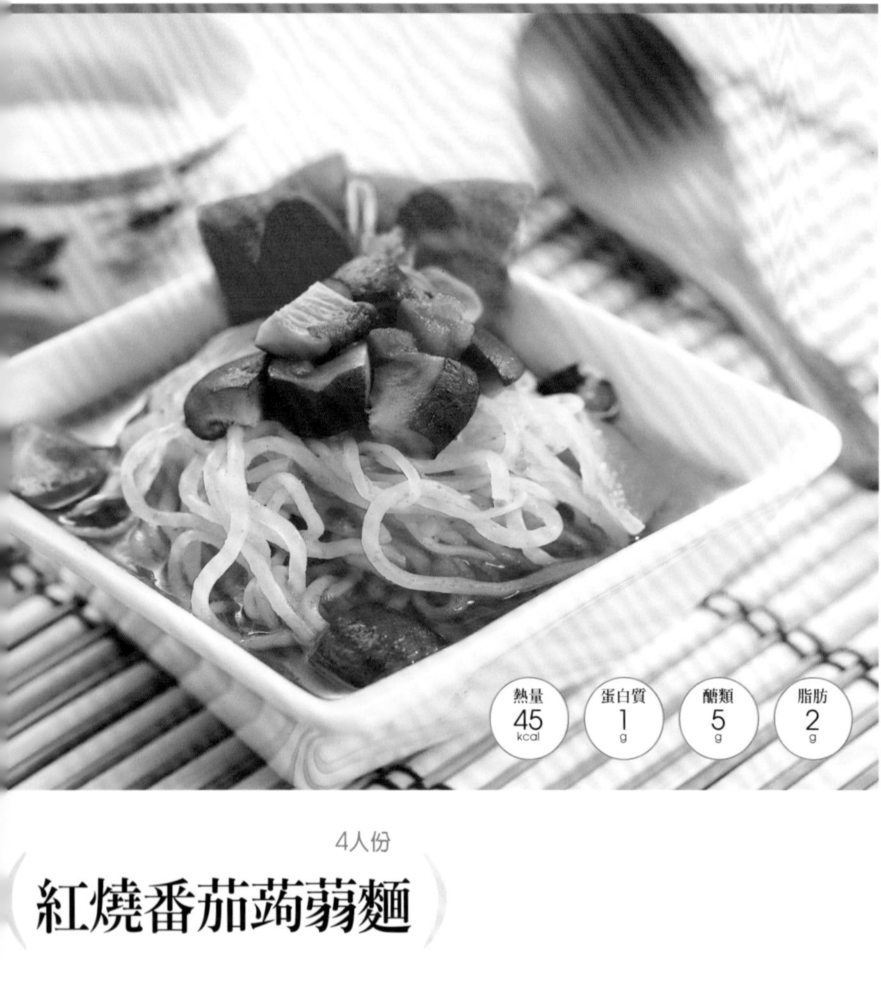

4人份

紅燒番茄蒟蒻麵

材料：蒟蒻麵200克、大紅番茄4個、香菇1~2朵、薑片少許、九層塔少許。

調味料：醬油1小匙、油1小匙、水2杯、八角1~2粒、適量代糖。

作法：

1. 大紅番茄洗淨切大塊，分成2份。
2. 用油爆香薑片後，加水、所有調味料、1部份的番茄及蒟蒻麵，用中火煮沸，轉小火續煮20分鐘。
3. 放入另1部份番茄及香菇，續煮10分鐘，最後盛入大碗，放入九層塔即可完成。

適用對象 心血管病變的糖尿病患者。

健康補給站

大紅番茄屬蔬菜，糖尿病患可不限量食用；番茄經加熱烹煮後，有利人體吸收茄紅素，具有抗氧化防衰老的功效，且這道番茄麵不用鹽、不用味素，可以完全享受到番茄的原味，是一道兼具低鹽、低糖、高纖、低熱量的健康飲食。

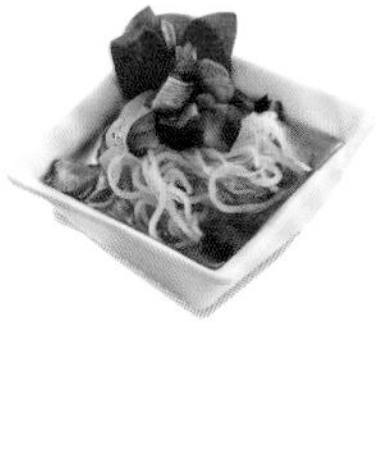

4人份

銀耳蓮子湯

熱量	蛋白質	醣類	脂肪
85 kcal	2 g	19 g	— g

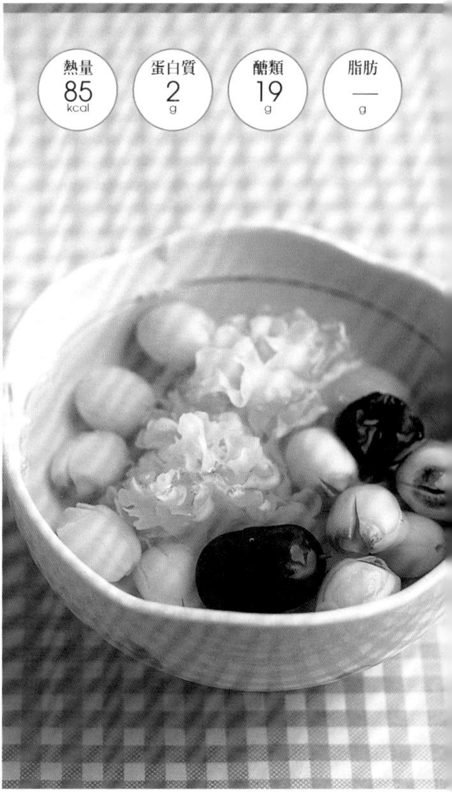

材料：蓮子20克、白木耳（乾）3~5克、紅棗2顆、適量代糖

作法：

1. 蓮子、白木耳洗淨泡軟。
2. 將蓮子、木耳及紅棗煮約20~30分鐘，加入代糖調味即可。

適用對象 肺胃燥熱型的糖尿病患者。

健康補給站

1. 蓮子可補脾、養心，屬主食類，需控制份量，以免影響血糖。
2. 紅棗可滋潤補血、健胃、補脾、益氣、生津，但屬水果類，需控制份量。
3. 白木耳又名銀耳，可養胃、潤肺，含豐富水溶性纖維，能滋潤腸胃，同時也是高纖低熱量食品，可延緩血糖上升、降血脂，而且可以增加飽足感。

4人份

低卡雪花糕

熱量	蛋白質	醣類	脂肪
70 kcal	3 g	9 g	2 g

材料：洋菜膠粉5~10克、水500cc、低脂鮮乳120cc、玉米粉3大匙、蛋白1又1/2個、椰子粉1/2小匙、葡萄乾1/2小匙、適量代糖

適用對象 中消型的糖尿病患者。

注意事項

1. 玉米粉爲主食類、葡萄乾屬水果類，需控制份量，以免影響血糖。
2. 椰子粉屬油脂類需控制份量，以免增加熱量攝取，影響體重、血糖及血脂。

作法：

1. 玉米粉加水120cc調匀備用。
2. 鍋中倒入500cc的水煮滾，放入鮮奶、菜膠粉及代糖，攪拌均匀後再將玉米粉加入，並持續攪拌至呈濃稠狀。
3. 將蛋白打發，將上述濃稠液倒入混合，邊倒邊調匀，再把混合汁液倒入模型中待降到室溫後，放入冰箱冷藏即可。要用時，取出切塊，沾裹椰子粉，灑上葡乾即可。

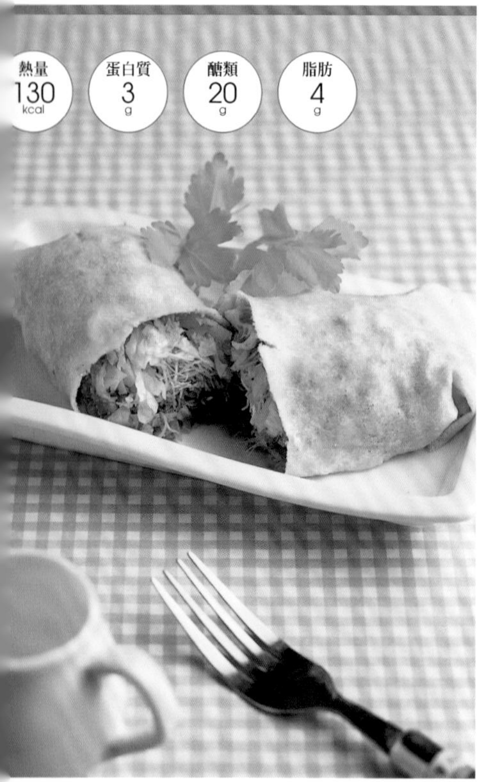

熱量	蛋白質	醣類	脂肪
130 kcal	3 g	20 g	4 g

4人份

苜蓿芽捲

材料：春捲皮4張、苜蓿芽40克、萵苣葉絲160克、高麗菜絲160克、紅蘿蔔絲40克、花生粉8克、芝麻粉8克

作法：

1. 將苜蓿芽、萵苣絲、高麗菜絲、紅蘿蔔絲用冷開水沖過備用。
2. 將材料平鋪於春捲皮上灑上，再加入少許芝麻或花生粉捲起即可。

適用對象 肺胃燥熱型的糖尿病患者。

健康補給站

花生粉與芝麻粉屬於油脂類，需酌量使用，取代部份油脂以免影響血糖與血脂。苜蓿芽、萵苣絲、高麗菜絲、紅蘿蔔絲皆爲高纖食物，可延緩飯後血糖增加。

4人份

日式蒟蒻蕎麥涼麵

熱量	蛋白質	醣類	脂肪
125 kcal	6 g	18 g	3 g

材料：蒟蒻結400公克、蕎麥麵150公克、蛋2個、紅蘿蔔120公克、小黃瓜200公克

調味料：日式醬油6大匙、芥末少許

作法：

1. 蒟蒻結放入沸水川燙、蕎麥麵放入沸水中煮熟，冰涼備用。芥末放入日式醬油中拌勻。
2. 小黃瓜、紅蘿蔔洗淨後切成細絲狀。蛋打散後，使用平底鍋煎成蛋皮後，切成細絲。
3. 將蕎麥麵、蒟蒻結放入盤中，再鋪上小黃瓜絲、紅蘿蔔絲、蛋皮絲，淋上拌入芥末的日式醬油即可食用。

適用對象 中消型的糖尿病患者。

4人份

鮪魚起司餅

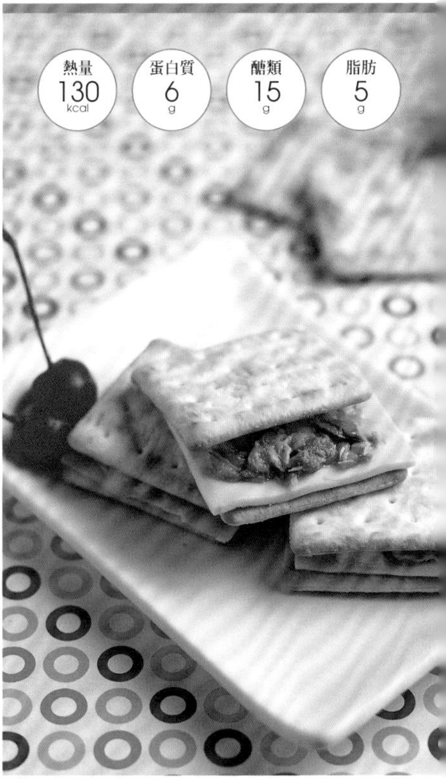

熱量	蛋白質	醣類	脂肪
130 kcal	6 g	15 g	5 g

材料：蘇打餅乾8小片、起司片2片、鮪魚罐頭40克、洋蔥丁40克

作法：

1. 將洋蔥丁與鮪魚拌勻去水備用。
2. 將起司片切成餅乾大小，並鋪於餅乾上。
3. 再將洋蔥鮪魚夾於中間即可。

適用對象 心血管病變型的糖尿病患者。

健康補給站

洋蔥主要的生理活性物質是含硫化合物與硒等抗氧化物質，因此也被認爲能夠殺菌，有利於增強免疫力、抗癌、降血脂、控制血糖及促進腸胃蠕動。

4人份

蒟蒻杏仁豆腐

熱量	蛋白質	醣類	脂肪
30 kcal	2 g	3 g	1 g

材料：蒟蒻凍粉10克、杏仁精1~2滴、百合3瓣、低脂奶粉1湯匙

調味料：適量代糖

適用對象 肺胃燥熱型的糖尿病患者。

健康補給站

1. 這是一道低熱量點心，不會影響熱量攝取及血糖值，且可增加飽足感，預防餐間飢餓感。
2. 如果想嘗試鹹的口味，可以不放代糖改用蒜泥醬油沾食，別有一番滋味。

作法：

1. 將百合洗淨後滴乾靜置。
2. 鍋中倒入200cc的水，加入5~10克蒟蒻及代糖均勻攪拌，用小至中火煮至沸將百合放入鍋中煮1~2分鐘，再滴入精，熄火。另加低脂奶粉1湯匙拌勻。
3. 準備耐熱容器，將汁液倒入，待降到後，放入冰箱冷藏即可。

熱量	蛋白質	醣類	脂肪
70 kcal	1 g	5 g	5 g

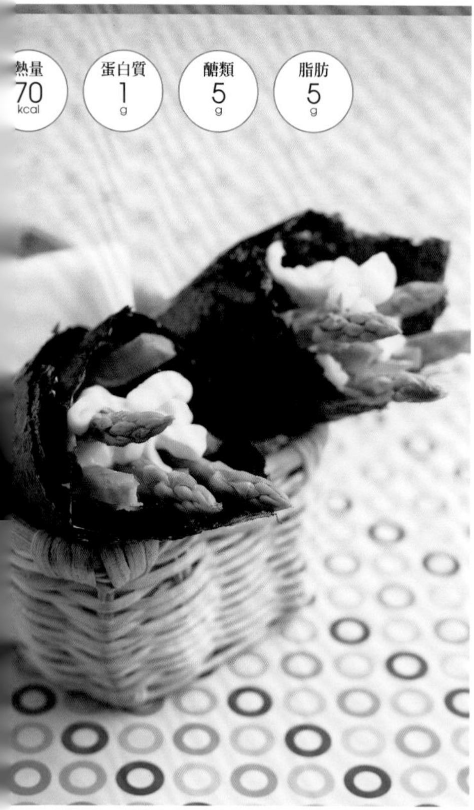

1人份

蘆筍手捲

材料：蘆筍300克、紅蘿蔔條80克、低脂沙拉醬20克、海苔片適量

作法：

1. 蘆筍、紅蘿蔔切段，燙熟備用。
2. 海苔片包上蘆筍、紅蘿蔔段，加上沙拉醬即可。

適用對象 心血管病變型的糖尿病患者。

健康補給站

蘆筍含豐富纖維與葉酸，對血糖控制與身體健康有益。

注意事項

沙拉醬爲油脂類，建議選擇低脂沙拉，並注意食用份量。

4人份

菊花普洱茶凍

熱量	蛋白質	醣類	脂肪
— kcal	— g	— g	— g

材料：菊花5克、普洱茶包1個、吉利丁10克、代糖、水240cc

作法：將水煮滾，放入茶葉包與菊花煮成茶，加入代糖，再加入吉利丁拌勻後，倒於杯中冷卻即可。

適用對象 神經病變、眼睛病變型的糖尿病患者。

健康補給站

茶凍爲水溶性纖維，且加入代糖，熱量極低，可做糖尿病患的點心。菊花可改善神經病變、視網膜病變。

《飲料類

食譜設計◎呂孟純、林秀萍 營養師

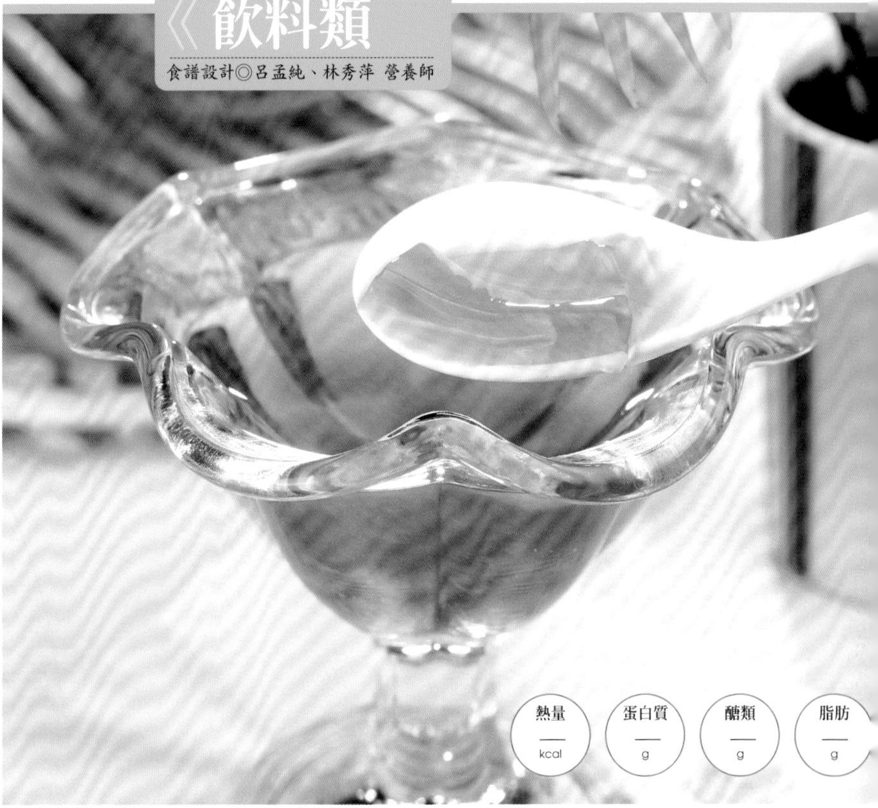

4人份

茶凍綠茶（冷泡茶）

材料：綠茶6~7克、吉力丁粉15克、代糖適量

作法：

1. 將700cc的冷開水裝入玻璃瓶中並放入茶包，再將裝有茶包的玻璃瓶放入冷藏庫靜置隔夜，把茶包撈起，加入代糖。
2. 先用熱水約700cc沖調茶包約5分鐘，再將茶包撈起，並加入吉力丁粉拌勻，待冷卻置入冷藏庫，茶凍即完成，再將茶凍切成條狀即可。
3. 將冷泡茶（作法1）倒入乾淨容器，並放入綠茶凍（作法2）即完成。

適用對象 濕熱中阻型的糖尿病患者。

■ 注意事項

對糖尿病患而言，飲用冷泡茶時，自冷藏庫取出後，請先靜置片刻再品嚐，不可太冷，但儘可能在恢復常溫時飲用完，才不至於變質。

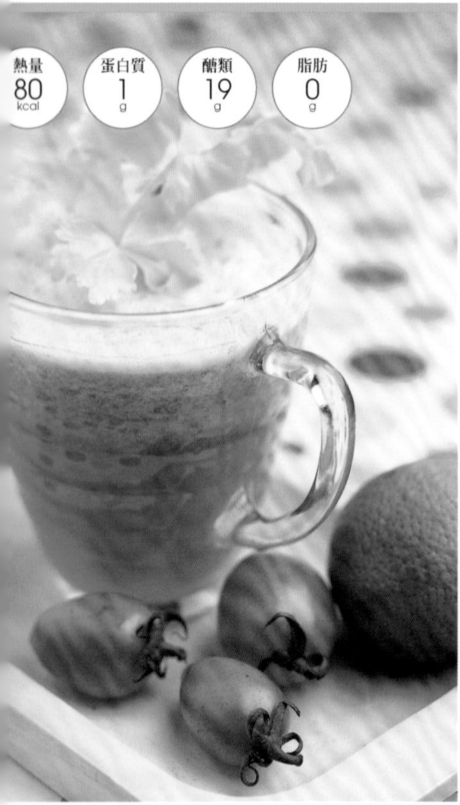

熱量	蛋白質	醣類	脂肪
80 kcal	1 g	19 g	0 g

4人份

保健黃金茄汁

材料：檸檬1又1/2粒（榨汁）、黃金番茄40顆、去葉芹菜50克

調味料：代糖

作法：

1. 將檸檬、黃金番茄、去葉芹菜用冷開水洗淨。
2. 將黃金番茄、去葉芹菜置入果汁機攪打約5分鐘，再加入檸檬汁、代糖調勻即可。

適用對象 心血管病變的糖尿病患者。

■ 注意事項

1. 番茄紅素存在於顏色較紅的蔬果中，例如：番茄、西瓜、草莓、櫻桃、粉紅色的葡萄柚等。
2. 番茄經高溫烹煮後，其番茄紅素較易人體吸收利用。
3. 檸檬、番茄屬水果類，需控制份量，以免影響血糖。

4人份

桂枝苡苓茶

熱量	蛋白質	醣類	脂肪
25 kcal	— g	4 g	1 g

材料：桂枝2克、茯苓10克、薏仁10克、牡丹皮5克、桃仁3克、紅棗4顆、生甘草3克

作法：將薏仁和桃仁打碎，茯苓剝成碎片，再連同其他藥材，以不織布袋包起來，一起放進鍋中，加入500cc水以大火煮滾，再轉小火燜煮15~20分鐘即可。

適用對象 瘀血內停的糖尿病患者。

■ 注意事項

薏仁爲主食類，需控制份量並納入飲食醣類計畫中，以免影響血糖。

健康補給站

1. 薏仁味甘淡，性微寒；可清熱排膿、健脾止瀉、利水並含豐富水溶性纖維及維生素B群。
2. 桂枝味辛甘，性溫，可溫經通絡、活血，健胃、鎮痛及抑菌。
3. 牡丹皮可活血、涼血。
4. 桃仁可活血、通瘀。
5. 茯苓利水滲濕、健脾補中，還可以鎮靜安神。

4人份

消渴養肝茶

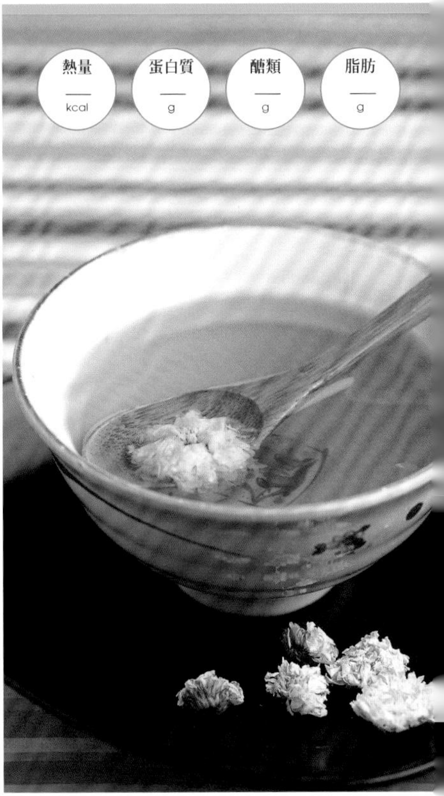

材料：乾荷葉10克、菊花10克、麥門冬10克、決明子15克

作法：

1. 先將乾荷葉、菊花、麥門冬、決明子用水洗淨。
2. 藥材以不織布袋包起來，一起放進鍋中，加入500cc水以大火煮滾，再轉小火燜煮10～15分鐘即可。

適用對象 糖尿病併發神經及視網膜病變患者。

健康補給站

菊花可改善糖尿病患的神經及視網膜病變，決明子可養肝、明目。

4人份

仙草奶茶

熱量	蛋白質	醣類	脂肪
30 kcal	2 g	3 g	1 g

材料：紅茶包1包、低脂牛奶240cc、仙草塊400克

調味料：代糖少許

作法：

1. 紅茶泡茶備用。
2. 加入牛奶與代糖拌勻，最後加入仙草塊即可。

適用對象 肺胃燥熱的糖尿病患者。

健康補給站

仙草爲水溶性纖維，能增加飽足感，適合作爲糖尿病患者的點心。

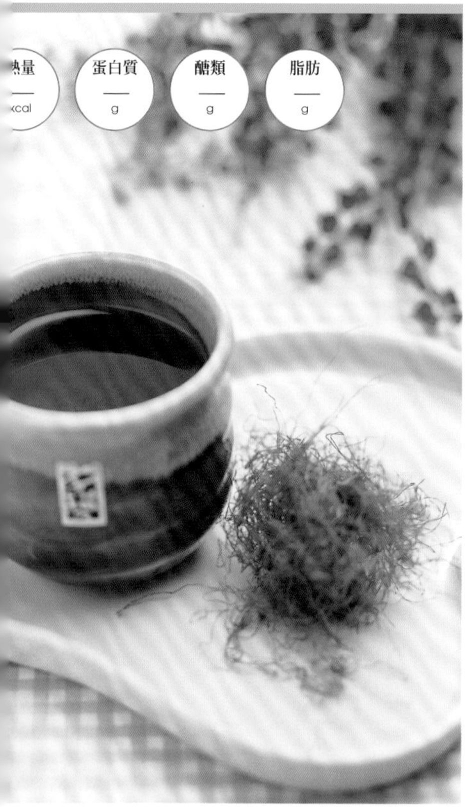

4人份

玉米鬚菊花茶

材料：玉米鬚3克、菊花3朵、茉莉花茶茶包1包

作法：水煮滾放入茉莉茶包，再加入菊花與玉米鬚，煮至入味即可飲用。

適用對象 併發腎病變、神經病變與視網膜病變的糖尿病患者。

健康補給站

玉米鬚可以改善水腫與腎病變，菊花能改善神經病變與視網膜病變。

4人份

減脂茶

熱量	蛋白質	醣類	脂肪
— kcal	— g	— g	— g

材料：草決明15克、菊花6克、山楂10克、開水1500cc

作法：草決明與菊花先煮以後，加入山楂煮10分鐘即可。

適用對象 瘀血內停的糖尿病患者。

健康補給站

以上藥材可以消脂、活血。

4人份

玫瑰花茶

熱量	蛋白質	醣類	脂肪
— kcal	— g	— g	— g

材料：玫瑰花6克、茉莉花6克、桂花3克、合歡皮6克、代糖少許

作法：水煮沸後加入玫瑰花、茉莉花、桂花、合歡皮，悶入味後再加入代糖即可。

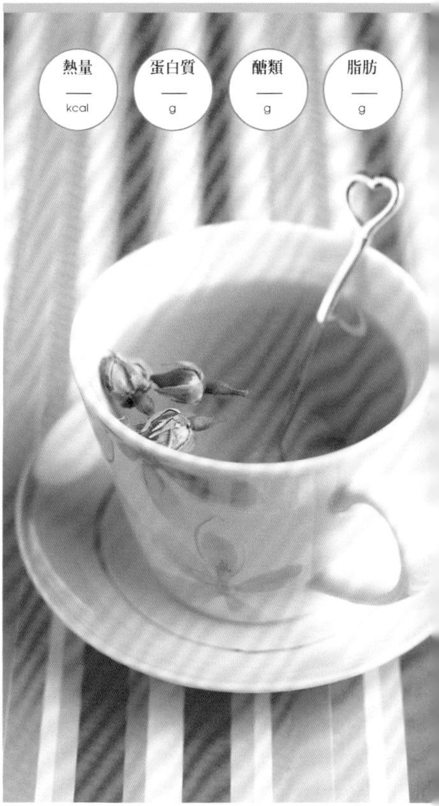

適用對象 神經病變的糖尿病患者。

健康補給站

合歡皮可舒肝理氣。桂花可改善自主神經病變。

4人份

山藥薏仁漿

熱量	蛋白質	醣類	脂肪
145 kcal	9 g	15 g	5 g

材料：山藥140克、薏仁30克、豆漿960cc

作法：將山藥與薏仁磨粉後，加入豆漿拌勻煮熟即可。

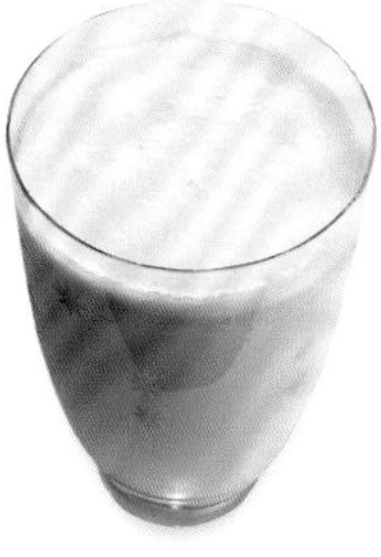

適用對象 脾胃氣虛的糖尿病患者。

健康補給站

1. 山藥與薏仁對血糖血脂的控制有益，但需注意主食代換。
2. 豆漿含豐富蛋白質與異黃酮，具有抗氧化作用，對人體也有幫助。

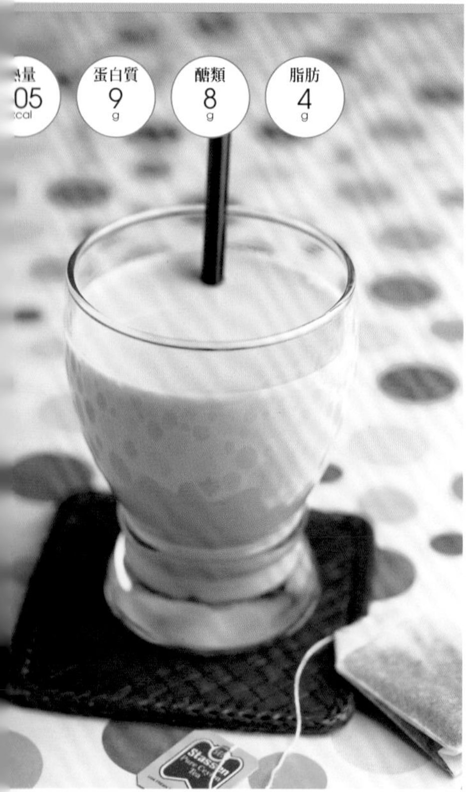

熱量	蛋白質	醣類	脂肪
05 kcal	9 g	8 g	4 g

4人份

高纖紅茶豆漿

材料：黃豆100克、紅茶包4小包、代糖少許

作法：

1. 黃豆洗洗淨，泡水隔夜後，取出瀝乾，放入果汁機中並加水1200cc打成生豆漿液。
2. 生豆漿液放入棉袋中，擠乾濾除豆渣後，並留取4大匙豆渣備用。
3. 濾除豆渣後的生豆漿放入鍋中以大火煮沸後，加入4大匙豆渣，轉小火以湯匙攪拌再煮10分鐘。
4. 將紅茶包放入煮好的豆漿內2分鐘後，取出茶包，放入適量代糖即可。

適用對象 陰陽兩虛的糖尿病患者。

4人份

消渴舒身茶

熱量	蛋白質	醣類	脂肪
— kcal	— g	— g	— g

材料：菊花3克、山楂10克、柴胡3克、桑葉3克、綠茶3克

作法：

1. 將山楂、柴胡、桑葉，以不織布袋包起來。
2. 取一茶杯，放入藥包、菊花、綠茶，沖入350cc滾水，放涼後飲用。

適用對象 瘀血內停的糖尿病患者。

健康補給站

1. 綠茶具抗氧化及抑制癌細胞增生作用，且可化痰、消食下氣、除煩渴。
2. 菊花味甘苦，性微寒；具清肝明目、消炎利尿及降壓安神功效。
3. 山楂可以消積、化瘀，柴胡可以疏肝理氣。

附錄

病友最需要知道的 糖尿病的八大常見誤解

坊間常流傳著一些關於糖尿病似是而非的說法，多少影響了病友接受治療的意願與態度。本章選了八個常見問題，來為大家解答疑惑。

Q1 血糖升高一定就是糖尿病？

糖尿病的主要特徵是高血糖，但並不是只要血糖升高就是糖尿病。下列情況都可能出現高血糖症狀，但都不是糖尿病，一般在經過治療，症狀或狀態得到改善後，血糖值會恢復正常。

- 肝炎、肝硬化等各種肝臟疾病可能引起餐後血糖升高。
- 在急性感染、創傷、腦血管意外、燒傷、劇烈疼痛等緊急狀態下，體內多種激素分泌增加，胰島素分泌相對不足，就會使血糖升高。
- 慢性疾病與饑餓引起的體力不足，會使糖耐量降低，而使血糖升高。
- 服用一些影響糖代謝的藥物如糖皮質激素、利尿劑（thiazide類、furosemide）、女性口服避孕藥、阿司匹林（aspirin）等，均可引起暫時性的血糖升高。
- 一些內分泌性疾病如肢端肥大症、甲狀腺機能亢進症等，可能引起血糖升高。

所以，體檢發現血糖升高時，一

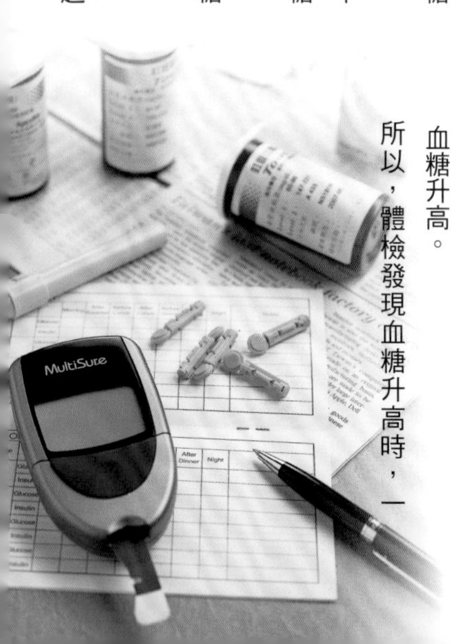

定要經醫生確診為糖尿病後，才能服用降血糖藥物，絕對不能未經醫生確認，自行判斷服用。

Q2 糖尿病人不能吃甜甜的水果？

糖尿病患者飲食療法的基本原則，是合理安排每天的飲食。不吃含糖量高的食物，少吃含脂肪和澱粉的食物，以蔬菜、雜糧類為主食，搭配富含優質蛋白質的食物，如瘦肉、牛奶、豆製品等。

所以有人認為含糖分的水果不宜食用，但實際上，水果富含維生素、纖維質和礦物質，有益人體健康。加上水果中含的果糖使血糖上升的速度很慢，因此適合血糖控制良好的患者食用，不必一概不吃。

有些蔬菜含糖量少，又富含維生素，如番茄、黃瓜等，可以代替水果，建議糖尿病患者多吃。吃水果的時間也應注意，用完餐後不宜馬上就吃，最好在餐間或睡前食用。

吃完水果二小時後測量血糖，若增加則要減少份量；若減量後血糖還是升高，就該考慮減少主食份量。

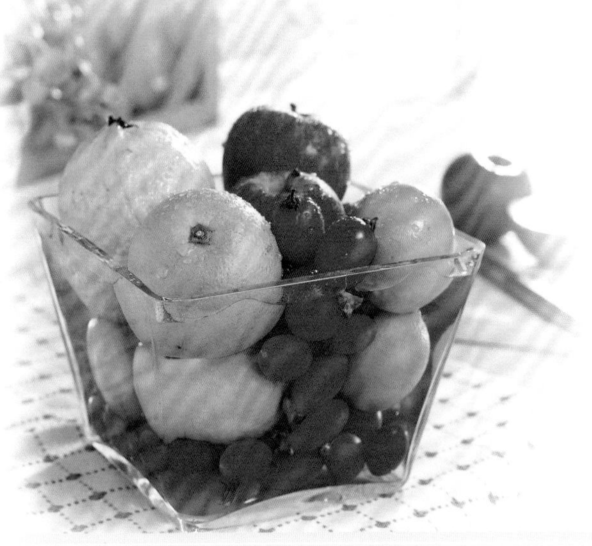

水果的含糖量多寡有別

- **含糖量在10克以下的水果**
  西瓜、甜瓜、橙、檸檬、葡萄、桃、李、枇杷、鳳梨、草莓、甘蔗、櫻桃等，糖尿病患者基本上可以酌量食用。
- **含糖量在11~20克間的水果**
  香蕉、橘子、蘋果、番石榴、柚子、梨子、荔枝、芒果等，糖尿病患者宜小心食用。
- **含糖量超過20克的水果**
  蜜棗、柿餅、葡萄乾、桂圓等，含糖量甚高，糖尿病患者宜避免食用。

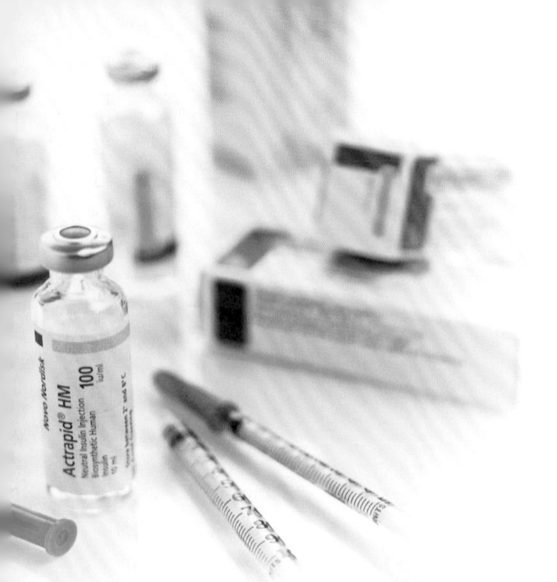

Q3 打胰島素不利病情？

血糖不易控制，隨著糖尿病的發展，血糖會愈來愈難控制。不少第二型糖尿病患者在口服降血糖藥無法有效降低血糖後，就需要增加藥量，或改為胰島素注射治療，以控制血糖。因此，是病情不利才要打胰島素，而不是注射胰島素會增加病情的嚴重度。只是胰島素目前仍需皮下注射，長期注射對患者與家屬都會造成很大的壓力與不方便，所以才會強化了「打胰島素不好」這種先入為主的錯誤觀念。

Q4 血糖恢復正常就是痊癒了？

到目前為止糖尿病尚未找到完全治療的方法，有些病情較輕的患者，經過一段治療與妥善的飲食控制後，血糖回復正常，不用藥物也能將血糖控制在正常範圍內，就以為糖尿病已經治癒而中斷各項治療。這是一種危險的誤解，糖尿病患者應有長期對抗的心理準備。

Q5 糖尿病治療只是降血糖而已？

血糖高低是糖尿病診斷的重要指標，但是治療糖尿病不單只是控制好血糖即可。因為糖尿病引起的血脂代謝紊亂可能會引起多種慢性病變，不容忽視。此外，糖尿病患者還容易併發高血壓與動脈硬化，動脈硬化會使血壓上升，嚴重者甚至會導致心肌梗塞或腦中風。所以，糖尿病治療，除了血糖控制良好，血脂代謝、高血壓等問題也要一併注意，一起治療。

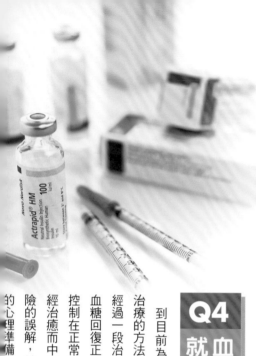

Q6 血糖降得越快越好？

血糖高昇是糖尿病患者的心頭大患，大部份的患者都希望自己的血糖能在治療後，快速回到正常標準，能正常飲食生活。但其實血糖突然下降對身體有益無害，因為血糖的變化是日積月累而成，並非瞬間攀高，所以初期不易察覺，等到發現時，已經發展了一段時間，此時如果快速降低血糖，身體會無法適應。所以絕不能隨便服用宣傳能快速降血糖的藥物或偏方，一定要依循醫師的指示，循序治療。

Q7 愛吃甜食才會得糖尿病？

糖尿病患者的尿液中含有糖分，但這與患者是否愛吃甜食沒有直接關係。糖尿病發生的原因，排除遺傳因素、肥胖與運動不足，主要是攝取了太多高熱量或是高脂肪食物！這些食物在體內轉化為葡萄糖，如不能被人體有效利用，排入尿液中，就形成糖尿病。因此，要規律運動、控制體重與攝取的熱量，才能避免糖尿病。但患有糖尿病的人，確實應有技巧的食用甜食，過量的甜食易使血糖升高。

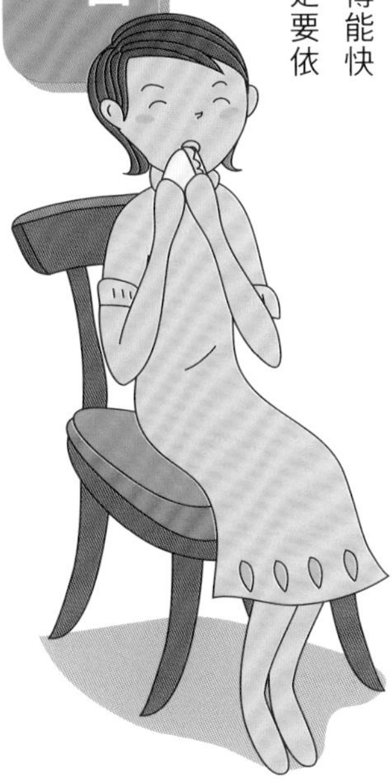

Q8 控制糖尿病只靠藥物就好？

要控制糖尿病需靠藥物、飲食控制及適量運動，三者缺一不可。但飲食控制卻也是最困難的一環。臨床上常見許多病患以為，反正有吃藥，所以不需控制飲食，或認為糖尿病不會好，乾脆隨便吃算了，這是一種十分危險的想法。

近期許多研究都顯示，良好的飲食控制是控制糖尿病情、不使其惡化的關鍵因素，一定要做好飲食控制，才能讓藥物治療與體重控制達到事半功倍的效果。

如果光靠降血糖藥物或胰島素治療，在飲食上毫不忌口，以致每天血糖值如坐雲宵飛車忽高忽低，不僅會使藥物療效越來越差，血糖也會越難以控制。美國糖尿病學會也建議，最能有效維持血糖穩定的方法是正確控制飲食。所以，在糖尿病的治療方法中，飲食與營養也成為療程諮詢中不可或缺的部份。

預防重於治療

糖尿病高危險群如何預防

如果你曾得過妊娠糖尿病，或是體重過重、家中有直系親屬為糖尿病患，代表你就是高危險群！糖尿病的初期往往沒有明顯症狀，需要更提高警覺！

糖尿病發生的原因不明，但有家族糖尿病病史的人、身體肥胖、長期攝取高熱量食物、生活作息不正常、不愛運動、胰臟受過傷、生過巨嬰的女性，都屬於容易罹患糖尿病的高危險群。

這些人在日常生活中，應該更積極預防，留意種種可能患病的症狀或訊號。

糖尿病的及早診斷、及時治療，對於預防各種併發症極為重要，如果發現下列情形，應及早到醫院檢查血糖：

- 出現口乾舌燥，飲水量、排尿量增加，而找不到明顯原因。
- 食量增加，但是體重下降。
- 有糖尿病家族史，並出現三多的糖尿病症狀。
- 皮膚的瘡、癰，反覆發生。
- 傷口不易癒合。
- 女性生產體重超過四千克以上的巨大嬰兒。
- 女性的外陰部搔癢、或是常有分泌物產生。
- 兒童出現倦怠無力、多飲、多尿症狀，而沒有明確原因。

高危險族群預防分三級

●一級預防

這是指還未出現症狀的高危險群。主要是改變環境因素和生活方式，將可能誘發糖尿病產生的各種因素降至最低。

●二級預防

主要是指糖尿病的高危險群雖然有患病的症狀，卻不明顯。此時，除了繼續進行一級預防的各種措施，還要定期檢測血糖、尿糖。因為早期的第二型糖尿病，大多只有血糖升高、糖而量減退的跡象，而沒有其它明顯症狀，若能即早發現，經過飲食或藥物治療有可能回復正常，如果不加控制就有可能發展為糖尿病。

●三級預防

糖尿病長期得不到有效控制，會引發心、腦、腎、神經、眼睛等重要器官病變，嚴重者會導致死亡。三級預防就是要透過藥物、飲食控制、運動鍛鍊、日常調養等方式，積極治療糖尿病，以達到預防或延緩糖尿病併發症的產生與發展。

肥胖者要特別注意！

肥胖是造成糖尿病的重要原因之一，有效控制肥胖是預防糖尿病的重要關鍵。體重只需要稍微減少百分之五到百分之十，就能大幅降低罹患糖尿病的機率。

這是因為肥胖會導致體內產生「胰島素阻抗」。肥胖者通常吃得比較多，身體必須產生更多的胰島素以應付食物代謝。此外，肥胖患者體內脂肪細胞比例較一般人多，而脂肪細胞對於胰島素較不敏感，因而需要更多的胰島素。但為了避免過多胰島素反而造成低血糖，細胞會自動抵抗胰島素的效果。隨著病情變化，易演變為胰島素分泌缺陷。

所以，控制體重對於糖尿病患者來說是非常重要的健康問題。如果你是蘋果型肥胖者，腰圍又粗，就要多運動，加強身體鍛鍊。

肥胖分二大類！

通常，我們將肥胖分爲蘋果型與梨型兩類。

● **蘋果型肥胖**：體型類似蘋果呈圓型，手腳較細，肚子特別大，也稱爲中心性肥胖。這類肥胖者的脂肪大都堆積在心臟、肝臟和腎臟四周，對身體健康有很大的不良影響，容易罹患糖尿病、高血壓、冠心病等成人病，以男性較爲常見。

● **梨型肥胖**：脂肪堆積的部份主要在臀部和大腿，它對健康的影響稍微小些，以女性較爲常見。

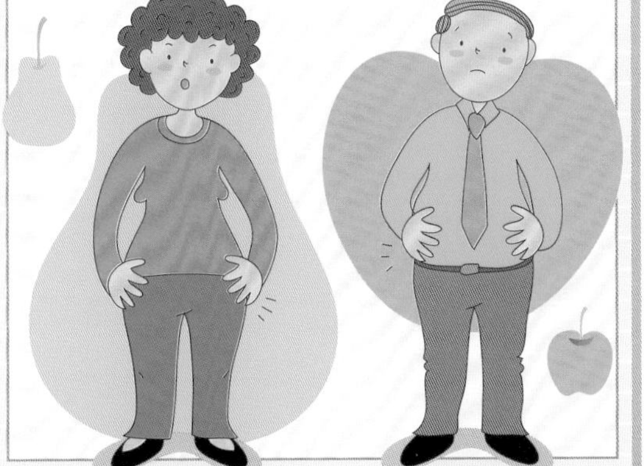

糖尿病的諮詢管道

灣糖尿病相關機構

構名稱	電話	網址
華民國糖尿病衛教學會	(02)2560-3118	http://www.tade.org.tw/
北榮民總醫院	(02)2871-2121	http://www.vghtpe.gov.tw/~meta/edub1.htm
雄榮民總醫院	(07)342-2121	http://www.vghks.gov.tw/meta/c_frame.htm
榮林興中醫師個人網站		http://www.vghks.gov.tw/meta/hclam/lamhc.html
北馬偕紀念醫院	(02)2543-3535	http://www2.mmh.org.tw/endocrine/dmw.html
陽糖尿病照護網 東聖母醫院	(03)9556-670	http://www.smh.org.tw/dm
華民國糖尿病學會	(02)2375-3352	http://www.endo-dm.org.tw/dia_default.asp
華民國內分泌學會	(02) 2875-7515	http://www.sim.org.tw/endocrine/d.htm
康醫網電子報 尿病中心		http://www.trustmed.com.tw/
富營養中心 糖尿病	(02)2810-2566	http://www.enutrition.com.tw/diabetes/diabetes.htm
團法人糖尿病 懷基金會	(02)2389-4625 0800-032-323	http://www.dmcare.org.tw/
灣糖尿病協進會	(02)2875-7515	http://www.vghtpe.gov.tw/~meta/index.htm
團法人蔡瑞熊 康關懷文教基金會	(07)312-1101 轉5014	

台灣各地糖尿病病友聯誼會

聯誼會名稱	電話	網址或e-mail
康泰醫療教育基金會 糖尿病童小組 (糖尿病IDDM)	(02) 2365-7780 轉28	http://www.kungtai.org.tw/ aboutiddm.php
台北長庚醫院DM聯誼會	(02) 2713-5211 轉3563	y2838@adm.cgmh.org.tw
台北台大醫院糖尿病 病友聯誼會	(02) 2312-3456 轉 7347	tonglientour@yahoo.com.tw
台北馬偕紀念醫院 糖尿病病友甜蜜聯誼會	02-2543-3535 轉2173, 2174	http://www2.mmh.org.tw/ endocrine/honey.htm
中壢天晟醫院 糖尿病病友聯誼會	(03) 462-9292	http://www.tcmg.com.tw/
台中市北屯區軍功衛生所 糖尿病友聯誼會	(04)22392638 (04)22441995	
澄清醫院糖尿病衛教室 甜甜圈俱樂部	(04)24632000-5192	5658@ccgh.com.tw
台中清水鎮衛生所 牛罵頭甜甜圈	(04)26227130	may@email.hbtc.gov.tw
彰化基督教醫院 糖尿病友聯誼會(Type 2)	(04)7238595-3239 (04)7277604	3139@cch.org.tw
彰化基督教醫院 IDDM聯誼會(Type 1)	(04)7277604	38090@cch.org.tw
慈愛綜合醫院 新三多俱樂部(雲林)	(05)5871111-1203	tessa@tqgh.org
財團法人天主教 聖馬爾定醫院糖尿病 中心120俱樂部(嘉義)	(05)2756000-3313	dm@stm.org.tw
高雄醫學大學附設中和 紀念醫院 糖尿病中心 糖老鴨健康促進會	(07)3121101-7375	t121589281@yahoo.com.tw
宜蘭員山鄉衛生所 員山鄉糖友會	(03)9226147	
糖尿病友互動網		http://www.diacare.com.tw/html/

資料來源： http://www.kungtai.org.tw/docus/word/iddm1111.doc 全國糖尿病病友團體名冊
(行政院衛生署國民健康局、財團法人天主教康泰醫療教育基金會)

附錄

糖尿病食物代換表

資料來源：行政院衛生署〈中華民國飲食手冊〉

1. 奶類食物代換表

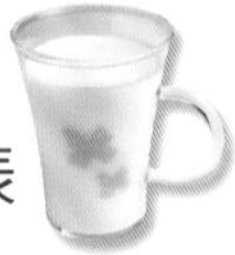

早餐___份・早點___份・午餐___份・午點___份・晚餐___份・晚點___份

- 全脂奶類每份含蛋白質8公克，脂肪8公克，醣類有12公克，熱量150大卡。
- 低脂奶類每份含蛋白質8公克，脂肪4公克，醣類有12公克，熱量120大卡。
- 脫脂奶類每份含蛋白質8公克，醣類有12公克，熱量80大卡。

食物名稱	份量	計量
全脂奶	1杯	240毫升
全脂奶粉	4湯匙	35公克
蒸發奶（全脂）	1/2杯	120毫升
低脂奶	1杯	240毫升
低脂奶粉	3湯匙	25公克
脫脂奶	1杯	240毫升
脫脂奶粉	3湯匙	25公克

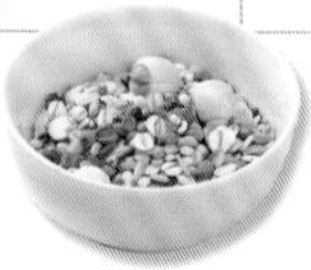

2. 五穀根莖類食物代換表

早餐___份、早點___份、午餐___份、午點___份、晚餐___份、晚點___份

- 每份含蛋白質2公克，醣類有15公克，熱量70大卡

食物名稱	份量	可食重量(公克)	食物名稱	份量	可食重量(公克)
米、小米、糯米...等	1/10杯	20	大麥、小麥、蕎麥、燕麥...等		20
* 西谷米(粉圓)	2湯匙	20	麥片		20
* 米苔目(濕)		80	麥粉、麵粉	3湯匙	20
* 米粉(乾)		20	麵條(乾)		20
* 米粉(濕)		30-50	麵條(濕)		30
爆米花(不加奶油)	1杯	15	麵條(熟)	1/2碗	60
飯	1/4碗	50	拉麵	1/4杯	25
粥(稠)	1/2碗	125	油麵	1/2杯	45
◎薏仁	1又1/2湯匙	20	鍋燒麵		60
◎蓮子(乾)	32粒	20	◎通心粉(乾)	1/3杯	30
栗子(乾)	6粒(大)	20			

2. 五穀根莖類食物代換表

食物名稱	份量	可食重量(公克)	食物名稱	份量	可食重量(公克)
玉米粒	1/3根或1/2杯	50	饅頭	1/4個（大）	30
菱角	12粒	80	土司	1片(小)	25
馬鈴薯(3個/斤)	1/2個(中)	90	餐包	1個(小)	25
番薯(4個/斤)	1/2個(小)	60	漢堡麵包	1/2個	25
山藥	1個(小)	70	蘇打餅乾	3片	20
芋頭	滾刀塊3~4塊或1/5個(中)	60	餃子皮	4張	30
荸薺	10粒	100	餛飩皮	3~7張	30
南瓜		100	春捲皮	2張	30
蓮藕		120	燒餅(+1/2茶匙油)	1/2個	30
白年糕・芋粿		30	油條(+1茶匙油)	1/2根	35
小湯圓(無餡)	約10粒	30	甜不辣		35
蘿蔔糕(6×8×1.5公分)	1塊	70	◎紅豆、綠豆、蠶豆、刀豆		20
豬血糕		30	◎花豆		40
△菠蘿麵包	1/3個(小)	20	◎豌豆仁		85
△奶酥麵包	1/3個(小)	20			

小叮嚀

1.*表示蛋白質含量較其他主食為低；另如：冬粉、涼粉皮、藕粉、粉條、仙草、愛玉之蛋白質含量亦甚低，飲食需限制蛋白質時可多利用。

2.◎表示每份蛋白質含量(公克)：薏仁2.8，蓮子3.2，通心粉4.6，豌豆仁5.0，紅豆4.7，綠豆4.9，花豆4.4，刀豆4.9，蠶豆6.2，較其他主食為高。

3.△菠蘿、奶酥麵包油脂含量較高。

度量衡換算表

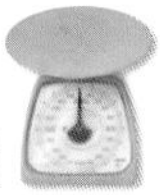

1杯=16湯匙	1公斤=2.2磅
1湯匙=3茶匙	1磅=16盎司
1公斤=1000公克	1磅=454公克
1台斤（斤）=600公克	1盎司≒30公克
1市斤=500公克	1杯=240公克（CC）

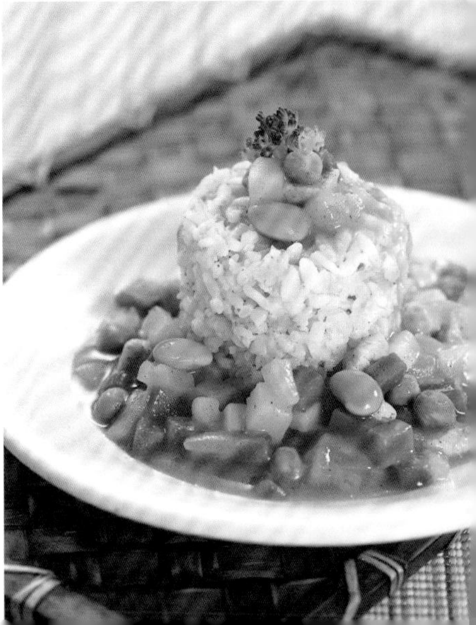

3. 肉類食物代換表

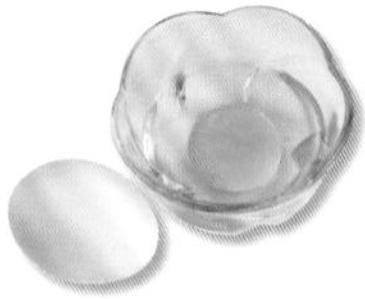

早餐____份・早點____份・午餐____份・午點____份・晚餐____份・晚點____份

● 每份低脂肉類含蛋白質7公克，脂肪3公克以下，熱量55大卡 。

項目	食物名稱	可食部分生重(公克)	可食部分熟重(公克)
水產	蝦米、小魚干	10	30
	小蝦米、牡蠣干	20	
	魚脯	30	
	一般魚類	35	
	草蝦	30	
	小卷(鹹)	35	
	花枝	40	30
	章魚	55	
	* 魚丸(不包肉)(+12公克醣類)	60	60
	牡蠣	65	35
	文蛤	60	
	白海參	100	
家畜	豬大里肌(瘦豬後腿肉)(瘦豬前腿肉)	35	30
	牛腩、牛腱		
	* 牛肉干(+10公克醣類)	20	
	* 豬肉干(+10公克醣類)	25	
	* 火腿(+5公克醣類)	45	
家禽	雞里肌、雞胸肉	30	30
	雞腿	35	
◎內臟	牛肚、豬心、豬肝、雞肝、雞肫	40	30
	膽肝	25	25
	豬腎	60	
	豬血	220	
蛋	雞蛋白	70	25

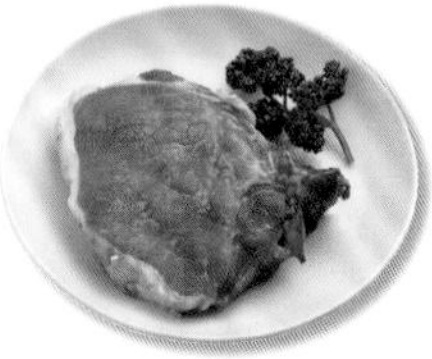
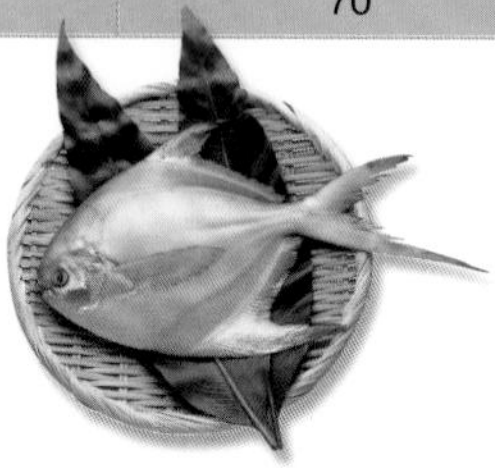
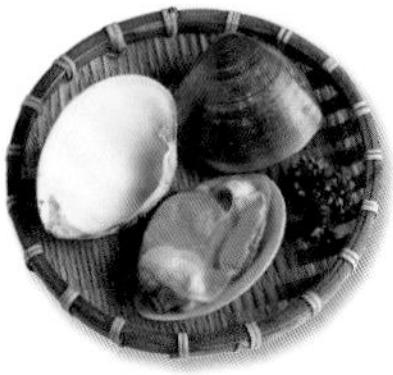

3. 肉類食物代換表

● 每份中脂肉類含蛋白質7公克，脂肪5公克，熱量75大卡。

項目	食物名稱	可食部份生重（公克）	可食部份熟重（公克）
水產	虱目魚、烏魚、肉鯽、鹹馧魚	35	30
	＊魚肉鬆(+10公克醣類)	25	
	＊虱目魚丸、*花枝丸(+7公克醣類)	50	
	＊旗魚丸、*魚丸(包肉)(+7公克醣類)	60	
家畜	豬大排、豬小排、羊肉、豬腳	35	30
	＊豬肉鬆(+5公克醣類)	20	
家禽	雞翅、雞排	35	
	雞爪	30	
	鴨賞	20	
內臟	豬舌	40	
	豬肚	50	
	豬小腸	55	
	豬腦	60	
蛋	雞蛋	55	

● 每份高脂肉類含蛋白質7公克，脂肪10公克，熱量120卡。

水產	秋刀魚	35	
	鱈魚	50	
家畜	豬後腿肉、牛條肉	35	
	臘肉	25	
	＊豬肉酥(+5公克醣類)	20	
◎內臟	雞心	50	

● 以下食物每份含蛋白質7公克，脂肪10公克以上，熱量135大卡以上，應避免食用。

家畜	豬蹄膀	40	
	梅花肉、豬前腿肉、五花肉	45	
	豬大腸	100	
加工製品	香腸、蒜味香腸	40	
	熱狗	50	

小叮嚀 1.*表示含醣類成分、熱量較其他食物高。 2.◎表示含膽固醇較高。

4. 豆類及其製品食物代換表

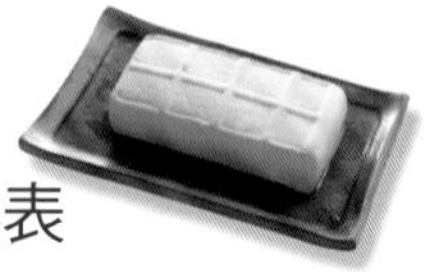

早餐____份．早點____份．午餐____份．午點____份．晚餐____份．晚點____份

- 每份低脂豆類含蛋白質7公克，脂肪3公克，熱量55大卡。
- 每份中脂豆類含蛋白質7公克，脂肪3公克，熱量75大卡。
- 每份高脂豆類含蛋白質7公克，脂肪10公克，熱量120大卡。

低脂豆類		中脂豆類	
食物名稱	可食部份生重(公克)	食物名稱	可食部份生重(公克)
黃豆(+5公克醣類)	20	豆枝	20
毛豆(+5公克醣類)	60	干絲、百頁、百頁結	25
豆皮	15	油豆腐(+2.5公克油脂)	35
豆包(濕)	25	豆鼓	35
豆腐乳	30	五香豆干	45
臭豆腐	60	素雞	50
豆漿	240毫升	黃豆干	70
麵腸	40	豆腐	110
麵丸	40	高脂豆類	
烤麩	40	麵筋泡	20

5. 油脂類食物代換表

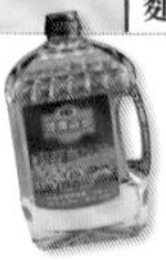

早餐____份．早點____份．午餐____份．午點____份．晚餐____份．晚點____份

- 每份油脂含脂肪5公克，熱量45大卡。

食物名稱	購買量(公克)	可食量(公克)	可食份量
植物油（大豆油、玉米油、紅花子油、葵花子油、花生油）	5	5	1茶匙
動物油（豬油、牛油）	5	5	1茶匙
麻油	5	5	1茶匙
椰子油	5	5	1茶匙
瑪琪琳	5	5	1茶匙
蛋黃醬	5	5	1茶匙
沙拉醬(法國式、義大利式)	10	10	2茶匙
鮮奶油	15	15	1湯匙
* 奶油乳酪	12	12	2茶匙
* 腰果	8	8	5粒
* 各式花生	8	8	10粒
花生粉	8	8	1湯匙
* 花生醬	8	8	1茶匙
黑（白）芝麻	8	8	2茶匙

5. 油脂類食物代換表

食物名稱	購買量(公克)	可食量(公克)	可食份量
* 開心果	14	7	10粒
* 核桃仁	7	7	2粒
* 杏仁果	7	7	5粒
* 瓜子	20(約50粒)	7	1湯匙
* 南瓜子	12(約30粒)	8	1湯匙
* 培根	10	10	1片(25×3.5×0.1公分)
酪梨	70	50	4湯匙

小叮嚀 *表示熱量主要來自脂肪，但亦含有少許蛋白質（>=1gm）。

6. 蔬菜類食物代換表

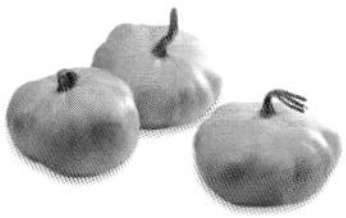

早餐___份・早點___份・午餐___份・午點___份・晚餐___份・晚點___份

● 每份100公克(可食部分)含蛋白質1公克，醣類5公克，熱量25大卡。

冬瓜	海茸	白莧菜	花菜
絲瓜(角瓜)	苦瓜	鮮雪裡紅	空心菜
葫蘆	小白菜	綠竹筍	菁藍
佛手瓜	大白菜	金針(濕)	綠豆芽
西洋菜	捲心萵菜	青江菜	* 油菜
大黃瓜	苜蓿芽	芥藍菜	石筍
扁蒲	* 大頭菜	韭菜	* 萵苣菜
蘿蔔	萵仔菜	大心菜(帶葉)	高麗菜
絲瓜(長)	捲心芥菜	麻竹筍	芥菜
芋莖	* 萵苣	桂竹筍	蘆筍
芹菜	韭黃	* 京水菜	* 鮑魚菇
木耳(濕)	番茄(小)	* 紅蘿蔔	紅鳳菜
茄子	番茄(大)	小黃瓜	皇宮菜
萵苣莖	扁豆	玉蜀黍	韭菜花
青椒	茄茉菜	茭白筍	蘆筍(罐頭)
洋蔥	* 冬筍	紫色甘藍	* 美國菜花
玉米筍	紅菜豆	菜豆	小麥草
金絲菇	水甕菜	肉豆	豌豆嬰
四季豆	九層塔	* 龍鬚菜	* 豌豆苗
塌棵菜	* 孟宗筍	洋菇	* 黃豆芽

6. 蔬菜類食物代換表

＊ 菠菜	甜豌豆夾	薺菜	皇帝豆
冬莧菜	角菜	豌豆莢	
高麗菜心	＊ 紅莧菜	蘑菇	
＊ 草菇	黃秋葵	水蕨菜	
蘆筍花	香菇(濕)	番薯	

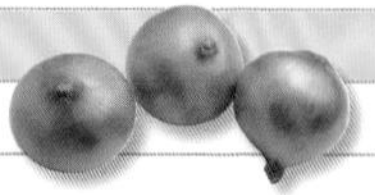

小叮嚀

1.醃製品蔬菜類含鈉量高，應少量食用。
2.＊表示每份蔬菜類含鉀量>=300毫克（資料來源：靜宜大學高教授美丁）。

7. 水果類食物代換表

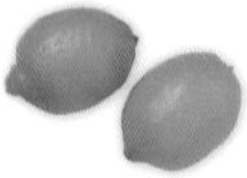

早餐____份・早點____份・午餐____份・午點____份・晚餐____份・晚點____份

● 每份含醣類15公克，熱量60大卡。

食物名稱	購買量(公克)	可食量(公克)	份量(個)	直徑×高(公分)
香瓜	185	130		
紅柿(6個/斤)	75	70	3/4	
浸柿(硬)(4個/斤)	100	90	2/5	
紅毛丹	145	75		
柿干(11個/斤)	35	30	2/3	
黑棗	20	20	4	
李子(14個/斤)	155	145	4	
石榴(1又1/2個/斤)	150	90	1/3	
人心果	85			
蘋果(4個/斤)	125	110	4/5	
葡萄	125	100	13	
橫山新興梨(2個/斤)	140	120	1/2	
紅棗	25	20	9	
葡萄柚(1又1/2個/斤)	170	140	2/5	
楊桃(2個/斤)	190	180	2/3	
百香果(8個/斤)	130	60	1又1/2	
櫻桃	85	80	9	
24世紀冬梨(2又3/4個/斤)	155	130	2/5	
桶柑	150	115		
山竹(6又3/4個/斤)	440	90	5	
荔枝(27個/斤)	110	90	5	
枇杷	190	125		
榴連	35			

7. 水果類食物代換表

食物名稱	購買量(公克)	可食量(公克)	份量(個)	直徑×高(公分)
仙桃	75	50		
香蕉(3又1/3根/斤)	75	55	1/2	(小)
椰子	475	75		
白文旦(1又1/6個/斤)	190	115	1/3	10×13
加州李(4又1/4個/斤)	130	120	1	
蓮霧(7又1/3個/斤)	235	225	3	
椪柑(3個/斤)	180	150	1	
龍眼	130	80		
水蜜桃(4個/斤)	145	135	1	(小)
* 哈蜜瓜(1又4/5斤/個)	455	330	2/5	
紅柚(2斤/個)	280	160	1/5	
油柑(金棗)(30斤/個)	120	120	6	
龍眼干	90	30		
芒果(1個/斤)	150	100	1/4	9.2×7.0
鳳梨(4又1/2斤/個)	205	125	1/10	
柳丁(4個/斤)	170	130	1	(大)
* 太陽瓜	240	215		
奇異果(6個/斤)	125	110	1又1/4	
釋迦(2個/斤)	130	60	2/5	
檸檬(3又1/3個/斤)	280	190	1又1/2	
鳳眼果	60	35		
紅西瓜(20斤/個)	300	180	1片	1/4個切8片
番石榴(泰國)(1又3/5個/斤)	180	140	1/2	
* 草莓(32個/斤)	170	160	9	
木瓜(1個/斤)	275	200	1/6	
鴨梨(1又1/4個/斤)	135	95	1/4	
梨仔瓜(美濃)(1又1/4個/斤)	255	165	1/2	6.5×7.5
黃西瓜(5又1/2斤/個)	335	210	1/10	19×19
綠棗(E.P.)(11個/斤)	145		3	
桃子	250	220		

小叮嚀

1.黃西瓜、綠棗、桃子、哈密瓜蛋白質含量較高。

2.*表示每份水果類含鉀量>=300毫克（資料來源：靜宜大學高教授美丁）

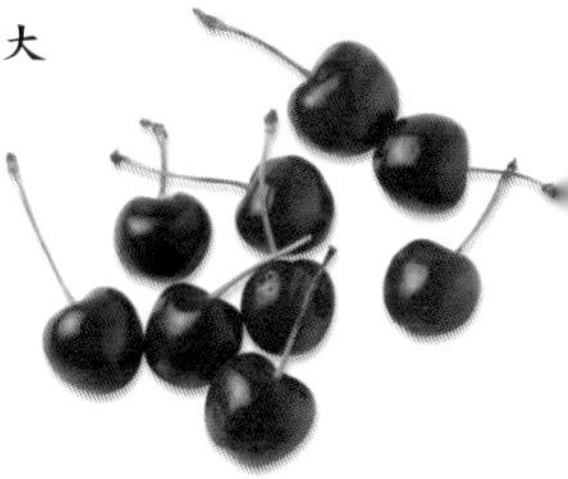

國家圖書館出版品預行編目資料

糖尿病自療事典／石玉鳳執行主編．
--台北市：三采文化，2006〔民95〕
面：　公分．--（三采中醫館：7）
ISBN 978-986-7137-56-2（精裝）
1.內科（中醫）　2.糖尿病
413.3　　　　　　　　　95005728

有鑑於個人健康情形因年齡、性別、病史和特殊情況而異，建議您，若有任何不適，仍應諮詢專業醫師之診斷與治療建議為宜。

●特別感謝
餐具提供／美台（02）2740-3883
血糖機、採血針、試紙提供／五鼎科技
（03）564-1952

Suncolor
三采出版集團

三采中醫館 7

糖尿病自療事典

作者　蔡嘉一、楊美都、中國醫藥大學附設醫院臨床營養科
執行主編　石玉鳳
執行編輯　曾詠蓁
助理編輯　黃寶玉
文字編輯　曾政賢
美術主編　俞品聿
封面設計　藍秀婷
美術編輯　陳曉員
插畫　彭綉雯
食譜示範　李柏輝
攝影　林子茗、陳俊雄、李俊龍

發行人　張輝明
總編輯　曾雅青
發行所　三采文化出版事業有限公司
地址　台北市內湖區瑞光路513巷33號8F
傳訊　TEL:8797-1234　FAX:8797-1688
網址　www.suncolor.com.tw
郵政劃撥　帳號：14319060
戶名：三采文化出版事業有限公司
本版發行　2010年10月25日
定價　NT$380

三采中醫館

Suncolor Health Life

Suncolor Health Life

三采中醫館

Suncolor Health Life

Suncolor Health Life